临床医学检验与影像

主编 贾稳 张萍 周雯

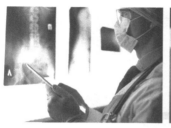
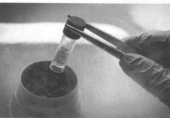
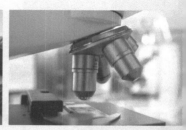

郑州大学出版社

图书在版编目(CIP)数据

临床医学检验与影像／贾稳，张萍，周雯主编. —郑州：郑州大学出版社，2023.11(2024.6 重印)
ISBN 978-7-5645-9891-4

Ⅰ.①临… Ⅱ.①贾… ②张… ③周… Ⅲ.①医学检验②影象诊断 Ⅳ.①R446②R445

中国国家版本馆 CIP 数据核字(2023)第 165084 号

临床医学检验与影像
LINCHUANG YIXUE JIANYAN YU YINGXIANG

策划编辑	薛 晗		封面设计	曾耀东
责任编辑	李龙传	董 珊	版式设计	苏永生
责任校对	张彦勤	张馨文	责任监制	李瑞卿

出版发行	郑州大学出版社	地　　址	郑州市大学路40号(450052)
出 版 人	孙保营	网　　址	http://www.zzup.cn
经　　销	全国新华书店	发行电话	0371-66966070
印　　刷	廊坊市印艺阁数字科技有限公司		
开　　本	710 mm×1 010 mm　1 / 16		
印　　张	13	字　　数	228 千字
版　　次	2023 年 11 月第 1 版	印　　次	2024 年 6 月第 2 次印刷
书　　号	ISBN 978-7-5645-9891-4	定　　价	58.00 元

本书如有印装质量问题，请与本社联系调换。

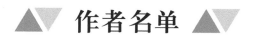

作者名单

主 编 贾 稳 张 萍 周 雯

编 委 贾 稳 邹城市疾病预防控制中心

张 萍 寿光市台头中心卫生院

周 雯 邹城市疾病预防控制中心

林 琴 厦门大学附属第一医院杏林分院

前 言

医疗检验诊断和医学影像技术在医疗领域的应用已经非常广泛了。两者都是辅助医生进行疾病诊断和治疗的必不可少的工具。医疗检验诊断可以为医生提供人体内部血液成分、微生物和细胞等物质的详细信息,可以通过检测结果来判断患者的健康状况,及早发现患者的病变,挽救患者的生命。医疗检验诊断是临床诊断和治疗过程中至关重要的一部分。医学影像技术可以直观地反映病变的位置、形态和范围,提供直接的医疗信息。通过多种成像技术,医生可以对人体内部进行全方位的观察和分析,快速和准确地对病变进行诊断。在很多医学领域中,医学影像技术是必不可少的工具。总之,医疗检验诊断和医学影像技术在现代医学领域中已经成为必不可少的一部分。两者不仅能够提供准确的医学信息,辅助医生进行疾病的诊断和治疗,更能够帮助患者及早发现和治疗疾病,提高疗效,延长生命。为此,编者编写了本书。

本书的特点是突出实用性、先进性和简明性。其主要内容包括人类白细胞抗体检测、真菌感染的检验、病毒感染的检验、免疫学检验、心血管疾病影像诊断、肝胆疾病影像诊断、神经系统疾病影像诊断、泌尿外科疾病影像诊断。本书对其相关基础知识、基本理论和基本技能进行了详细阐述,内容翔实,重点突出,语言精练。本书可作为辅助科室医务人员以及临床各科室医师的指导用书,也可供医学院校学生学习参考。

尽管在编写过程中编者尽了最大努力,严肃认真地编写本书;但由于学识和经验有限,不妥之处在所难免。真诚地希望同行专家和广大读者批评指正,通过大家的努力,使其日臻完善。

编 者
2023 年 5 月

目 录

第一章 白细胞抗原抗体检测 ········· 001
第一节 人类白细胞抗原检测 ········· 001
一、补体依赖微量淋巴细胞毒试验 ········· 002
二、混合淋巴细胞培养试验 ········· 004
第二节 人类白细胞抗体检测 ········· 005
一、人类白细胞抗体检测技术 ········· 005
二、供受者交叉配型 ········· 006
三、群体反应性抗体试验 ········· 006
四、酶联免疫吸附试验 ········· 007
五、流式细胞技术 ········· 007
第三节 人类白细胞抗原（基因）的分子生物学检测 ········· 008
一、PCR-SSP 技术 ········· 008
二、PCR-SSO 技术 ········· 009
三、基因芯片技术 ········· 009
四、PCR-RFLP 技术 ········· 010
五、PCR-SBT 技术 ········· 010
六、流式细胞分型技术 ········· 011
第四节 粒细胞抗原抗体检测 ········· 012
一、粒细胞凝集试验 ········· 012
二、粒细胞免疫荧光试验 ········· 012
三、流式细胞技术 ········· 013
四、绵羊红细胞混合被动凝集试验 ········· 013
五、单克隆抗体粒细胞抗原免疫捕获试验 ········· 013
六、中性粒细胞抗原的基因分型 ········· 014

第二章 真菌感染的检验 015
第一节 真菌感染标本的采集与处理 015
一、标本的采集与运送 015
二、标本的验收与处理 017
三、结果报告 018
第二节 真菌形态学检验 018
一、直接标本镜检 018
二、染色标本镜检 019
第三节 真菌分离培养与鉴定 020
一、分离培养 020
二、鉴定 021
第四节 真菌药物敏感试验 022
一、临床常用抗真菌药物 022
二、真菌药物敏感试验方法 023

第三章 病毒感染的检验 025
第一节 标本的采集、处理与运送 025
一、标本的采集与处理 025
二、标本的运送与保存 026
第二节 呼吸道病毒 027
一、流行性感冒病毒 027
二、其他呼吸道病毒 029
第三节 肝炎病毒及其抗原抗体检测 033
一、甲型肝炎病毒 033
二、乙型肝炎病毒 034
三、丙型肝炎病毒 039
四、丁型肝炎病毒 040
五、戊型肝炎病毒 041
第四节 肠道病毒检测 042
一、脊髓灰质炎病毒 042
二、轮状病毒 043

三、柯萨奇病毒 …………………………………… 044

第四章　免疫学检验 …………………………………… 046
第一节　超敏反应的免疫检验 …………………………… 046
　　一、变应原皮肤试验 ………………………………… 046
　　二、血清 IgE 检测 …………………………………… 050
　　三、抗血细胞抗体检测 ……………………………… 051
　　四、循环免疫复合物检测 …………………………… 052
　　五、药物过敏筛选试验 ……………………………… 055
第二节　自身免疫性疾病及检验 ………………………… 056
　　一、自身免疫病的分类 ……………………………… 056
　　二、自身免疫病的基本特征 ………………………… 057
　　三、自身免疫病的发病机制 ………………………… 057
　　四、自身免疫病检验 ………………………………… 060
　　五、自身抗体检测试验选择的原则 ………………… 066
第三节　肿瘤标志物检验 ………………………………… 067
　　一、肿瘤抗原 ………………………………………… 067
　　二、肿瘤标志物 ……………………………………… 068
　　三、机体抗肿瘤的免疫效应机制 …………………… 069
　　四、肿瘤的免疫逃逸机制 …………………………… 070
　　五、常用肿瘤标志物的检验 ………………………… 071
　　六、肿瘤标志物的检验与应用 ……………………… 076

第五章　心血管疾病影像诊断 ………………………………… 078
第一节　心血管影像成像技术 …………………………… 078
　　一、超声检查 ………………………………………… 078
　　二、X 射线检查 ……………………………………… 084
　　三、CT 检查 ………………………………………… 087
　　四、MRI 检查 ………………………………………… 093
第二节　主动脉夹层 ……………………………………… 100
　　一、影像检查技术与优选 …………………………… 100
　　二、影像学表现 ……………………………………… 101

第三节　腹主动脉瘤 …………………………………… 104
　　一、影像检查技术与优选 …………………………… 104
　　二、影像学表现 ……………………………………… 105
第四节　动脉导管未闭 ………………………………… 107
　　一、影像检查技术与优选 …………………………… 107
　　二、影像学表现 ……………………………………… 108

第六章　肝胆疾病影像诊断 ………………………………… 110

第一节　肝胆影像检查技术 …………………………… 110
　　一、超声 ……………………………………………… 110
　　二、血管造影 ………………………………………… 115
　　三、CT ………………………………………………… 120
　　四、MRI ……………………………………………… 122
第二节　胆石症 ………………………………………… 140
　　一、影像检查技术与优选 …………………………… 140
　　二、影像学表现 ……………………………………… 140
第三节　肝胆损伤 ……………………………………… 142
　　一、肝脏创伤 ………………………………………… 142
　　二、胆系创伤 ………………………………………… 146

第七章　神经系统疾病影像诊断 …………………………… 149

第一节　颅脑影像检查技术 …………………………… 149
　　一、头颅X射线片 …………………………………… 149
　　二、脑血管数字减影血管造影 ……………………… 150
　　三、颅脑CT ………………………………………… 152
　　四、颅脑MRI ………………………………………… 155
第二节　高血压脑出血 ………………………………… 164
　　一、脑出血的分期 …………………………………… 164
　　二、影像学表现 ……………………………………… 165
第三节　脑室炎 ………………………………………… 167
　　一、影像学表现 ……………………………………… 167
　　二、诊断要点 ………………………………………… 169

第四节　脉络丛炎 ·· 170
　　　一、概述 ··· 170
　　　二、影像学表现 ··· 170
第八章　泌尿外科疾病影像诊断 ····························· 172
　　第一节　泌尿系统影像检查技术 ······················ 172
　　　一、泌尿系统 X 射线检查 ···························· 172
　　　二、泌尿系统超声检查 ································ 174
　　　三、泌尿系统 CT 检查 ································ 174
　　　四、泌尿系统 MRI 检查 ······························ 178
　　　五、泌尿系统 CT、MRI 增强造影剂应用 ········ 185
　　第二节　输尿管结石 ······································ 185
　　　一、X 射线片 ·· 185
　　　二、尿路造影 ·· 186
　　　三、CT 及 MRI ·· 187
　　第三节　膀胱结石 ··· 188
　　　一、X 射线片 ·· 188
　　　二、膀胱造影 ·· 188
　　　三、CT 及 MRI ·· 189
　　第四节　前列腺增生症 ··································· 189
　　　一、超声表现 ·· 189
　　　二、CT 表现 ·· 190
　　　三、MRI 表现 ·· 191
参考文献 ··· 192

第一章 白细胞抗原抗体检测

HLA 是具有高度多态性的人类免疫遗传基因。对人类白细胞抗原（human leucocyte antigen，HLA）和抗体检测及 *HLA* 基因分型是为了充分了解 HLA 多态性与人类遗传的关系，使之为人类服务。目前 HLA 检测技术已广泛应用于多个领域，如 HLA 群体遗传多态性研究、HLA 生物学功能研究、器官和造血干细胞移植供受者组织相容性配型、HLA 与疾病的关联、药物个性化选择、造血干细胞捐献者库等方面，其中临床最常见的应用范围是器官移植供受者组织相容性配型。HLA 抗原的识别和新的抗原物质的分析最初是依赖血清学方法，通过一系列的特异性抗体来指定 HLA 的多态性。20 世纪 70 年代开始采用细胞学的混合淋巴细胞培养技术检测 HLA-D 抗原。20 世纪 80 年代以来，通过分子克隆技术对 HLA-Ⅰ和 HLA-Ⅱ类基因的多样性的分子结构逐渐清晰认识，促成 PCR 技术引入 HLA-DNA 基因分析的研究范围。

第一节 人类白细胞抗原检测

HLA 抗原检测一般采用血清学方法。最初的血清学方法是用人源的已知抗体来识别移植受者和供者的 HLA 抗原。HLA 抗体首先发现于患粒细胞缺乏症的患者及输血后的患者中。因为这些抗体仅和部分人的外周血淋巴细胞反应，因此，称它们为异体免疫抗体比自然免疫抗体更确切。有生育史的女性血清中也发现了这类抗淋巴细胞抗体，推测可能是被来自父亲的抗原免疫的结果。利用血清中 HLA 抗体的淋巴细胞毒性，Terassaki 和 Mcdelland 应用补体依赖淋巴细胞毒技术（CDC）进行 HLA 抗原检测和组织配型，该方法经美国国立卫生研究院（NIH）和 WHO-HLA 委员会认可，命名为 NIH 标准方法，20 世纪 80 年代成为国际通用的组织配型方法。

一、补体依赖微量淋巴细胞毒试验

(一)试验原理

补体依赖微量淋巴细胞毒试验的原理是个体的淋巴细胞膜表面可表达特有的 HLA 抗原,试验中将分离待检测的淋巴细胞加入包被了一种单克隆或多克隆的已知 HLA 分型抗体的微孔反应板中,当淋巴细胞表面的 HLA 抗原与 HLA 分型抗体特性相对应时,淋巴细胞上的抗原与该抗体可结合形成抗原抗体复合物。抗原抗体复合物经过活化补体经典途径可损伤淋巴细胞膜,导致膜通透性改变或细胞死亡,再添加适当的染料后,通过观察细胞是否被染色来判断待测淋巴细胞是否损伤和死亡,进而判断淋巴细胞表面是否存在相应的抗原。

一般采用 Terasaki 微孔板包被 HLA 分型抗体。淋巴细胞可使用 Ficoll 或单克隆抗-T 淋巴细胞、抗-B 淋巴细胞抗体磁珠由外周血、脾或淋巴结分离获得。加入伊红(Eosin-Yellow)或荧光生物染料使死亡的淋巴细胞染成红色。在相差显微镜下清楚地观察着色细胞比例(活细胞在伊红染色下未着色,荧光染色下呈绿色),以着色细胞孔进行棋盘分析确定 HLA-A、B 或 DRB 抗原特异性。当试验阳性对照死亡细胞数大于 80%,阴性死亡细胞数小于 2% 时,表明此试验结果可靠。按 NIH 标准,计数 200 个细胞,计算出着色死亡细胞的百分率:死亡细胞的百分率为 0~10% 表示阴性;为 11%~20% 表示可疑阴性反应;为 21%~40% 表示可疑阳性反应;为 41%~80% 表示阳性反应;>80% 表示强阳性反应。

由于 HLA-Ⅱ类分子仅表达于 B 淋巴细胞上,所以必须分离纯化 B 淋巴细胞进行 HLA-DR 和 DQ 抗原分型。分离 B 淋巴细胞的方法有尼龙毛吸附法或 CD20-单抗磁珠特异性捕获法。使用前必须检查所用同种抗血清和补体,以确定它们不会检出 HLA-Ⅰ类抗原,否则血清学检测 HLA-Ⅱ类抗原的结果不准确,难以与分子生物学方法一致。

(二)影响因素

补体依赖微量淋巴细胞毒试验易受抗血清、淋巴细胞、补体的特性及反应温度、时间和判定等方面的影响,从而影响其结果的可靠性。

1. 被检血清

(1)血清中混有脂肪、细菌以及其他杂质等颗粒时,可对结果观察带来影响。在细菌污染严重时,也可以杀死淋巴细胞,产生假阳性结果。

(2) 由于被检血清活力下降,导致假阴性反应结果。造成活力下降的原因:①血清多次反复冻融;②保存或携带过程中温度太高。

(3) 运用肝素抗凝治疗的患者留取血标本时血液存在肝素化,血浆中混有纤维蛋白。处理方法,可在血浆中加入鱼精蛋白。临床必须在患者运用肝素治疗前或治疗 8 h 后再行采血。

2. HLA 抗血清

(1) 选择特异性强的多克隆抗体血清。

(2) 抗血清一般要通过滴定的方法选择最佳使用效价。效价较低,其结果难以判断容易导致抗原指定错误;效价过高,容易产生假阳性。

(3) HLA 抗血清存在剂量效应、协同效应和交叉反应,会干扰实验结果和影响实验结果的重复性。

3. 淋巴细胞

(1) 淋巴细胞活力:当淋巴细胞活力下降时易发生假阳性反应。造成淋巴细胞活力下降的原因:①在携带过程中,外界温度变化、剧烈振荡、pH 值的变化等;②在分离过程中,不适当的 pH 值、温度以及离心力等均可能使细胞膜受到损伤。

(2) 淋巴细胞悬液污染:在红细胞污染时,红细胞上的 ABO 抗原与血清中的 ABO 抗体作用,要消耗一定量的补体,而且在污染严重时造成计数困难。处理方法:①用蒸馏水或新鲜配制的 0.83% HCl 溶液处理,破坏红细胞;②血小板污染时,会产生一些凝块,影响观察结果,而且血小板也能够与相应抗体作用并消耗补体,处理时可加入凝血酶;③粒细胞污染,不但消耗补体,而且它对兔补体的细胞毒特别敏感,容易死亡而产生假阳性,严重干扰读数。

(3) 其他因素:淋巴细胞数量的多少、淋巴细胞悬液中 T 淋巴细胞和 B 淋巴细胞的比例以及细胞毒冷暖抗体等原因都会对结果带来影响。

4. 孵育时间和温度　在交叉配型时,要求有最大的敏感性,可延长孵育的时间。淋巴细胞和抗体的相互作用,在 25 ℃比 37 ℃更为敏感,但不能低于 15 ℃,以免可能出现细胞毒冷抗体的干扰。

5. 补体活性和用量　补体应避免受热或反复冻融,兔补体应保存于 -80 ℃冰箱,在 -20 ℃只能保存 3 个月。试验前应先对补体进行预实验,确认补体的最适方案,包括补体量和反应时间。在淋巴细胞毒试验中,补体的量应严格控制在 5 U,这个量已被国际公认。

6. 染色　在初次使用某一批号伊红时,应预先检验该产品能否对死细胞进行有效的染色。伊红染色时间一般为 2～10 min,时间过长可使活细胞死亡而着色。目前多数实验室采用效果更好的荧光染料。

二、混合淋巴细胞培养试验

(一)试验原理

混合淋巴细胞培养(MLC)是通过将两份无关个体功能正常的淋巴细胞混合进行细胞培养,由于两者的淋巴细胞膜上的组织相容性抗原的不同,可相互刺激对方的 T 淋巴细胞发生增殖,导致对方的淋巴细胞分裂增殖和转化,淋巴细胞增殖程度与反应的个体间基因差异成正比,两者相容性差异愈大,反应愈强烈。如果两个个体间 MLC 试验结果为阴性,即没有淋巴细胞增殖,说明他们 HLA-D 相容。

最初认为可通过建立 MLC 反应模式确定 D 位点的等位基因,然而,现在已经明确 MLC 结果并非仅与单个 D 位点有关,它至少与 D 位点的 3 个多态性基因产物 DR、DQ 和 DP 相关。与反应有关的 HLA-D 位于第 6 号染色体上的 HLA 区域内,但在 HLA-B 之外。MLC 是研究细胞免疫反应,尤其是移植免疫的良好体外模型。体外进行 MLC 需 5～7 d,在 20 世纪 70 年代,用于识别 HLA-D 抗原和预测骨髓移植后移植物抗宿主病。20 世纪 80 年代,分子生物学技术渗透到 HLA 试验领域以来,MLC 被用于预测实体移植后移植物抗宿主病。所以说,MLC 方法现在不但用于 HLA-D 分型,而且广泛用于器官移植前的组织配型。特别在骨髓移植中,通过 MLC 配型选择最佳供体往往能获得良好的移植效果。

(二)注意事项

(1)淋巴细胞培养需要一个稳定的 pH 值环境,因此,淋巴细胞培养液一定要调整到 pH 值为 6.8～7.2。最好放在 5% 的 CO_2 培养环境中培养。如果没有条件,可进行密闭培养,试管口一定要密闭。

(2)在分离淋巴细胞的操作中,可用 Hanks 液稀释全血和洗涤细胞,但效果不如使用细胞冻存液——1640 液,1640 液 pH 值稳定,细胞不易结块,如果洗涤细胞的 1640 液中加 5% 血清,还能起到保护细胞的作用。

(3)在整个操作过程中,每一步操作都要严格无菌,所有器材都必须经高压灭菌,试剂要除菌过滤。器材过火焰时,要冷却后再接触细胞悬液,以免细胞受热失活。

(4)在接触过程中,注意不要把一种细胞悬液带进另一细胞悬液或培养液中,致使对照管转化率升高。在加细胞悬液时,力求把细胞悬液混匀,保证加量准确,以免影响复管间的重复性。

第二节 人类白细胞抗体检测

一、人类白细胞抗体检测技术

目前,HLA 抗体检测主要有:NIH 认可的补体依赖淋巴细胞毒技术(CDC),简称 NIH-CDC;流式磁珠-群体反应性抗体(F-PRA)技术;酶联免疫吸附试验(ELISA)和荧光磁珠流式细胞技术等。

20 世纪 70 年代最先建立了基于 CDC 的血清学方法,但有部分未检出抗体的受者仍发生了抗体介导的早期加速排斥反应并丧失了移植物。通过增加洗涤步骤、去除游离抗体、延长孵育时间、加强低亲和力/低滴度抗体的结合、加入抗球蛋白增强检测低滴度和(或)非补体结合抗体等方法改进后,血清学方法能特异性检出 IgG 类型的抗-HLA 抗体。至 20 世纪 80 年代,技术的进步使 HLA 抗原得以纯化并吸附于固相载体,先后出现了敏感性更高的 ELISA 和 F-PRA 方法。ELISA 法是将不同的纯化 HLA-Ⅰ、HLA-Ⅱ类抗原包被在微量板上,以夹心法测定 HLA-IgG 型 HLA 抗体,与 CDC 法相比敏感性高、重复性更好,不受淋巴细胞活力影响,特异性检测与移植密切相关的 IgG 抗体而不受其他抗体的干扰。F-PRA 法则利用包被有纯化的 HLA-Ⅰ类和 HLA-Ⅱ类抗原的微珠筛查 HLA-Ⅰ类和 HLA-Ⅱ类抗体特异性,在时效上具有明显的优势,检出的频率比 ELISA 和 CDC 方法的高 10%~20%,但在检测与移植肾存活相关抗-HLA 抗体时,特异性不及 ELISA。进入 21 世纪,补体 C4d 流式-群体反应性抗体开始应用,由于补体 C4d 可特异性沉积于肾小管周毛细血管(PTC)而作为 HLA 抗体指示剂,因此,补体 C4d 流式-群体反应性抗体能选择性检测与补体 C4d 结合的潜在有害的 IgG 类抗体,进一步提高识别 HLA 特异性细胞毒抗体的准确性。2004 年 Luminex 技术被引入群体反应性抗体(PRA)研究领域,它集流式技术的快速性、杂交技术的精确性和 ELISA 技术的敏感性于一身,通过偶联 HLA 抗原的荧光编码微球以两束激光分别识别编码微球和检测微球上报告分子的荧光强度,实现对抗-HLA 抗体的定性和定量。新技术的应用使 HLA 抗体检测的敏感性得到进一步提高,移植术前测出低水平的循环抗体,即抗-HLA

抗体,能更准确地预测抗-HLA 抗体在移植排斥中的作用,避免移植物功能异常和免疫学事件的发生,保障真正的 PRA 阴性受者获得安全系数更高的移植。

二、供受者交叉配型

由于交叉配型在临床上的重要性,交叉配型试验也日趋向更敏感的技术发展,使得可以更准确地描述受者移植前获得免疫应答状态。20 世纪 90 年代,引进二硫赤藓糖醇(DTE)或二硫苏糖醇(DTT)降解连接 IgM 抗体五聚体的二硫键的方法,既不影响 IgG 分子活性,也可特异识别 HLA-IgG 抗体。再采用 CDC 或 ELISA 检出的 IgG 抗体交叉配型阳性反应,均强烈预示肾移植的不良预后。

进行 CDC 试验,在发出 CDC 阴性结果之前,既往 PRA 最强的那份血清样本必须与当天或最近采集的血清同时做 CDC 试验,若两份血清与特定供者细胞均为阴性反应,则阴性结果被认为是正确的。CDC 试验目的是分析患者是否存在抗供者的 HLA 体液免疫性抗体。

NIH-CDC 不仅能检出同种抗体,也能检出无临床意义的自身抗体,这种抗体由患者产生并能引起自身细胞的裂解。因此,需要额外的试验来分析患者血清裂解自身外周血淋巴细胞的能力。自身淋巴细胞毒性抗体(大多数为 IgM 类)可产生于多种情况下,如传染性单核细胞增多症、自身免疫性疾病、病毒性疾病、药物反应(抗心律失常药普鲁卡因胺或降压药肼屈嗪),这种抗体不参与肾移植后的同种免疫应答反应。1970 年,Amos 等对 NIH-CDC 的洗涤步骤进行了改良,建立了 Amos 改良 CDC。在细胞与血清孵育后、加入补体前增加洗涤步骤,旨在去除自身抗体或仅与靶细胞微弱结合的同种抗体,减少假阳性反应的产生。

三、群体反应性抗体试验

NIH-CDC 方法可以用于 PRA。NIH-CDC-PRA 用于识别受者不可接受的 HLA 抗原;NIH-CDC 交叉配型用于识别受者可以接受的 HLA 抗原。

NIH-CDC 试验的血液采集要求具有严格的特殊性:必须选择非透析通路的外周血管,对于血液透析的患者必须在透析当天的透析前采集血液样本。因为患者的循环抗体水平会随血液透析频率、效果而波动变化或患者接受了输血及其他形式(妊娠、再次移植)的致敏。虽然用患者当前血清进行移植前交叉配型为阴性,但因为患者存在记忆性免疫应答,仍会引起超急性排斥和（或）早期移植物丧失,所以应每个月或每两个月检测一次 PRA,以评估患者的血清中抗 HLA 抗体是否已产生。因此,对患者血清进行连续监测是非常有必要的。

将多个不同个体的淋巴细胞,即配组淋巴细胞,采用 NIH-CDC 法测定未知血清中的抗-HLA 抗体。配组淋巴细胞的制备是使用包含 HLA-A、HLA-B、HLA-Cw 座位 35 个抗原,HLA-DR、HLA-DQ 座位 8 个抗原的 30 份配组淋巴细胞,检测受者血清,留有空白基因频率,结果以细胞病死率高于 40% 为阳性反应,PRA 强度用阳性百分数表示。用电子计算机进行反应强度、反应格局和特异性鉴定。

四、酶联免疫吸附试验

为了提高 NIH-CDC 的敏感性,特别是当试验结果为阴性时,可能是由于没有抗体,也可能是所存在的抗体不能结合补体（尽管这种抗体可通过其他途径损伤移植物）或靶细胞上结合的抗体太少而不能引起细胞膜裂解。20 世纪 90 年代发展起来的 ELISA,可区别抗体量太少和没有抗体的情况。当患者血清的细胞毒性反应为阴性而血清中的抗体却可吸附于供者靶细胞上时,即发生所谓的细胞毒阴性-吸附阳性（CYNAP）现象。通过对 NIH-CDC 修改的几种替代方法也可检测这种抗体,一种是延长时间的 NIH-CDC（细胞与血清孵育时间 60 min,免疫复合物与补体孵育时间 120 min）,可加强低亲和力抗体与细胞的结合及补体在细胞上的固定,从而识别出有针对供者的 HLA 抗体。

试验原理:将纯化的 HLA 抗原按照相应的分布包被在 Terasaki 微孔板上,待测血清中的抗-HLA 抗体与微孔板上的 HLA 抗原结合后,加入抗人 IgG 免疫球蛋白酶联抗体,底物在酶的催化下呈蓝色为阳性,无色为阴性。使用固相混合抗原板（LAT-Mix）筛查 IgG 型抗-HLA 抗体,固相抗原板（LAT）分析确定 HLA 抗体强度和抗体特异性。结果使用酶标仪读板,根据阴性和阳性对照颜色之深浅,获得 cm-off 分值,判读出 0 分、2 分、4 分、8 分,OD 值≥4 分为 PRA 阳性,在此基础上确定 PRA 强度及分析抗体特异性。

五、流式细胞技术

随着单克隆抗体结合技术的出现,1983 年,Garovoy 等提出了流式细胞技术（FCM）检测 HLA 抗体,不依赖补体就可以敏感地检测到抗供者的 HLA 抗体。方法一:患者血清和供者淋巴细胞反应体系中加入补体,但未引起细胞裂解,即淋巴细胞毒试验为阴性。方法二:在患者血清和供者淋巴细胞的反应体系中加入荧光标记的兔抗人免疫球蛋白,用 FCM 检测阳性结果。

流式细胞交叉配型试验是将供者细胞与受者血清孵育后,加入异硫氰酸荧光素(FITC)标记的山羊抗人 IgG 或 IgM 抗体以及分别加入藻红蛋白(PE)标记的抗-CD19 或 20 单克隆抗 B 淋巴细胞抗体和叶绿素蛋白质标记抗 CD3 单克隆抗 T 淋巴细胞抗体,三色荧光标记单抗具有同时识别 IgG 抗 T 或抗 B 反应性抗体,而忽略由于抗体与自然杀伤细胞或单核细胞结合所形成的假阳性背景,试验设计阴性对照、供者自身血清对照作为监视系统。

将试验反应细胞流经流式细胞仪检测器时,其中带有抗原抗体复合物的淋巴细胞发出的荧光,由流式细胞仪提供细胞大小(前向光散射)、细胞颗粒度或内部复杂性(侧向光散射)及平均荧光强度等信息,经计算机结合两个光散射参数来估计细胞大小和颗粒度分出 3 群不同的细胞:淋巴细胞、单核细胞及粒细胞。若患者血清与 T 淋巴细胞反应的荧光强度道数中位数的漂移(shift)超过 20 个荧光单位,或者患者血清与 B 淋巴细胞反应的荧光强度道数中位数的漂移超过 30 个荧光单位,则为流式细胞交叉配型试验阳性,表明靶细胞上有抗体结合。

第三节 人类白细胞抗原(基因)的分子生物学检测

20 世纪 80 年代以来,HLA 基因分型技术逐步发展,其分型准确率远高于血清学方法和细胞学分型方法。血清学方法和细胞学分型方法识别的是 HLA 血清学命名的抗原,属于 HLA 低分辨水平。要达到 HLA 中、高分辨水平,必须采用分子生物学技术来确定 HLA 分子生物学基因及等位基因编码。HLA 基因分型技术主要包括 PCR-序列特异性引物(PCR-SSP)技术、PCR-序列特异寡核苷酸探针(PCR-SSO)技术、基因芯片技术、PCR-限制性片段长度多态性(PCR-RFLP)技术、PCR-碱基序列测序(PCR-SBT)技术、流式细胞分型技术等。其中 PCR-SBT 以其分析软件与直接阅读碱基序列的良好契合能力,使得对 HLA 等位基因分析和新基因识别,发挥高分辨基因分型的能力,改变了对 HLA 基因功能分析的手段。

一、PCR-SSP 技术

PCR-SSP 是 HLA 高分辨分型常用方法之一,其分型的原理是根据 HLA

各等位基因的核苷酸序列,设计一套针对每一等位基因特异性的或组特异性的引物,PCR-SSP只能与某一等位基因特异性片段的碱基序列互补性结合,通过 PCR 特异性扩增该基因片段,从而达到分析 HLA 多态性的目的。该方法中 PCR 引物也有"单价"和"多价"之分,前者只扩增某独一无二的基因,需要大量的引物,实际应用中稍嫌不足;而后者可扩增数个基因,因而会产生模棱两可的定型结果。确定 HLA 等位基因(HLA-A、HLA-B、HLA-C、HLA-DR、HLA-DQ、HLA-DP)的分子生物学分型是以特异性核苷酸序列的识别为基础的。HLA-PCR-SSP 使用的 DNA 引物特异性针对每个 HLA 等位基因,待检样本 DNA 模板中若包含与 PCR 引物互补片段,就可以经扩增后形成已知片段大小的产物,PCR 产物在水平凝胶电泳中肉眼可见。PCR-SSP 结果直观,便于分析,具有简便省时、特异性高、技术条件易掌握等特点。

二、PCR-SSO 技术

PCR-SSO 分型试验,是用一组针对 HLA 某一位点基因高变区特异 DNA 序列的寡核苷酸探针与被检 DNA 经 PCR 扩增出的这一位点的基因片段进行分子杂交,将未杂交的探针洗脱,通过发光、显色等方法检测能特异杂交的探针,确定扩增 DNA 产物中的特异序列存在与否,从而确定样品中可能的等位基因。

目前在 PCR-SSO 配型程序中,探针吸附到 Luminex 配套的 Luminex 磁珠上。最多 100 种 Luminex 磁珠可以混在一起进行分析,每种磁珠可以通过特异的荧光信号或者颜色区分开来。一种 SSO 探针可以吸附到一种磁珠上,所以,几个探针的混合物可以通过与它们相连的磁珠的颜色区分开来。luminex 可以确定杂交到磁珠上的 PCR 产物的相对量。因此,获得的 SSO 探针相关的信号可用来确定与扩增的 DNA 样品产生的阴性或阳性反应的探针的配盘,从而得出决定样品的 HLA 类型的信息。

三、基因芯片技术

基因芯片技术是 20 世纪 90 年代的前沿分子生物学技术,可将大量靶基因片段有序地、高密度地(点与点间距小于 500 pm)排列在载体上,通过荧光标记的探针杂交,计算机扫描分析获取数据,是一种快速、高效、高容量分析生物信息的工具,特别适用于一次性进行大量靶基因的杂交探测。因此,基因芯片技术无论从检测成本上或效率上,还是分型技术的快捷性与精确性方面,可能是解决众多 HLA 等位基因分型最经济、高效的方法。但是,HLA

基因芯片分型技术存在信号检测区分能力不足、方法有待标准化等问题,特别是针对HLA高分辨的试剂尚不成熟,目前实验室常规使用不多。

四、PCR-RFLP技术

PCR-RFLP的原理是利用核酸内切酶可以识别特定碱基而进行的酶切的特性,根据不同的HLA等位基因之间存在碱基序列上核酸内切酶识别的差异,选择合适的限制性核酸内切酶去消化HLA特定基因片段,这些不同的DNA基因片段经电泳紫外照射成像或染色后可出现不同的DNA条带图谱,从而确定DNA基因类型。

五、PCR-SBT技术

HLA作为人类免疫中最重要的MHC之一,对外源性微生物免疫、肿瘤免疫及移植免疫十分重要,HLA高分辨对研究HLA与疾病的关联、人类遗传学等方面也有重要的意义。由于HLA等位基因的变异体较多,而且HLA-Ⅰ类基因有2个多态性外显子,设计完美无缺的引物或探针非常困难,并且受到HLA基因中大量假基因可能出现的干扰反应,所以,运用PCR-SBT技术分析等位基因的分型将为我们提供一种更理想的分子生物学分型方法。

（一）PCR-SBT技术的原理

PCR-SBT依据在DNA扩增中双脱氧链末端终止方法,针对HLA组织相容性系统数以亿万计庞大的基因的多步骤烦琐分析过程中,首先对待测序区进行特异性扩增反应,通过纯化扩增产物去除杂交中多余的碱基和扩增引物,然后用扩增获得的DNA作为模板进行上游和下游引物序列的两个方向的测序反应,以获取剪接内含子的外显子核苷酸序列。在测序反应中,当与正常碱基混合在一起的4种颜色荧光素分别标记的4种双脱氧核苷三磷酸(ddNTP)掺入DNA复制链时,聚合反应即被终止,生成新的DNA分子,这样可得到一组长短不一、不同荧光色的核苷酸链终止剂结尾的DNA片段,经垂直长凝胶电泳过程,借助自动化程序装置中通常含有的能激活染料分子的激光器和记录染料反应的监测仪,在计算机内同步将原始数据转化为色谱图格式,由专有软件根据碱基互补原则自动推算并标出模板DNA分子的每个位点碱基序列,将所得的一些序列与DNA数据库中所有已知等位基因序列进行比较分析,由此获得精确的等位基因编码。

（二）PCR-SBT 用于 HLA 等位基因分析的意义

1. PCR-SBT 改变了对 HLA 基因功能分析的手段　PCR-SSP、PCR-SSOP 等分子生物学基因分型的分辨率取决于对已知序列的基础上的设计扩增引物位置和（或）用于杂交的寡核苷酸探针的数量，自 1995 年第一个抗原序列被识别以来，至 2005 年 1 月，世界范围内已被 WHO 的 HLA 命名委员会公布的 HLA 等位基因达到 1972 个，新增等位基因数量以十个数量级的增速限制了这些方法的引物特性更新周期。通过 PCR-SBT 可以清楚显示 HLA 基因高变区的全部核苷酸序列，可以直接根据基因多态性区域的测序结果进行 HLA 高分辨基因识别，不仅提高 HLA 分型的准确性，避免漏检尚未发现的 HLA 等位基因、发现和鉴定特定人群的 HLA 等位基因，还能够分析基因的突变及其生物学功能，指导人工合成基因、设计引物或探针，特别是方便研究 HLA 与疾病的相关性等。今天，PCR-SBT 是发现新等位基因的主要鉴定方法，WHO 命名委员会要求 HLA 新等位基因申请命名前必须提供 I 类位点的第 2 和 3 外显子序列，II 类位点第 2 外显子的序列。

2. PCR-SBT 技术分析 HLA 基因分型达到高通量　人类基因组工作成果为 HLA-DNA 分析提供了一个具有大规模、高通量、自动化的测序技术平台技术——gpPCR-SBT。从最初的 ABI377 型 DNA 测序仪，到更为先进的 96 道毛细管 ABI3730 DNA 测序仪，优化的分离胶在保证高质量的同时大大提高了实验速率，降低手工对序列电泳胶图的校正、编辑和经验值的要求，可不断升级的 genescan 和 genotype 数据分析软件以 1/10000 s 的速度将碱基数据转译为 DNA 编码。Saye 教授等采用计算机软件 ASSign 2.0 进行高通量基因分析和自动化的全程电子版本质量控制图检测应用，实现高通量分析的要求，世界许多国家正是依靠这一技术建立起骨髓库。

六、流式细胞分型技术

PCR 流式细胞 HLA 基因分型技术是一种反向序列特异性寡核苷酸（RSSO）DNA 分型系统，SSO 探针结合于荧光染料标记的微球上，以识别与探针互补的 HLA 等位基因，目的 DNA 经 PCR 反应扩增后，在同一管中与多达 100 种探针进行杂交，由流式细胞分析仪检测和相应软件分析后得到结果。与传统 RSSO 方法相比，这一技术无须杂交条或膜（荧光显色后电子阅读），杂交信号稳定，具备高通量能力（可同时测定 96 个标本），自动电子化分析 HLA-A、HLA-B、DRB1 各位点的等位基因，得到中/高分辨结果，适合建立造血干细胞库（造血干细胞库和脐血库）大样本的 HLA 基因分型。

第四节 粒细胞抗原抗体检测

粒细胞血型包括属于 MHC 的 HLA 组织相容性系统和属于 MHC 的粒细胞血型。粒细胞和粒细胞血型抗原,可以存在于全血、除冷冻红细胞以外的红细胞制剂、血小板制剂和血浆制剂中。因此,粒细胞与输血传播疾病关联;粒细胞血型抗原,尤其是 HLA 抗原,与不良输血反应强关联。粒细胞抗原抗体的检测将有助于及时诊断和治疗粒细胞抗原抗体系统引起的疾病,目前粒细胞抗原抗体检测方法主要有粒细胞凝集试验、粒细胞免疫荧光试验、流式细胞技术、绵羊红细胞混合被动凝集试验、单克隆抗体粒细胞抗原免疫捕获试验、中性粒细胞抗原的基因分型等。

一、粒细胞凝集试验

粒细胞凝集试验(GAT)的原理是抗体介导中性粒细胞凝集。首先运用 Ficoll 溶液分离出新鲜的粒细胞,然后将待测粒细胞与标准抗血清反应或标准粒细胞与待测血清反应,一般在 30 ℃ 孵育 4~6 h,当粒细胞遭遇相应血清抗体时,中性粒细胞会聚集而出现凝结现象,依据凝集情况来判断抗原或抗体特异性。该方法可检测抗 HLA-1、抗 HLA-2、抗 HLA-3、抗 HLA-4 和抗 HLA-5 抗原的抗体,并且是唯一一种可鉴定抗 HLA-3a 特异性抗体的方法。粒细胞凝集试验结果可靠,但敏感性差,目前实验室已很少使用。

二、粒细胞免疫荧光试验

粒细胞免疫荧光试验(GIFT)检测粒细胞抗原时,利用荧光标记的粒细胞抗体与待测粒细胞反应,当待测粒细胞存在相应的抗原时形成抗原抗体复合物,通过荧光显微镜检测荧光情况,从而判定是否存在相应的粒细胞抗原。检测粒细胞抗体是利用荧光标记抗人 IgG 抗体和荧光显微镜测定抗原抗体反应。在血清孵育前,将全血中分离的新鲜中性粒细胞经 1% 多聚甲醛处理,以阻断抗体非特异性地结合到中性粒细胞 Fc 受体上,并稳定细胞膜。然后,将处理的中性粒细胞加入用荧光染料标记的抗人 IgG 抗体,检测结合在中性粒细胞上的抗体和患者血清中,在 37 ℃ 孵育后,为防止抗人 IgG 抗体非特异性地结合中性粒细胞 Fc 受体,需要用 F(ab') 抗人 IgG 抗体。待检血清中抗体的结合会在中性粒细胞外产生统一着色,强烈反应运用荧光显微镜容易辨认。该试验干扰因素多,目前,一般运用流式细胞仪取代荧光显微镜。

三、流式细胞技术

FCM 检测中性粒细胞的抗原或抗体在技术上与粒细胞免疫荧光分析相似,不同的是,前者用流式细胞仪确认中性粒细胞抗原或抗体,而后者是用荧光显微镜。流式细胞仪比荧光显微镜更容易将待检血清的反应同阳性、阴性对照血清的反应做比较得出结果。检测粒细胞抗体的原理是利用新鲜全血离心分离获取标准粒细胞,然后将粒细胞与待测血清反应,当待测血清存在相应粒细胞抗体时,可形成抗原抗体复合物,洗涤后加入荧光染料标记的抗人 IgG 抗体 Fc 受体,形成免疫荧光复合物,运用流式细胞仪检测荧光的情况,来判断待测血清是否存在相应的粒细胞抗体。

四、绵羊红细胞混合被动凝集试验

绵羊红细胞混合被动凝集试验是用制备的粒细胞抗原筛检抗体。这种测定法可以成批地制备粒细胞测试盘,并冰冻保存待用。用3%蔗糖从分离的中性粒细胞提取抗原。中性粒细胞提取物用于包被 U 形底的 Terasaki 板。待测血清和孔中包被的中性粒细胞提取物在 22 ℃ 孵育 3 h,结合的抗体用包被有抗人 IgG 的绵羊红细胞检测。制备好的抗原包被板在 -80 ℃ 至少可保存 1 年。这种测定法已被证实可检测抗 HLA-1a、抗 HLA-1b、抗 HLA-2a 和抗 HLA-3a 的特异性抗体。但是该试验是待验证的一种新方法。

五、单克隆抗体粒细胞抗原免疫捕获试验

单克隆抗体粒细胞抗原免疫捕获试验(MAIGA)可以检测抗特异性中性粒细胞膜糖蛋白的抗体。中性粒细胞和待检血清一起孵育、洗涤,再和抗特异性中性粒细胞糖蛋白的鼠单克隆抗体一起孵育、再洗涤,然后用弱洗涤剂溶解中性粒细胞。检测孔里固定有特异性抗鼠 IgG 抗体,可溶性糖蛋白——单克隆抗体复合物被捕获。加入结合碱性磷酸酶的特异性抗人 IgG 抗体,然后加入底物,用分光光度计测定反应强度。

MAIGA 方法可用来检测抗 $Fc\gamma R\mathrm{III}b$(CD16)、抗 NB1gp(CD177)、抗白细胞功能抗原-1(LFA-1 或 CD11a)和抗补体成分 C3bi 受体(CR3 或 CD11b)的抗体,也将用于检测抗 HLA-1、抗 HLA-2、抗 HLA-4 和抗 HLA-5

的抗体。用来自一组已知为 HLA-1 表型的献血者的中性粒细胞可以辨别特异性抗 HLA-1a 和抗 HLA-1b 的抗体。另外,测定的抗体有时是直接针对 FcγRⅢb 的,对 HLA-1a、HLA-1b 或 HLA-1c 没有特异性。MAIGA 方法可以识别特异性粒细胞糖蛋白抗体,即使同时存在抗 HLA 抗体。

因此,大多数实验室进行抗体检测的策略是:采用粒细胞凝集反应和粒细胞免疫荧光分析或流式细胞仪来筛检血清中的中性粒细胞抗体,或者检测 HLA 抗体的试验筛检中性粒细胞反应的血清。如果血清既能和中性粒细胞反应,又存在 HLA 抗体,那么用 MAIGA 或类似的方法来检测是否同时存在抗中性粒细胞和 HLA 抗体。由于单克隆抗体捕获试验有时可以鉴定另外一些方法不能检测到的抗体,一些实验室用 MAIGA 方法检测所有血清样本。

六、中性粒细胞抗原的基因分型

HLA-1a、HLA-1b 和 HLA-1c 分别由 FCGR3B*1、FCGR3B*2 和 FCGR3B*3 编码。FCGR3B*1 和 FCGR3B*2 之间有 5 个核苷酸的区别,其中一个不引起相应氨基酸的改变。FCGR3B*2 和 FCGR3B*3 之间有 1 个核苷酸的不同。虽然区分单个核苷酸多态性通常较简单,但是由于 FCGR3B 和编码 FcγRⅢα 的基因 *FCGR3A* 高度同源,使 FCGR3B 等位基因的基因定型变得复杂。在 FCGR3B*1 和 FCGR3B*2 间不同的 5 个核苷酸中,FCGR3A 有 3 个核苷酸与 FCGR3B*1 相同,2 个与 FCGR3B*2 相同。所以,大多数实验室采用 PCR 和特异性序列引物鉴定 FCGR3B 的等位基因。这 3 个等位基因各有一套独特的引物来进行扩增。其方法有 PCR-RFLP、PCR-SSP、PCR-SBT 和多重 SNPshot 技术等。

HLA-2a 基因定型的方法尚未找到。HLA-2a 阴性表型是由 CD177mRNA 剪接突变所引起。从 HLA-2a 阴性中性粒细胞的人获得的 CD177mRNA 包含有一段长度可变的与 CD177 内含子序列同源的额外序列。然而,从 HLA-2a 阴性中性粒细胞的人取得的 CD177 基因组 DNA 从未检测到突变。或许通过分析中性粒细胞 CD177mRNA 额外序列可以辨别 HLA-2a 阳性和阴性表型,但是用 mRNA 做试验比 DNA 难得多,当前还没有实验室通过测定粒细胞 mRNA 来评定 HLA-2a 抗原的表达。

第二章 真菌感染的检验

真菌孢子具有空气播散等特点,真菌的检验操作需特别注意生物安全防护。真菌的微生物学检验一般采用直接镜检和真菌培养两种方法,根据形态学特征进行诊断。必要时进行血清学检查和核酸检测。真菌药物敏感试验是指导临床医生用药的重要手段,分为定性试验和定量试验。

第一节 真菌感染标本的采集与处理

标本采集正确与否与结果的阳性率关系密切,临床可根据病情采集标本。浅部感染可取病变部位的鳞屑、病发或指(趾)甲。深部感染则取病变部位的痰、脓液、血液、脑脊液、胸腔积液及分泌物等。标本采集时应注意以下几点。

(1)标本应新鲜,并尽量在用药前采集,已用药者需停药一段时间后再采集标本,取材后立即送检,最长不得超过 2 h。

(2)取材部位要准确,标本量要足,血液、脑脊液不少于 5 mL,胸腔积液不少于 20 mL,鳞屑、病发尽可能多留。

(3)采集标本要严格无菌操作,避免污染。对痰、大小便等标本应重复检测,以排除污染或正常菌群的可能。

(4)资料应齐全,需标注患者姓名、性别、年龄、临床诊断等相关信息。

一、标本的采集与运送

(一)标本的采集

1.浅部真菌感染标本的采集　如怀疑可能由浅部真菌感染引起皮肤、黏膜和皮下组织感染的患者,应采集可疑标本(如皮屑、病发、指或趾甲屑)送检。

(1)皮肤标本:皮肤感染的真菌主要寄生或腐生于角蛋白组织(表皮角

质层、毛发和甲板等),引起各种癣病,一般采集皮损边缘的鳞屑。采集前用70%乙醇消毒皮肤(不能使用乙醇的部位可用无菌蒸馏水清洗数次),待挥发后用无菌手术刀轻轻刮取感染皮肤边缘的皮屑,以不出血为度,刮取物放入无菌培养皿中送检。指(趾)间皮损时,应尽量刮除表面白色、大而厚、已浸软的表皮,采集贴近真皮表面或活动边缘的皮屑;若皮肤溃疡时采集病损边缘的脓液或组织等。

(2)指(趾)甲:当怀疑有甲癣或甲真菌感染时,应采集病甲下的甲屑。采集前用浸泡70%乙醇的纱布,消毒指(趾)甲表面部分,用消毒小刀刮去病甲上层,然后刮取正常甲与病甲交界处并贴近甲床部的甲屑,放入无菌容器送检。在刮取甲屑时要注意自身的安全防护,因为甲屑易飞扬引起环境污染和对人的感染。

(3)毛发:因为病发一般表现为毛干上有结节、有膜状物包被毛干形成菌鞘或毛发枯黄无光泽,易折断或松动易拔出,所以为提高检出率,取材时应用无菌镊子采集断发残根、有鞘膜的病发或拔取无光泽病发,采集病发至少5~6根放入无菌容器送检。

2. 深部真菌感染标本的采集 如怀疑侵犯深部组织或全身深部真菌感染的患者,应采集可疑标本(如血液、骨髓、脑脊液、尿液、粪便、痰液、体液、脓液、组织等)送检。

(1)血液:视所用真菌培养方法确定,一般无菌操作采集8~10 mL注入需氧血培养瓶中送检,或将采集的血标本注入脑心浸液肉汤(BHIB)培养基(血标本量为培养基量的1/5或1/10)中摇匀送检。如用溶解-离心法,成人则需抽血15 mL加入2支7.5 mL的Isolator管中,此法适用于细胞内寄生菌如荚膜组织胞浆菌和新型隐球菌的培养。

(2)骨髓:只有当高度怀疑播散性组织胞浆菌病、播散性马尔尼菲青霉菌病或其他播散性真菌感染时,才进行骨髓标本的真菌检查。无菌操作采集不少于0.5 mL骨髓,床边直接接种血培养瓶中,立即送检。

(3)脑脊液:常规无菌操作腰椎穿刺,抽取3~5 mL脑脊液,分别加入两支无菌试管(一管做真菌培养或墨汁染色及其他染色,另一管可用于隐球菌抗原检测或其他病原菌培养),立即送检。

(4)尿液:当临床长期使用广谱抗生素、免疫抑制剂、抗癌药物、器官移植以及患有重症消耗性疾病的患者有尿路感染症状时,应考虑有真菌感染的可能而需送检尿液做真菌培养。尿液真菌培养标本的采集、送检与细菌培养相同。

(5)粪便:当临床抗菌药物应用后,出现肠道菌群失调而继发腹泻时,应避免尿液污染,采集稀水样便、蛋花样便、脓、血或黏液粪便,置于无菌容器中立即送检做真菌检查。

(6)痰液:痰标本中的真菌大多为条件致病性真菌,一般不致病,只有当患者有严重的慢性疾病,或长期应用广谱抗生素、激素或免疫抑制剂等导致机体抵抗力降低时,条件致病性真菌(如白念珠菌、烟曲霉等)会侵入支气管或肺引起感染,故本病多为继发性感染。痰液真菌培养的标本采集、送检与细菌学方法相同。

(7)其他深部真菌感染标本

1)体液标本:包括关节腔液、心包积液、腹水、胸腔积液、滑膜液等,以无菌方法穿刺抽取体液 5~10 mL,注入含枸橼酸钠抗凝剂的无菌容器中,抗凝剂与标本之比为 1∶10,立即送检,也可直接注入血培养瓶送检。

2)脓液标本:破溃的脓肿和瘘管、窦道标本,为尽量减少污染,取标本时病灶周围应先用 70% 乙醇消毒。对破溃的脓肿可刮取脓液,若为窦道和瘘管,则应刮窦道和瘘管壁,尽量从较深部位获取标本,应包括部分管壁组织。未破溃的脓肿最好使用无菌注射器穿刺抽吸。采取的标本应置于无菌广口有盖的玻璃瓶中或无菌平皿中,立即送检。若脓液过少,可将脓液置于无菌试管中,加 2 mL 无菌蒸水稀释以防止干燥。

3)组织标本:包括尸检和活检材料。若标本为溃疡,应采集包括溃疡的基底部和边缘;若皮肤损害,应采集溃疡或肉芽肿处;若标本为脓疱,应采集包括脓液及脓疱壁标本。组织标本采集后应置于无菌生理盐水湿润的纱布内,放置在无菌平皿或试管中立即送检。

(二)标本的运送

立即送检,送检时间不超过 2 h。如果延迟处理标本,可 4 ℃保存,一般不能超过 24 h,以避免标本中污染的细菌或快速生长真菌的繁殖而影响病原性真菌分离。

二、标本的验收与处理

皮屑标本用 10% KOH 液处理;甲屑用 25% KOH 或 25% NaOH 液含 5% 甘油处理后制成涂片;病发置载玻片上,加 10% KOH 液微加温溶解角质。直接镜检或乳酸-酚-棉蓝染色后镜检。检查时先用低倍镜观察孢子和菌丝的形态、特征、位置、大小和排列等。

血液、脑脊液等无菌体液及较大量(>2.0 mL)标本,3000 r/min 离心

5 min浓缩,取沉淀进行镜检和培养,以增强真菌的检出率。如果标本存在膜状物或块状物,应分解后接种。血液标本可通过离心获得血清或血浆,用于血清学检验(抗原检查或抗体检查)或4 ℃保存。

三、结果报告

根据检验目的,报告检验结果,如标本不染色或染色后直接镜检,可报告检出真菌孢子和(或)菌丝。如直接镜检不能确定或需要鉴定真菌的种类时,需要进行直接镜检、分离培养,并辅以凝集试验、沉淀试验、免疫标记技术等免疫学方法和PCR技术以鉴定真菌,报告真菌培养及鉴定结果,如条件允许还应报告真菌药物敏感试验结果。

第二节 真菌形态学检验

由于真菌的形态结构等具有一定的特殊性,标本可不染色或染色后直接镜检,真菌形态学检查快速简便,阳性即表示有真菌感染,但形态学检验一般不能确定真菌的种类。

一、直接标本镜检

直接标本镜检就是采集标本,制片,不经染色处理,置于显微镜下直接观察。直接镜检对真菌感染的诊断较细菌更为重要,若镜检发现真菌菌丝或孢子即可初步诊断为真菌感染。但直接镜检阴性,也不可轻易否定真菌感染的可能性,有时需反复检查或做其他方法检查才可确诊。

先将少量标本置于载玻片上,加一滴标本处理液,覆盖盖玻片,如为毛发或皮屑等标本,可加10% KOH液等稍加温溶解角质,压紧盖玻片,驱除气泡并吸去周围溢液后镜检。制片时应根据不同的标本,滴加不同的标本处理液,以便使真菌菌丝和孢子结构更加清晰地显示出来。常用的标本处理液如下。

1. KOH溶液 适于致密、不透明标本的检查,如毛发、指(趾)甲及皮屑等。根据标本的质地不同,可选用10%~20%不同浓度。

2. 生理盐水 若观察真菌的出芽现象,可标本置于载玻片上,加生理盐水和盖玻片,在盖玻片四周用凡士林封固,防止水分蒸发,35 ℃培养3~4 h后观察出芽现象。此外,脓液、尿液及粪便等标本,可滴加少量生理盐水后直接镜检。

3. 水合氯醛-苯酚-乳酸封固液　此液消化力较强,只限于不透明标本的检查。显微镜检查时先用低倍镜(弱光)观察有无菌丝或孢子,再用高倍镜检查其特征。由于真菌的折光性强,观察时应注意收缩光圈,降低光线亮度,使镜检保持在暗视野下进行。

二、染色标本镜检

标本经染色后观察可以更清楚地观察到真菌的形态和结构,提高阳性检出率。检查真菌感染标本时,可根据菌种和检验要求的不同而选用不同的染色方法,常用的真菌染色法有以下5种。

1. 乳酸-酚-棉蓝染色　该法适用于各种真菌的直接检查、培养物涂片检查及小培养标本保存等。染色时,取标本少许置洁净载玻片上,滴加染液,加盖玻片后镜检,真菌被染成蓝色。如需保存,可用特种胶封固盖玻片周围。

2. 墨汁染色　墨汁染色用于有荚膜真菌的检查,如新生隐球菌,先将优质墨汁(如印度墨汁)滴于载玻片上,再加入待检标本,混合后加盖玻片镜检。黑色背景下可镜检发现不着色的透亮菌体和宽厚荚膜。

3. 革兰氏染色　革兰氏染色常用于酵母菌、念珠菌、孢子丝菌及组织胞浆菌等染色,各种真菌均为革兰氏阳性,为深紫色。

4. 荧光染色　荧光染色通常有3种染色方法:直接涂片染色、培养物涂片染色及组织切片染色。常用的染色液是0.1%吖啶橙溶液,20% KOH溶液,临用时将适量吖啶橙溶液缓慢滴于KOH溶液中,镜检置荧光显微镜下观察。

5. 糖原染色　糖原染色又称过碘酸Schiff染色(简称PAS或PASH),是真菌染色最常用的方法之一,可用于标本直接涂片及组织病理切片染色检查。真菌细胞壁由纤维素和几丁质组成,含有多糖。过碘酸使糖氧化成醛,再与品红-亚硫酸结合,成为红色,故菌体均染成红色。染色后,真菌及组织内的多糖成分均为红色,核为蓝色,背景为淡绿色。

此外,还有瑞氏染色法,常用于组织或骨髓标本中组织胞浆菌和马尔尼菲青霉菌等真菌的检查。嗜银染色法(GMS法),其基本原理与PAS染色法相同,真菌被染呈黑色或黑褐色,菌丝内部为灰紫色,糖原、黏蛋白为淡红色。黏蛋白-卡红(MCS)染色法,用于新生隐球菌的鉴别,隐球菌细胞壁和荚膜染成红色,细胞核黑色,背景黄色;孢子丝菌和鼻孢子菌的胞壁被染成红色。

第三节 真菌分离培养与鉴定

直接镜检不能确定或需要鉴定感染真菌的种类时需进行真菌培养。一般常用含抗生素和放线菌酮的沙氏葡萄糖琼脂(SDA)培养基,25 ℃(丝状真菌)或 37 ℃(酵母菌和酵母样真菌)培养数天至数周,直接镜检或染色后镜检观察真菌形态、结构和排列等特征,结合菌落生长情况进行鉴定。

一、分离培养

(一)培养方法

1. 试管培养法　实验室中最常用的方法,一般用于菌种传代与保存。在试管中装入培养基制成斜面,再接种标本。此方法使用方便、不易污染,但展示面积不够,不能显示全部菌落。

2. 大培养法　将培养基装入培养皿或大型培养瓶,接种标本。培养后菌落较大,易于观察。该法培养基用量大,容易污染,只能用于培养生长繁殖较快的真菌。

3. 小培养方法　小培养方法主要有玻片培养法、小型盖片直接培养法和琼脂方块培养法等,临床可根据需要适当选用。

(二)生长现象

真菌经培养后,主要观察真菌的生长速度、菌落大小、菌落性质等方面的生长特性。

1. 生长速度　在 7~10 d 出现菌落者,为快速生长;3 周只有少许生长者为慢速生长。菌落生长的快慢与菌种、培养条件有关。

2. 菌落大小及表面形态　以"mm"为单位记录菌落直径。菌落大小与菌种、生长速度、培养环境及培养时间长短有关。菌落表面形态可为平滑、凸起或凹陷、皱褶等,有的菌落表面可出现沟纹,如放射状、同心圆状等。

3. 菌落性质　菌落可分为酵母型、酵母样型和丝状菌落。酵母型菌落表面光滑、质地柔软呈乳酪样,与细菌菌落相似,如新生隐球菌等。酵母样型菌落与酵母型菌落相似,但有假菌丝伸入培养基中,如念珠菌等。丝状菌落是多细胞真菌的菌落,呈棉絮状、绒毛状或粉末状。

4. 其他　此外,真菌菌落随菌种不同可表现不同的菌落颜色。丝状菌落的表面和底层颜色不同。有些真菌菌落边缘整齐,有些呈羽毛状。

二、鉴定

真菌的鉴定除了观察菌落特点、菌丝及孢子的形态特点外,还要根据真菌的种类进行生化反应试验(如糖或醇发酵试验等)、毛发穿孔试验、芽管形成试验、血清学检查及核酸检测等进行鉴定。

(一)毛发穿孔试验

某些皮肤癣菌通过特殊的穿孔器官而使毛发穿孔,而另一些菌种无穿孔器官。毛发穿孔试验阳性可使毛发有裂口或凹陷,毛发穿孔试验阴性则不能使毛发穿孔。如石膏样毛癣菌穿孔试验阳性,红色癣菌穿孔试验阴性。

(二)芽管形成试验

白念珠菌接种在 0.5~1.0 mL 人或动物血清中,35 ℃孵育 2~3 h(不超过 4 h,以免其他念珠菌发芽),取一环血清置于载玻片上,镜检观察孢子是否延长形成芽管,形成者为阳性。本试验应设阳性对照(白念珠菌)和阴性对照(热带念珠菌)。

(三)厚膜孢子形成试验

厚膜孢子形成试验是将待检标本接种于 Tween-80 玉米琼脂培养基,25 ℃培养 24~72 h 可见有大量的菌丝和假菌丝生长,大部分菌株在菌丝顶端有 1 个或 2 个厚膜孢子。

(四)糖同化或发酵试验

糖同化或发酵试验是检测真菌最常用的生化试验,利用真菌对各种糖类、醇类及醇苷类的发酵能力,是检测真菌对糖类中碳源利用能力的一种极有价值的试验。其原理是某些真菌在不含碳源而仅含氮源的固体培养基上不生长。当培养基中加入该菌能利用的碳水化合物时,则该菌生长。一般对双糖类发酵的真菌,都能同化或利用糖类或碳源,主要用于鉴定酵母菌。此外,还可以利用脲酶试验、牛乳分解试验和酚氧化酶试验等生化反应鉴定菌种。

(五)血清学检查

近年来,用于检查真菌抗原或真菌感染后所产生抗体的血清学检查已广泛用于真菌感染的诊断。主要有 1,3-β-D-葡聚糖试验(G 试验)和半乳甘露聚糖抗原试验(galactomannan antigen test,GM test;又称 GM 试验)等。

G试验和GM试验是目前临床常用的早期诊断侵袭性真菌感染的方法。

1. G试验　G试验可检测真菌细胞壁成分1,3-β-D-葡聚糖。人体的吞噬细胞吞噬真菌后,可持续释放该物质,使血液及体液中含量增高。G试验可早期诊断多种临床常见的侵袭性真菌感染疾病(侵袭性肺孢子菌肺炎、侵袭性曲霉菌病等),但不能用于检测隐球菌和接合菌感染。

2. GM试验　GM试验检测的是半乳甘露聚糖(galactomannan,GM)。半乳甘露聚糖是广泛存在于曲霉菌细胞壁的一种多糖,细胞壁表面菌丝生长时,半乳甘露聚糖从薄弱的菌丝顶端释放,是最早释放的抗原。该试验能够作为侵袭性曲霉菌感染的早期依据,是目前国际公认的曲霉菌诊断方法。

(六)核酸检测

核酸检测操作简便、快速,特异性和敏感性高,对一些疑难、特殊或侵袭性真菌感染的早期诊断具有重要价值,核酸检测是具有广阔发展前景的新技术。用于核酸检测的分子生物学技术主要有PCR相关技术(多重PCR、巢式PCR、荧光PCR等)、限制性长度多态性分析(RFLP)、单链构象多态性(SSCP)、核酸杂交、基因芯片和基因测序等技术,进行真菌的鉴定、分型。

第四节　真菌药物敏感试验

随着抗菌药物的不断应用及免疫缺陷患者的增加,真菌感染的发生率急剧上升。致病性真菌容易出现耐药,抗真菌药物敏感试验显得日趋重要,并成为指导临床医师用药的重要手段之一。

一、临床常用抗真菌药物

(一)根据化学结构分类

1. 多烯类抗生素　如两性霉素B、制霉菌素、曲古霉素等。

2. 吡咯类　包括酮康唑、伊曲康唑、氟康唑、伏立康唑、克霉唑、益康唑等。

3. 其他类　如氟胞嘧啶。

(二)根据作用机制分类

1. 作用于真菌细胞膜类　如两性霉素B、制霉菌素、氟康唑、伊曲康唑、伏立康唑、酮康唑及克霉唑等。

2. 作用于真菌细胞壁类　如尼可霉素Z、卡泊芬净及普拉米星等。

3. 作用于真菌核酸类　如5-氟胞嘧啶(5-FC)等。

4. 其他　如大蒜新素及冰醋酸等。

二、真菌药物敏感试验方法

目前,国内外广泛认可的真菌药物敏感试验方法是由美国临床实验室标准化委员会(Clinical Laboratory Standards Institute,CLSI)发布的,CLSI推荐的真菌药物敏感试验方法主要有纸片扩散法和稀释法。试验设计和操作与细菌药物敏感试验相似,目的是:①提供两种以上有相当活性的、敏感的抗真菌药物。②检测体内药物活性,预测治疗效果。③监控耐药性菌株的发生。④评估抗真菌药物的疗效和新药研发。

（一）纸片扩散法

纸片扩散法为定性试验,可以将受试菌对药物的敏感性分为敏感、中介和耐药,具体操作方法同细菌药物敏感试验纸片扩散法。纸片扩散法具有操作简单、经济和快速等优点。目前应用于临床的包括酵母菌纸片扩散法和非皮肤来源丝状真菌扩散法,就结果准确性而言,酵母菌优于丝状真菌。

（二）稀释法

稀释法为定量试验,根据能观察到的抑制真菌生长的最低药物浓度,即最低抑制浓度(MIC)判读结果。目前,真菌药物敏感试验主要是肉汤稀释法,包括常量稀释法和微量稀释法。检测的真菌主要包括酵母菌和丝状菌,前者感染率高于后者,以抗酵母菌为例,介绍真菌药物敏感试验。

1. 实验前准备　以不含碳酸氢钠的RPMI 1640为培养基,调整pH值至7.0。挑取菌落置于5 mL生理盐水中,混匀后在530 nm波长分光光度计将浓度调整为0.5麦氏单位,即$(1\sim5)\times10^6$ cfu/mL,再用RPMI 1640培养基稀释成1∶2000,即$(0.5\sim2.5)\times10^3$ cfu/mL。药液以RPMI 1640培养基作10倍稀释。

2. 试验方法

(1)常量稀释法:每管加入配制的系列稀释药液0.1 mL,再加入0.9 mL含菌培养液,细菌生长对照为0.9 mL含菌培养液+0.1 mL无药培养液,同时无菌、无药的培养基作阴性对照。35 ℃培养46~50 h(假丝酵母菌)或70~74 h(新生隐球菌)观察结果。

(2)微量稀释法:用RPMI 1640培养基稀释药液,于96孔微量板中加入

0.1 mL,再加入稀释1000倍终浓度为$(1\sim5)\times10^3$ cfu/mL的菌液0.1 mL;同时设置对照。35 ℃培养,以对照出现生长时间作为判断结果时间。

3. 结果判断　观察各管(孔)生长情况。两性霉素B的MIC为抑制测试菌肉眼可见生长的最低药物浓度。5-FC和吡咯类通常采用80% MIC判断标准。

4. 质量控制　采用标准菌株作为每次测定质控菌株,其MIC应落在预期值范围内(表2-1)。

表2-1　常用稀释法质控菌株MIC预期值范围　　　　单位:μg/mL

菌种	多黏菌素B	氟康唑	伊曲康唑	酮康唑	5-氟胞嘧啶
近平滑假丝酵母菌 ATCC 22019	0.12~1.00	2.00~8.00	0.06~0.25	0.06~0.25	0.12~0.50
克柔假丝酵母菌 ATCC 6258	0.5~2.0	16.0~64.0	0.12~0.50	0.12~0.50	4.0~16.0

第三章 病毒感染的检验

病毒学检验技术是用实验室检验方法对临床和流行病学现场送检的标本(如人或宿主动物的血液、组织、尿液、粪便和组织液等)进行病毒学的定性和定量检测分析,为病毒感染和病毒性疾病的诊断、治疗和预防提供科学依据。

第一节 标本的采集、处理与运送

标本的采集、处理与运送是保证病毒检验准确性的关键。

一、标本的采集与处理

(一)标本采集时间

标本应在感染早期(发病后 1~2 d)采集,病程初期或急性期标本含病毒量高,从而提高病毒的检出率。在疾病的后期,由于体内产生免疫力,使成熟的病毒释放减少,检测病毒体较困难。病毒感染的晚期还常并发细菌性感染,增加了判断的难度。若利用血清学诊断病毒性感染应采取血液标本,需要采集急性期和恢复期双份血清。

(二)标本采集的部位

一般根据临床症状和流行病学资料初步判断为哪类病毒性疾病,依据疾病规律和病程决定采集何种标本。呼吸道病毒主要采集鼻咽洗漱液、咽拭或痰液;消化道感染主要采取粪便、肛拭子作为检查标本;脑内感染无菌抽取脑脊液;发疹性疾病取疱疹内积液;有病毒血症时取血液。采集的标本应尽量含有感染的细胞等。要注意有些病毒感染的临床症状见于远离的器官,但还是以病毒入侵部位采集标本。如通过呼吸道感染的风疹病毒,引起感染的临床症状是皮疹及耳后、枕下淋巴结肿大,但仍以鼻咽拭培养效果最佳;再如引起中枢神经系统和心肌病变的柯萨奇病毒(消化道感染病毒)可采取咽拭子或粪便标本。临床上病毒感染性疾病采用的标本见表3-1。

表3-1 病毒感染性疾病采用的标本

疾病	病毒	采用的标本
呼吸道疾病	流感病毒	鼻咽拭子或洗液咽拭子
	副流感病毒	咽拭子
	呼吸道合胞病毒	痰液
胃肠炎	轮状病毒	直肠拭子、粪便及血液
	Norwalk 病毒	
	腺病毒	
	肠道病毒	
肝炎	甲乙型肝炎病毒	急性期和恢复期血清
	巨细胞病毒	
	EB 病毒	
皮肤和黏膜疾病	水痘-带状疱疹病毒	皮肤擦拭
	单纯疱疹病毒	
	麻疹和风疹病毒	咽拭子
	肠道病毒	急性期、恢复期血清,直肠拭子
脑膜炎及无菌性脑膜炎	单纯疱疹病毒	脑组织
	披膜病毒	血液或脑脊液
	肠道病毒	急性期和恢复期血清

二、标本的运送与保存

因大多数病毒抵抗力弱,离开机体活细胞后在室温下很快失活,标本采集后应低温保存并迅速(1~2 h)送检。标本采集后应如需运送,应将标本放入装有冰块或低温材料(如低温凝胶袋,干冰等)的保温瓶内冷藏。送检的组织等可放入含有抗生素的50%甘油缓冲盐水或二甲基亚砜(DMSO)中低温冷藏。不能立即检查的,以-70 ℃保存为宜。标本采集必须无菌操作盛放标本的容器和采集器,盛放标本容器应不易破损和泄露,对烈性病毒标本应专人运送,防止病毒的实验室传播。送检标本时还应填写患者信息。对污染的标本(如粪便、痰液等),在病毒分离培养前需用高浓度抗生素处理过夜,必要时需加抗真菌药物等处理。血清学检查的标本尤其检测 IgG 型抗体,应在发病初期和恢复期分别采集血清,只有当恢复期血清抗体效价比初期升高 4 倍或以上,才具有确诊意义。

第二节 呼吸道病毒

一、流行性感冒病毒

流行性感冒病毒简称流感病毒,是引起流行性感冒的病原体,属于正黏病毒科成员。流感病毒主要分为甲(A)、乙(B)、丙(C)3 型,其中甲型流感病毒可引起世界范围内流感的大流行,乙型通常引起局部中小范围的流行,丙型通常多为散发感染。

(一)生物学性状

1. 形态与结构　流感病毒呈球形或椭圆形,初次分离株呈丝状或杆状,病毒体主要包括核衣壳与包膜两部分。

(1)核衣壳:位于病毒的核心,由病毒核酸与蛋白组成。病毒核酸为分节段的单股负链 RNA,其中,甲型和乙型由 8 个节段、丙型由 7 个节段构成。每个节段 RNA 上结合 RNA 聚合酶和核蛋白(nuclear protein,NP),核蛋白是病毒主要结构蛋白,参与病毒衣壳构成,与病毒核酸共同组成核衣壳,呈螺旋对称排列。

(2)包膜:病毒体的包膜由两层组成,内层为基质蛋白(matrix protein,MP),外层来源于宿主细胞膜。流感病毒的包膜上镶嵌有两种刺突,即血凝素(hemagglutinin,HA)和神经氨酸酶(neuraminidase,NA)。HA 的数量较 NA 多,呈三棱柱形,为糖蛋白三聚体,具有凝集红细胞和吸附宿主细胞的功能。NA 呈蘑菇状,为糖蛋白四聚体,抗原性不稳定,易发生变异,与 HA 共同划分甲型流感病毒亚型,主要参与病毒的扩散与释放。

(3)分型与变异:根据 NP 和 MP 的不同,流感病毒分为甲、乙、丙 3 型。甲型流感病毒根据其表面 HA 和 NA 抗原性的不同,可分为若干亚型。目前已发现 HA 有 16 种($H_1 \sim H_{16}$),NA 有 9 种($N_1 \sim N_9$)抗原。流感病毒表面抗原 HA 和 NA 的变异有两种形式,即抗原性漂移和抗原性转变。

1)抗原性漂移:HA 或 NA 变异幅度小或连续变异,属于量变,即亚型内变异。一般认为这种变异是由病毒基因点突变造成的,引起小规模流行。

2)抗原性转变:HA 或 NA 变异幅度大,属于质变,形成新亚型,由于人群对变异病毒株缺少免疫力而容易造成新型流感的大流行。

(4)培养特性:流感病毒能在鸡胚中增殖,初次分离常接种鸡胚羊膜腔,传代接种尿囊腔。组织培养一般选用猴肾、狗肾传代细胞,但不引起明显的 CPE,需用红细胞吸附试验判定有无病毒增殖。易感动物为雪貂,病毒在小鼠体内连续传代可提高毒力。

(5)抵抗力:较弱,不耐热,56 ℃ 30 min 即被灭活。室温下传染性很快丧失,0~4 ℃ 能存活数周,-70 ℃ 以下可长期保存。病毒对干燥、日光、紫外线以及乙醚、甲醛等化学药物比较敏感。

(二)临床意义

流感病毒是引起流行性感冒的主要病毒。流行性感冒是临床常见的一种急性呼吸道传染病,好发于冬季和春季,通常引起呼吸道局部感染,不引起毒血症,呈季节性广泛流行。传染源主要是患者和隐性感染者,传播途径主要经飞沫、气溶胶通过呼吸道传播。潜伏期较短,通常为 1~3 d,患者主要出现发热、头痛、鼻塞、咽痛、咳嗽、乏力等全身中毒症状,无并发症者康复较快,严重者扩散至下呼吸道可引起病毒性肺炎。有些患者出现腹痛、腹泻、呕吐等消化道症状,婴幼儿、年老体弱、免疫力低下等患者在流感病程后期常并发细菌感染,使病程延长。

人体在感染流感病毒后可产生特异性的细胞免疫和体液免疫。对同型病毒感染有保护作用。呼吸道局部黏膜产生的 sIgA 有阻断病毒感染作用,但持续时间较短。不同型流感病毒之间无交叉保护作用。

(三)微生物学检验

1. 标本采集 标本应无菌采集发病后 3 d 内的标本,通常采集鼻拭子、咽拭子、鼻腔洗液、咽漱液等,必要时可采集支气管分泌液。各种拭子标本采集后迅速浸入 pH 值为 7.2 的无菌肉汤或 Hanks 液中,咽漱液标本置于无菌烧杯中。放入冰盒后尽快送检。不能立即检查的标本放入 -70 ℃ 冰箱低温保存。分离培养前充分振荡后,4 ℃ 离心 10 min,取上清液 3 mL,每毫升加链霉素 250 μg 和青霉素 250 U,混匀后 4 ℃ 静止 2 h 后即可接种。上述标本也可以用于病毒抗原或核酸检测。血清学标本通常取发病初期与恢复期双份血清标本用于抗体检测。

2. 标本直接镜检

(1)显微镜检查:电镜下可观察到呈球形或丝状的病毒颗粒,是一种快速的诊断方法。

（2）抗原检测：目前主要采用薄膜免疫层析技术检测甲型或乙型流感病毒抗原。

（3）核酸检测：采用 RT-PCR 技术扩增病毒标本中的 RNA，用于流感病毒分型或亚型鉴定。

3. 分离培养与鉴定　分离培养是实验室诊断流感病毒感染的金标准。常用的方法有鸡胚接种法和细胞培养法。鸡胚接种法是将呼吸道标本接种于 9~11 日龄的鸡胚，初次接种流感病毒选择鸡胚羊膜腔，传代培养可接种尿囊腔，34 ℃培养 48~72 h 后收取羊水或尿囊液进行血凝试验，阳性再做血凝抑制试验鉴别型别。阴性应盲传三代，仍为阴性，证实标本中无病毒存在。细胞培养法是将标本接种到人胚肾、猴肾等原代细胞中培养，但病毒增殖后不出现典型的 CPE，通常选用血凝试验和免疫荧光实验检测有无病毒增殖。

4. 抗体检测　采取患者急性期（发病 5 d 内）和恢复期（病程 2~4 周）双份血清进行血凝抑制试验，如果恢复期比急性期血清抗体效价升高 4 倍或 4 倍以上，即有诊断意义。

二、其他呼吸道病毒

呼吸道病毒除流行性感冒病毒外，还包括麻疹病毒、冠状病毒、腮腺炎病毒和风疹病毒等。

（一）麻疹病毒

麻疹病毒属于副黏病毒科，引起的麻疹是儿童常见的一种以发热、呼吸道卡他症状及全身斑丘疹为特征的急性传染病。

1. 生物学性状　麻疹病毒为有包膜病毒，其形态为球形或丝形。病毒核心为单负链 RNA，不分节段。病毒包膜表面有两种刺突，即血凝素 HA 和血溶素（HL）。HA 只能凝集猴红细胞，并能与宿主细胞受体吸附。HL 具有溶血和使细胞发生融合形成多核巨细胞的作用。HA 和 HL 均为中和抗原，可诱导中和抗体的产生。抗原性较稳定，只有一个血清型。麻疹病毒可经细胞培养。病毒能在许多原代或传代细胞中增殖，产生细胞融合或形成多核巨细胞病变。在胞质及胞核内均可见嗜酸性包涵体。病毒对理化因素抵抗力较弱，56 ℃加热 30 min 可被灭活，对脂溶剂及一般消毒剂都敏感，能使其灭活，对日光及紫外线也敏感。

2. 临床意义　人是麻疹病毒唯一的自然宿主。麻疹病毒传染源主要是急性期患者,在出疹前、后 4~5 d 传染性最强,传播途径主要通过飞沫传播,也可经用具、玩具或密切接触传播。患者临床上出现发热,继之出现畏光、流涕、咳嗽等结膜炎、鼻炎和上呼吸道卡他症状。易并发细菌性肺炎,这是麻疹患儿死亡的主要原因之一。感染麻疹病毒,除引起典型麻疹外,大约有 0.1% 的患者发生脑脊髓炎,病死率较高。免疫缺陷儿童感染麻疹病毒,常无皮疹,但可发生严重致死性麻疹巨细胞肺炎。有百万分之一麻疹患者在其恢复后多年(平均 7 年),出现亚急性硬化性全脑炎(SSPE)。属于麻疹病毒急性感染后的迟发并发症,表现为渐进性大脑衰退,1~2 年内死亡。麻疹病后患者可获得持久免疫力,极少发生再次感染。

麻疹的主要预防措施是对儿童进行人工主动免疫,提高机体免疫力。我国目前主要采用减毒活疫苗免疫接种,首次接种是 8 月龄,一年后及学龄前再加强免疫,疫苗接种后,抗体阳转率可达 90% 以上,免疫力可持续 10 年左右。对接触麻疹的易感儿童,可紧急采用人工被动免疫,即在接触后的 5 d 内肌内注射麻疹患者恢复期血清或丙种球蛋白,可防止发病或减轻症状。

3. 微生物学检验　典型病例根据临床症状、体征即可确诊,不典型病例需进行实验室检验进一步确诊。

(1)标本的采集与处理:取发病早期患者的鼻咽拭子、鼻咽洗液、血、尿、痰及双份血清。

(2)标本直接镜检:取发病早期患者的鼻咽分泌物、尿沉渣脱落细胞涂片,经苏木精-伊红染色,镜下观察细胞融合及多核巨细胞特征,胞质及胞核中嗜酸性包涵体。

(3)病毒分离与鉴定:标本处理后接种人胚肾细胞、HeLa 细胞、Vero 等细胞分离麻疹病毒,出现轻微 CPE 或红细胞吸附实验阳性时,采用免疫荧光法、核酸杂交法、ELISA 等方法鉴定。

(4)抗原检测:采用免疫荧光法或 ELISA 检测发病早期患者标本中的抗原成分快速检测抗原。

(5)抗体检测:检测患者双份血清,若抗体效价有 4 倍增高即可确诊。也可采用 ELISA 法检测患者血清中特异的 IgM 协助诊断。

(6)核酸检测:采用 RT-PCR 法或核酸杂交检测麻疹病毒 RNA。

(二)冠状病毒

冠状病毒属于冠状病毒科冠状病毒属。由于其包膜有向四周的突起使整个病毒形如花冠而得名。2002 年 11 月—2003 年 6 月世界流行的严重急性呼吸综合征(severe acute respiratory syndrome,SARS)的病原体也是一种新的冠状病毒,被称为 SARS 冠状病毒(SARS-CoV)。

1. **生物学性状** 冠状病毒呈球形,基因组为单股正链 RNA,核衣壳呈螺旋对称型。该类病毒对乙醚、氯仿等脂溶剂敏感。不耐热和酸,56 ℃ 30 min 方可被灭活,但在液氮中可长期保存。

2. **临床意义** 冠状病毒主要侵犯成人或年纪较大的儿童,引起普通感冒和咽喉炎,个别冠状病毒株可引起成人腹泻。病毒主要通过近距离飞沫传播为主,同时可以通过接触患者呼吸道分泌物经口、鼻、眼传播,不排除经粪-口等其他途径传播。感染病毒后潜伏期为 3~12 d。SARS 临床以发热为首发症状,可伴有头痛、乏力、关节痛等,继而出现干咳、胸闷气短等症状。重症患者可出现呼吸衰竭、休克等,常威胁患者生命。机体感染 SARS 冠状病毒后,可产生抗该病毒的特异性抗体,有中和保护作用。

SARS 的预防措施主要是隔离患者、切断传播途径和提高机体免疫力。SARS 特异性预防的疫苗正在研制中。患者治疗主要采用支持疗法,如早期氧疗及适量激素疗法等。给予抗病毒类药物和大剂量抗生素,可防止病情发展及并发症的发生。

3. **微生物学检验**

(1)标本的采集与处理常规方法采集鼻咽拭子、鼻咽洗液、漱口液、粪便等标本,血清标本分别取发病一周内和发病后 3~4 周的标本。

(2)标本直接镜检标本制成超薄切片电镜下可直接观察到呈花冠状的病毒颗粒。

(3)病毒分离与鉴定病毒分离率低,常用人胚肾细胞和 Vero 细胞,最好采用人胚气管培养病毒,有病毒生长可用免疫电镜观察,细胞病变呈现局灶性、细胞变圆、折光变强,晚期病变呈葡萄串状。出现轻微 CPE 或红细胞吸附实验阳性时,采用免疫荧光法、核酸杂交法、ELISA 等方法鉴定。

(4)抗原检测采用免疫荧光法或 ELISA 检测发病早期患者标本中的抗原成分。快速检查抗原。

(5)抗体检测通常采用中和实验、ELISA、IFA 等方法。中和实验是检测 SARS-CoV 感染的金标准。检测时需采集患者双份血清,若抗体效价有 4 倍或 4 倍以上增高即可确诊。

(6)核酸检测采用 RT-PCR 法检测麻疹病毒 RNA。凡涉及 SARS-CoV 操作均应该在 BSL-3 生物安全级别以上实验室进行。

(三)腮腺炎病毒

1. **生物学性状** 腮腺炎病毒属于副黏病毒科,是流行性腮腺炎的病原体,病毒呈球形,基因组是单链负股RNA,核衣壳呈螺旋对称,病毒包膜上有HA和NA两种刺突,病毒可以在羊膜腔内增殖,引起细胞融合并形成多核巨细胞。

2.临床意义　腮腺炎病毒引起的流行性腮腺炎,多见于儿童,人类是腮腺炎病毒的唯一宿主,主要通过飞沫传播或直接接触传播,好发于冬、春季节,病毒入血后形成毒血症,并扩散至腮腺及其他器官,如睾丸、卵巢、胰腺等。潜伏期1~4周,主要症状为一侧或两侧腮腺肿大,伴发热、肌肉酸痛等症状。整个病程持续2周左右,病后可获得持久免疫力。腮腺炎预防主要以隔离患者和疫苗接种为主,采用麻疹、腮腺炎和风疹联合病毒活疫苗接种,免疫保护作用较好。腮腺炎病后一般可获终生免疫。

3.微生物学检验　根据不同临床表现采集不同部位标本,典型病例根据临床表现即可做出明确诊断,不典型病例可以做病毒学或血清学诊断。

(1)标本的采集与处理:采集患者发病早期的唾液、脑脊液及双份血清。

(2)病毒分离与鉴定:病毒分离常用原代恒河猴肾细胞和人胚肾细胞,病毒增殖典型的细胞会出现细胞融合和多核巨细胞。病毒增殖不典型的标本可采用红细胞吸附实验或红细胞吸附抑制实验鉴定。

(3)其他检测:必要时可采用抗原检测、抗体检测及核酸检测。

(四)风疹病毒

风疹病毒(rubella virus,RV)为披膜病毒科风疹病毒属的唯一成员,是风疹的病原体,除引起儿童及成人风疹外,女性在怀孕早期感染风疹病毒常引起胎儿畸形,危害严重。

1.生物学性状　病毒呈球形,核酸为单股正链RNA,核衣壳呈二十面体对称型,病毒包膜蛋白刺突有溶血性与血凝性,能在多种细胞内增殖。风疹病毒只有一个血清型。

2.临床意义　人是风疹病毒唯一自然宿主,儿童风疹最为常见。成人风疹症状较重,除出疹外,还并发关节炎、血小板减少、出疹后脑炎等。病毒主要经呼吸道传播,在呼吸道局部淋巴结增殖后入血,并播散全身形成风疹。临床主要表现为发热、皮疹,多伴有耳后淋巴结肿大。孕妇在妊娠20周内感染风疹病毒常引起流产或死胎。也可引起先天性风疹综合征,如先天性心脏病、白内障、先天性耳聋等。病后常获得牢固免疫力。

3.微生物学检验

(1)标本的采集与处理:采集患者发病早期的咽拭子、皮疹液、尿液;先天性风疹综合征患儿采集尿液、脑脊液、咽拭子。抗体检测取双份血清。

(2)病毒分离与鉴定：新采集的病毒标本经处理后接种原代人胚肾细胞、非洲绿猴肾细胞、乳兔肾细胞等。出现典型 CPE 后收集病毒。用酶或荧光素标记的单克隆抗体鉴定。

(3)其他检测：应用 PCR 技术或核酸杂交技术检测病毒核酸；也可用 ELISA 技术检测先天性风疹综合征患儿血清中 IgM 和 IgG 抗体。

第三节 肝炎病毒及其抗原抗体检测

肝炎病毒是一大类能引起病毒性肝炎的病原体，目前公认的人类肝炎病毒至少有 5 种类型，包括甲型肝炎病毒(hepatitis A virus，HAV)、乙型肝炎病毒(hepatitis B virus，HBV)、丙型肝炎病毒(hepatitis C virus，HCV)、丁型肝炎病毒(hepatitis D virus，HDV)和戊型肝炎病毒(hepatitis E virus，HEV)。其中，HAV 和 HEV 通过消化道途径传播，引起的是急性肝炎，不转变成慢性肝炎和病毒携带者；HBV 与 HCV 主要通过血液传播，除引起急性肝炎外，易发展为慢性肝炎和病毒携带者，与肝硬化、原发性肝细胞癌的发生关系密切；HDV 是一种缺陷病毒，单独不能复制，必须在 HBV 或其他嗜肝 DNA 病毒辅助下才能复制，故其传播途径与致病机制与 HBV 有相似之处。

一、甲型肝炎病毒

HAV 是甲型肝炎的病原体，1973 年从急性肝炎患者粪便中首次被发现，1993 年被国际病毒分类委员会归类为小 RNA 病毒科嗜肝病毒属。

(一)生物学性状

1. 形态与结构　甲型肝炎病毒呈球形，核衣壳为二十面体对称，无包膜，基因组为单正链 RNA，长约 7500 个核苷酸。电镜下呈现 2 种形态：一种是空心颗粒，不含病毒核酸，无感染性；一种是实心颗粒，是完整的 HAV 颗粒，有感染性。HAV 抗原性稳定，只含有一种血清型，可诱导机体产生抗体。

2. 动物模型与细胞培养　HAV 主要对人类和灵长类动物易感，所以其动物模型主要选用黑猩猩、猕猴、狨猴、红面猴等。HAV 可以在多种原代及传代细胞中增殖，但增殖缓慢且不出现典型细胞病变。

3. 抵抗力　抵抗力较强，因其没有包膜，所以可耐受乙醚、氯仿等脂溶剂。在 pH 值为 3 的酸性条件下比较稳定，在 60 ℃ 条件下可存活 4 h，但 100 ℃ 5 min 可使之灭活。在淡水、海水、泥沙和毛蚶中存活数天至数月。

病毒对干燥、日光、紫外线、甲醛和氯敏感。

(二)临床意义

HAV 的传染源主要是患者和隐性感染者。经粪-口途径传播,病毒随粪便排出体外,通过污染水源、食物等引起散发或暴发流行。HAV 主要侵犯青少年和儿童,多为隐性感染。HAV 经口侵入人体后,首先在口咽部或唾液腺中增殖,然后在肠黏膜与局部淋巴结中大量增殖,并侵入血流形成病毒血症,最终侵犯靶器官肝脏。在肝脏增殖后随胆汁排入肠道并随粪便排出体外。HAV 在肝细胞增殖缓慢,一般不引起肝细胞病变。所以其致病机制主要与其所诱发的免疫病理损伤有关。甲型肝炎一般为自限性疾病,不发展成慢性肝炎和携带者。

HAV 的显性感染或隐性感染均可诱导机体产生抗-HAV 抗体。抗-HAV IgM 在感染早期即出现,发病后 1 周达高峰,维持 2 个月左右逐渐下降;抗-HAV IgG 在急性期后期或恢复期早期出现,可维持多年,对 HAV 的再感染有保护作用。预防 HAV 感染应做好卫生宣教工作,加强食物、水源和粪便管理是预防甲型肝炎的主要环节。丙种球蛋白注射对甲型肝炎有非特异性被动免疫作用,可用于高危人群或接触者的紧急预防。特异性预防主要采用减毒活疫苗和灭活疫苗。

(三)微生物学检验

HAV 检测目前以免疫学检测为主。

1. 标本的采集与处理　依据标准操作规程进行血清或血浆的采集、运送、处理和保存,血清或血浆可在 4 ℃保存数周,粪便标本应在发病前 2 周或出现症状数天内采集。

2. 抗原检测　目前用 ELISA 法检测 HAV 抗原时多采用双抗夹心法。

3. 抗体检测

(1)抗-HAV:IgM 检测是诊断 HAV 新近感染最重要和常用的特异性诊断指标,具有出现早、消失快等特点。

(2)抗-HAV:IgG 检测主要用于了解既往感染史、流行病学调查和疫苗接种后效果观察。也可用核酸杂交法、RT-PCR 法检测 HAV RNA。

二、乙型肝炎病毒

乙型肝炎病毒(hepatitis B virus,HBV)属于嗜肝 DNA 病毒科正嗜肝 DNA 病毒属,是乙型肝炎的病原体。HBV 感染后临床表现呈多样性,可表现为重症肝炎、急性肝炎、慢性肝炎或无症状携带者,其中部分慢性肝炎可发展成肝硬化或肝癌。HBV 感染呈世界范围内流行,我国属于高流行地区。一般人群 HBsAg 携带率较高。

(一)生物学性状

1. 形态与结构　　HBV 感染者血清中存在 3 种形态的病毒颗粒,即大球形颗粒、小球形颗粒和管形颗粒。

(1)大球形颗粒:又称为 Dane 颗粒,是有感染性的完整的 HBV 颗粒,呈球形,直径为 42 nm,具有双层衣壳结构。外衣壳相当于病毒的包膜,由脂质双层与蛋白质组成,包含 HBV 的表面抗原(HBsAg)、前 S1(Pre S1)抗原和前 S2(Pre S2)抗原。内衣壳是 HBV 核衣壳,衣壳表面的蛋白质是 HBV 核心抗原(HBcAg)。衣壳内部主要包含 HBV 不完全双链环状 DNA 和 DNA 多聚酶等。HBcAg 经酶或去垢剂作用后,可暴露出 e 抗原(HBeAg)。HBeAg 可自肝细胞分泌而存在于血清中。

(2)小球形颗粒:为一种中空颗粒,直径为 22 nm,主要成分为 HBsAg,大量存在血液中,由于不含有病毒核酸,所以无感染性。

(3)管形颗粒:由小球形颗粒聚合而成,成分与小球形颗粒相同,因此具有与 HBsAg 相同的抗原性。

2. 基因结构与功能　　HBV 基因为不完全双链环状 DNA,两条链的长度不一致,长链为负链,有固定的长度,约含 3200 个核苷酸。短链为正链,长度为负链的 50%~100%。HBV 负链 DNA 至少含有 4 个开放阅读框(ORF),分别称为 S、C、P 和 X 区。S 区含有 S 基因、$Pre\,S1$ 基因和 $Pre\,S2$ 基因,分别编码 HBV 的 HBsAg、Pre S1 和 Pre S2 抗原。C 区包括前 C 基因(Pre-C)和 C 基因,两者共同编码 Pre-C 蛋白。Pre-C 蛋白经切割加工后形成 HBeAg 并分泌到血循环中。C 基因编码核心 HBcAg,HBcAg 是病毒衣壳蛋白,也存在于受感染肝细胞的胞核、胞质或胞膜上。一半不出现在外周血液中。P 区最长,编码 DNA 聚合酶。X 区编码的蛋白称 HBxAg,可反式激活细胞内的原癌基因及 HBV 基因,与肝癌的发生与发展有关。

3. HBV 复制　　HBV 吸附并进入肝细胞后,在胞质中脱去衣壳,病毒的 DNA 进入肝细胞核内。在 DNA 聚合酶的催化下,以负链 DNA 为模板,延长修补正链 DNA 缺口区,使形成完整的环状双链 DNA。双链 DNA 继而形成超螺旋环状 DNA,在细胞 RNA 聚合酶的作用下,以负链 DNA 为模板,转录形成 mRNA。病毒的前基因组、DNA 聚合酶和 HBcAg 共同进入组装好的病毒内衣壳中。在病毒 DNA 聚合酶的反转录酶活性作用下,以前基因组 RNA

为模板,反转录出全长的HBV DNA负链。在负链DNA合成过程中,前基因组被RNA酶降解而消失。病毒以新合成的负链DNA为模板,复制互补的正链DNA。复制中的正链DNA(长短不等)与完整的负链DNA结合并包装于内衣壳中,再包上外衣壳成为病毒体,从细胞质释放至细胞外。由于HBV复制有反转录过程,故病毒的DNA可整合于靶细胞的染色体中。

4.抗原组成

(1)表面抗原(HBsAg):大量存在于感染者血液中,是HBV感染的主要标志。HBsAg具有抗原性,可刺激机体产生保护性抗体(抗-HBs),因此HBsAg是制备疫苗的最主要成分。Pre S1抗原与Pre S2抗原免疫原性强,可刺激机体产生特异性抗体。其中抗Pre S1抗体出现于急性期患者血液,持续时间较长,而抗Pre S2抗体持续时间较短,仅2~3个月。由于Pre S1抗原与Pre S2抗原可以与肝细胞表面受体结合,所以其抗体通过阻断HBV与肝细胞结合而发挥抗病毒效应。

(2)核心抗原(HBcAg):存在于Dane颗粒核心结构的表面,为内衣壳成分,其外被HBsAg所覆盖,也可存在于受感染肝细胞的胞核、胞质或胞膜上。一般不出现在外周血液中,故不易在血循环中检出。HBcAg的抗原性强,能刺激机体产生抗-HBc,抗-HBc IgG在血中持续时间较长,为非保护性抗体。

(3)e抗原(HBeAg):是Pre C蛋白翻译加工后的产物,游离存在于血中,其消长与病毒体及DNA聚合酶的消长基本一致,可作为HBV复制及具有强感染性的一个指标。HBeAg可刺激机体产生抗-HBe,该抗体能与受染肝细胞表面的HBeAg结合,通过补体介导的细胞毒作用破坏受染的肝细胞,故对HBV感染有一定的保护作用。

5.动物模型与细胞培养 黑猩猩是对HBV最敏感的动物,常用来进行HBV的致病机制研究和疫苗效果及安全性评价。鸭乙型肝炎病毒因动物宿主来源方便,已被国内外广泛用于筛选抗病毒药物及免疫耐受机制的研究。HBV体外培养尚未成功,目前采用的是病毒DNA转染的细胞培养系统。

6.抵抗力 HBV对外界环境的抵抗力较强,对低温、干燥、紫外线均有耐受性。不被70%乙醇灭活。高压灭菌法、100 ℃加热10 min和环氧乙烷等均可灭活HBV,0.5%过氧乙酸、5%次氯酸钠也可用于消毒。

(二)临床意义

1.传染源 主要传染源是乙型肝炎患者或无症状HBV携带者。无论在潜伏期、急性感染期,还是慢性活动期,患者血液和体液都具有传染性。

2. 传播途径

（1）血液、血制品等传播：HBV 在血液中大量存在，微量含 HBV 血液进入人体引起感染，所以血液、血制品及手术、注射、针刺、产道等皮肤黏膜的微小损伤均可造成感染。

（2）母婴传播：多发生于胎儿期和围生期，也可通过哺乳传播。

（3）性传播及密切接触传播：HBV 感染者的体液如唾液、乳汁、精液、阴道分泌液里均含有病毒，因此通过日常亲密接触或性接触传播。

3. 致病与免疫机制　HBV 的致病机制目前尚未清楚，病毒与宿主细胞的相互作用以及诱发的免疫病理损伤是肝细胞损伤的主要原因。

（1）细胞免疫介导的免疫病理反应：HBV 感染时病毒抗原致敏的细胞毒性 T 细胞（cytotoxic T lymphocyte，CTL）是彻底清除 HBV 的最重要环节。特异性 CTL 介导的细胞免疫效应在清除病毒的同时又可导致肝细胞损伤，过度的细胞免疫反应可引起大面积的肝细胞破坏，导致重症肝炎。若特异性细胞免疫功能低下则不能有效清除病毒，病毒在体内持续存在而导致慢性感染。

（2）体液免疫介导的免疫病理反应：HBV 感染可迅速介导机体产生 HBsAb、pre S1-Ab 和 pre S2-Ab 等针对病毒包膜抗原的特异性抗体，这些保护性中和抗体可直接清除血循环中游离的病毒，因此在抗病毒免疫和清除病毒过程中发挥重要作用。然而，HBsAg 及抗-HBs 可形成抗原抗体复合物，随血循环沉积于肾小球基底膜、关节滑液囊等肝外组织，激活补体，触发Ⅲ型超敏反应，故乙型肝炎患者可伴有肾小球肾炎、关节炎等肝外损害。如果免疫复合物大量沉积于肝内，可使肝毛细管栓塞，导致急性重型肝炎，临床表现为重症肝炎。

（3）自身免疫反应引起的免疫病理反应：HBV 感染肝细胞后，细胞膜上除有病毒特异性抗原外，还会引起肝细胞表面自身抗原发生改变，暴露出肝特异性脂蛋白抗原（liver specific protein，LSP）。LSP 可作为自身抗原诱导机体产生针对肝细胞组分的自身免疫反应，通过 CTL 的杀伤作用或释放淋巴因子等直接或间接作用，损害肝细胞。

（4）病毒变异与免疫逃逸：HBV-DNA 的 4 个开放读码框区均可发生变异，导致病毒免疫原性和对机体的免疫应答发生改变。因此，病毒变异导致的免疫逃逸在 HBV 感染慢性化过程中具有重要意义。

（三）微生物学检验

1. 标本的采集与处理　依据标准操作规程进行血清或血浆的采集、运送和贮存。免疫学检测使用的血清或血浆应于 24 h 内完成分离。核酸检测多采用血清，如采用血浆，需用枸橼酸盐或 EDTA 抗凝。因肝素可与标本 DNA 结合，影响 TaqDNA 酶活性，PCR 扩增易出现假阴性。标本的采集后应在 6 h 内处理，24 h 内检测，否则 -70 ℃保存。

2. HBV 抗原、抗体检测　用 RIA 和 ELISA 法检测患者血清中的 HBV 抗原抗体是目前临床上诊断乙型肝炎最常用的检测方法。检测 HBsAg、抗-HBs、HBeAg、抗-HBe 及抗-HBc（俗称"两对半"），必要时也可以检测 pre S1-Ag 和 pre S2-Ag 及对应抗体（表 3-2）。

表 3-2　HBV 抗原、抗体检测结果的临床分析

HBsAg	HBeAg	抗 HBs	抗 HBe	抗 HBc IgM	抗 HBc IgG	结果分析
+	-	-	-	-	-	HBV 感染者或无症状携带者
+	+	-	-	+	-	急性或慢性乙型肝炎（传染性强，俗称"大三阳"）
+	-	-	+	-	+	急性感染趋向恢复（俗称"小三阳"）
+	+	-	-	+	-	急性或慢性乙型肝炎，或无症状携带者
-	-	+	+	-	+	乙型肝炎恢复期
-	-	-	-	-	+	既往感染
-	-	+	-	-	-	既往感染或接种过疫苗

3. 血清 HBV DNA 检测　血清中存在 HBV DNA 是诊断 HBV 感染的最直接依据。应用核酸杂交技术、荧光定量 PCR 技术可以直接检测 HBV DNA，这些方法特异性强、敏感性高，可测出极微量的病毒。因此，常用于临床诊断与药效考核。

4. HBV 基因型检测　HBV 基因型可能与病毒感染慢性化及疾病转归有一定相关性。常用方法如下。

（1）基因型特异性引物 PCR 法。

（2）PCR 微量板核酸杂交酶联免疫法。

（3）限制性片段长度多态性分析法（RFLP）。

（4）线性探针反向杂交法。

(5)基因序列测序法。

三、丙型肝炎病毒

丙型肝炎病毒(hepatitis C virus,HCV)是丙型肝炎的病原体,HCV 感染呈全球性分布,主要经血或血制品传播。HCV 感染的重要特征是易于慢性化,急性期后易于发展成慢性肝炎,部分患者可进一步发展为肝硬化或肝癌。

(一)生物学性状

HCV 呈球形,有包膜,直径为 55~65 nm。基因组为线状,长度约 9.5 kb,仅有一个长开放阅读框(ORF),为单正链 RNA 病毒,人类是 HCV 的天然宿主,黑猩猩为易感动物,体外培养至今尚未成功。HCV 对乙醚、三氯甲烷等脂溶剂敏感,煮沸、紫外线、甲醛等可使之灭活。血液或血制品 60 ℃作用 30 h 可使 HCV 丧失传染性。

(二)临床意义

HCV 的传染源是急性肝炎、慢性肝炎或无症状携带者。主要通过输血或血制品传播。也可通过微小创伤、性接触、家庭密切接触、母婴垂直传播。人群对 HCV 普遍易感,同性恋者、静脉吸毒者、血液透析者均为高危人群。

HCV 感染引起的临床过程轻重不一,可表现为急性肝炎、慢性肝炎患者或无症状携带者。HCV 感染极易慢性化,40%~50%的丙型肝炎患者可转变成慢性肝炎,20%左右的患者逐渐发展为肝硬化或肝癌。HCV 的致病机制主要与病毒的直接致病作用和免疫病理损伤以及细胞凋亡有关。HCV 感染可诱导细胞免疫反应,但其效应机制可能参与肝细胞免疫病理损伤,而不能提供有效免疫保护。机体 HCV 感染后,虽可以产生特异性 IgM 和 IgG 抗体,但由于 HCV 易于发生变异,所以抗体免疫保护作用有限。总之,HCV 感染不能诱导机体产生有效免疫反应。

(三)微生物学检验

1. 标本的采集与处理　免疫学检测标本多采用血清或血浆。核酸检测多采用血清。标本采集后应尽快分离血清或血浆,并于 4~6 h 内 4 ℃冷藏或-70 ℃冻存。标本解冻后应保持低温状态,避免反复冻融,防止病毒核酸降解。

2. 抗-HCV 检测　主要采用 ELISA 法和化学发光法检测病毒抗体,用于诊断、献血员筛选及流行病学调查,但部分正常人或健康献血者可能出现假阳性。

3. 核酸检测　病毒核酸检测是感染的最直接证据,尤其在感染早期抗体上未产生前的诊断与疗效评价等方面具有重要价值。常用检测方法主要RT-PCR法和分支DNA(bDNA)杂交法。

四、丁型肝炎病毒

丁型肝炎病毒(hepatitis D virus,HDV)是丁型肝炎的病原体,是一种缺陷病毒,必须在HBV或其他嗜肝DNA病毒的辅助下才能复制。

(一)生物学性状

HDV为球形,直径35~37 nm,有包膜,其复制需依赖于HBV的存在,包括以HBsAg作为外壳,核心为丁型肝炎病毒抗原(HDVAg)和HDV-RNA,只有与HBV共存才能感染患者。病毒颗粒内部由HDV RNA和与之结合的HDVAg组成。HDV的基因组为单负链环状RNA,长度约1.7 kb,是已知动物病毒中最小的基因组。HDVAg有P24和P27两种多肽形式,可刺激机体产生抗体,故可自感染者血清中检出抗-HD。HDV的易感动物是黑猩猩、土拨鼠和北京鸭,可作为HDV研究的动物模型。

(二)临床意义

HDV的传染源是急性肝炎、慢性肝炎患者或HDV携带者。主要通过输血传播。感染方式主要有联合感染和重叠感染2种。联合感染即从未感染过HBV的正常人同时发生HBV和HDV的感染;重叠感染,即已受HBV感染的乙型肝炎患者或无症状的HBsAg携带者再发生HDV感染。重叠感染可以使患者原有病情加重与恶化,易发展为重症肝炎。HDV的致病机制目前认为可能与病毒的直接致病作用和免疫病理损伤有关。HDVAg可以刺激机体产生特异性IgM和IgG抗体,但不是中和抗体,不能有效清除病毒。

HDV与HBV有相同的传播途径,预防乙型肝炎的措施同样适用于丁型肝炎。由于HDV是缺陷病毒,如果抑制了HBV的增殖,则HDV也不能复制。接种乙型肝炎疫苗可以有效预防丁型肝炎。目前尚无特效药物。

(三)微生物学检验

1. 标本的采集与处理　依据标准操作规程进行血清或血浆的采集、运送和贮存。免疫学检测使用的血清或血浆应于24 h内完成分离。核酸检测多采用血清,标本的采集后应在6 h内处理,24 h内检测,否则-70 ℃保存。

2. 抗-HD IgM 检测 急性 HDV 感染时抗-HD IgM 是最早检测出的抗体,尤其是联合感染时,抗-HD IgM 是唯一可检出的标志物。

3. HDVAg 检测 HDVAg 主要存在于受感染的肝细胞核和细胞质内,需用去垢剂去除其表面 HBsAg 后,再用免疫荧光法或 ELISA 法检测。阳性多见于急性丁型肝炎早期。

4. 核酸检测 HDV RNA 是病毒感染的直接依据,HDV RNA 检测阳性提示 HDV 感染和病毒复制,通常采用核酸杂交或 RT-PCR 等技术检测。

五、戊型肝炎病毒

戊型肝炎病毒(hepatitis E virus, HEV)是戊型肝炎的病原体,1986 年在新疆南部地区发生大流行,约 12 万人发病,死亡 700 余人,是迄今为止世界范围内最大的一次流行。

(一)生物学性状

HEV 病毒体呈球状,无包膜。表面有锯齿状突起,形似杯状。HEV 基因组为单正链 RNA,全长约 7.5 kb,共有 3 个 ORF。可在食蟹猴原代肾细胞、人胚肺二倍体细胞和 FRh K4 细胞等培养。易感动物主要有食蟹猴、非洲绿猴、猕猴、黑猩猩及乳猪等。HDV 对高盐、氯化铯、氯仿等敏感;在 -70 ~ 8 ℃ 条件下易裂解,但在液氮中可长期保存。

(二)临床意义

HEV 的传染源是患者与亚临床感染者。传播途径主要经粪-口途径传播,潜伏期为 10 ~ 60 d,平均为 40 d。病毒经胃肠道入血,在肝脏复制增殖,由于病毒对肝细胞的直接损伤和诱发免疫病理反应,导致肝细胞的炎症或坏死。人感染 HEV 后可表现为临床型和亚临床型,表现为急性戊型肝炎(包括急性黄疸型和无黄疸型)、重症肝炎以及胆汁淤滞性肝炎。多数患者于发病后 6 周即好转并痊愈,不发展为慢性肝炎或病毒携带者。孕妇感染 HEV 后病情常较重,尤以妊娠 6 ~ 9 个月最为严重,常发生流产或死胎,病死率达 10% ~ 20%。HEV 感染后可获得一定免疫力,可产生保护性中和抗体,但免疫保护作用持续时间较短。戊型肝炎的预防原则与甲型肝炎相同。主要是保护好水源,做好粪便管理,注意个人与环境卫生等。目前 HEV 的特异性疫苗研究尚在进行中。尚无特异性抗病毒治疗药物。

(三)微生物学检验

1. 标本的采集与处理 对疑似戊型肝炎患者,尽早采集急性期血清标本,低温运送和保存。

2. 抗-HE IgM 检测　临床诊断常用的方法是检查血清中的抗-HE IgM 或 IgG 抗体。抗-HE IgM 出现时间较抗-HE IgG 早,且持续时间较短,可作为 HEV 急性感染的指标。

3. 核酸检测　采用 RT-PCR 法检测患者血清、粪便和胆汁中的 RNA,是诊断戊型肝炎最好的特异性方法。

第四节　肠道病毒检测

肠道病毒是指经肠道感染和播散,并在肠道复制增殖引起肠道内或肠道外感染的病毒。主要包括小 RNA 病毒科肠道病毒属中的脊髓灰质炎病毒、柯萨奇病毒、埃可病毒和新型肠道病毒,呼肠病毒科轮状病毒属中的轮状病毒、肠道腺病毒、杯状病毒、星状病毒等。

一、脊髓灰质炎病毒

脊髓灰质炎病毒是脊髓灰质炎的病原体,分为 3 个血清型,各型之间无交叉免疫保护作用,其中 85% 的脊髓灰质炎由 I 型病毒引起。病毒感染人体后侵犯脊髓前角运动神经细胞,导致弛缓性肢体麻痹,多见于儿童,故也称小儿麻痹症。由于通过疫苗接种可有效预防脊髓灰质炎的发生,故世界卫生组织将其列为继天花后第二个在全球范围内计划消灭的病毒感染性疾病。

(一)生物学性状

病毒呈球形,核衣壳呈二十面体立体对称,无包膜。基因组为单股正链非分节段 RNA。对理化因素的抵抗力较强,在污水和粪便中可存活数月;在胃肠道能耐受胃酸、胆汁和蛋白酶的作用;对热、干燥较为敏感,55 ℃ 条件下可迅速破坏病毒。

(二)临床意义

脊髓灰质炎病毒感染引起脊髓灰质炎是一种肠道传染病。患者和无症状带毒者是传染源。传播主要通过粪-口途径,也可通过呼吸道;夏秋季是主要流行季节。病毒通常侵犯上呼吸道和肠道黏膜,在局部黏膜和肠道集合淋巴结中初步增殖后释放入血,形成第一次病毒血症,并扩散至带有相应病毒受体的靶器官,再次增殖引起第二次病毒血症和相应临床症状。只有少数感染者,病毒侵犯脊髓前角运动神经元,导致弛缓性肢体麻痹,多见于儿童,故也称小儿麻痹症。脊髓灰质炎病毒感染后,至少90%的感染者表现为隐性感染,在1%~2%的患者产生非麻痹型脊髓灰质炎或无菌性脑膜炎,只有0.1%~2.0%的患者产生暂时性肢体麻痹或永久性弛缓性肢体麻痹,极少数患者发展为延髓麻痹,导致呼吸、心脏衰竭死亡。

脊髓灰质炎病毒感染人体后可获得对同型病毒牢固的免疫力,主要以中和抗体为主,sIgA在喉咽部和肠道黏膜局部发挥阻断病毒吸附作用,血清中和抗体可阻断病毒侵犯中枢神经系统,6个月婴儿通过胎盘获得母体IgG,所以6个月内患病概率较小。

(三)微生物学检验

1. 标本采集及送检　采集发病早期患者的咽洗液、粪便、血液、脑脊液等。标本采集密封后在冷藏条件下由专人运送到合格实验室尽快进行病毒分离培养。

2. 标本直接镜检　通过电镜直接观察标本中的病毒颗粒,或用特异性病毒抗体对标本进行免疫电镜观察。

3. 病毒分离培养　粪便标本预处理后接种于人胚肾或猴肾细胞分离培养。分离出的病毒可通过免疫学检测或基因测序等技术进行鉴定分型。

4. 其他　可选用分子生物学技术检测标本或细胞培养物中的病毒核酸,也可采用ELISA、免疫荧光等免疫学方法检测标本中的抗原。

二、轮状病毒

轮状病毒是1973年澳大利亚学者Bishop等在急性非细菌性胃肠炎儿童十二指肠黏膜超薄切片中首次发现,电镜下病毒外形呈车轮状而被命名。轮状病毒是人类、哺乳动物和鸟类腹泻的重要病原体。

(一)生物学性状

病毒颗粒为球形,双层衣壳,二十面体立体对称,无包膜。基因组为双链RNA,由11个基因片段组成。每个片段含一个开放读码框架,分别编码6个结构蛋白和5个非结构蛋白。病毒对理化因素有较强的抵抗力,耐酸、耐碱、耐乙醚、耐氯仿和反复冻融。但在室温下相对稳定,在粪便中可存活数天到数周。

(二)临床意义

轮状病毒感染主要引起急性胃肠炎,多发于晚秋和初冬季节。传染源是患者和无症状带毒者,粪-口是主要的传播途径。病毒还可能通过呼吸道传播,轮状病毒根据内衣壳蛋白抗原性不同,分为 A~G 7 个组,A~C 组轮状病毒能引起人类和动物腹泻,D~G 组只引起动物腹泻。A 组轮状病毒最为常见,是引起 6 个月至 2 岁婴幼儿严重胃肠炎的主要病原体,占病毒性胃肠炎的 80% 以上,是导致婴幼儿死亡的主要原因之一。临床上潜伏期为 24~48 h,突然发病、发热、水样腹泻,每日可达 5 次以上,伴呕吐,一般为自限性,可完全恢复。感染后机体可产生型特异性抗体 IgM、IgG 和 sIgA,其中肠道 sIgA 最为重要。婴幼儿 sIgA 含量较低,所以病愈后还可重复感染。

(三) 微生物学检验

1. **标本采集及送检** 采集患者发病早期的粪便。密封后在冷藏条件下由专人运送到合格实验室尽快进行病毒分离培养。冷藏或冷冻条件下可短期保存。

2. **标本直接镜检** 通过电镜直接观察粪便标本中的病毒颗粒。如果见到车轮状病毒颗粒则可初步确诊,也可采用免疫电镜技术进行鉴定分型。

3. **病毒分离培养** 粪便标本预处理后接种于非洲绿猴肾传代细胞或恒河猴胚肾细胞分离培养。分离出的病毒可通过免疫学检测或基因测序等技术进行鉴定分型。

4. **抗原检测** 常用 ELISA 双抗夹心法检测标本中的轮状病毒,试验中要严格设立对照组,以防假阳性。

5. **核酸检测** 标本采用轮状病毒 cDNA 做核酸杂交或用特异性引物做 RT-PCR 扩增,可确定轮状病毒的血清型,也可采用荧光实时定量 PCR 对标本的病毒核酸进行半定量检测。

三、柯萨奇病毒

柯萨奇病毒(Coxsackie virus,CV)是 1948 年 Dalldorf 和 Sickles 从美国纽约柯萨奇镇两例疑似麻痹型脊髓灰质炎患者的分辨中分离出来。

(一) 生物学性状

柯萨奇病毒呈球形,直径 17~30 nm,核衣壳呈二十面体立体对称,无包膜,病毒基因组为单正链 RNA。柯萨奇病毒抗原性复杂,血清型别较多,故给血清学诊断与鉴定带来一定难度。在病毒的培养特性上,柯萨奇病毒除个别型别只能在新生乳鼠、猴肾细胞增殖外,其他型别均可在二倍体细胞中增殖,并产生典型的细胞病变。柯萨奇病毒无包膜,所以可抵抗乙醇、氯仿、乙醚等脂溶剂,在 pH 值 3~10 的环境中稳定,在胃肠道能耐受胃酸、蛋白酶和胆汁的作用;但对高温干燥敏感,56 ℃ 30 min 可迅速破坏病毒,紫外线照射均可将其灭活。

(二)临床意义

柯萨奇病毒分为 A、B 两组。A 组引起肌肉松弛性麻痹,B 组引起痉挛性麻痹。柯萨奇病毒和埃可病毒识别的受体在组织和细胞中分布广泛,包括心、肺、胰、黏膜、皮肤和其他系统,因而可引起多种疾病。主要通过粪-口途径传播,但也有可能通过呼吸道或眼黏膜传播。其致病的显著特点为不同肠道病毒感染可引起同一种疾病,同一病毒也可引起不同疾病。

1. 无菌性脑膜炎　几乎所有的肠道病毒都与无菌性脑膜炎、脑炎和轻瘫有关。无菌性脑膜炎表现为发热、头痛和脑膜刺激等症状。

2. 疱疹性咽峡炎　疱疹性咽峡炎主要由柯萨奇 A 组病毒某些血清型引起,典型的症状是在软腭、悬雍垂周围出现水疱性溃疡,好发于夏、秋季节。

3. 手足口病　手足口病主要由柯萨奇病毒 A16 引起,新型肠道病毒 71 型也引起过多次流行。好发于夏、秋季节,特点为口腔黏膜溃疡和手掌、足底、臀部等部位出现疱疹,伴有发热,极少数患者出现严重并发症,危及生命。

4. 心肌炎和心包炎　心肌炎和心包炎主要由柯萨奇 B 组病毒引起,多见于成人和儿童,但对新生儿威胁最大。

5. 眼病　眼病由柯萨奇病毒 A24 型引起的急性结膜炎和新型肠道病毒 70 型引起的急性出血性结膜炎。

此外,柯萨奇病毒 B4 感染可能还与 1 型糖尿病相关。

(三)微生物学检验

1. 标本采集及送检　采集患者发病早期的粪便、咽拭子、肛拭子和血液等标本,密封冷藏后由专人运送到合格实验室尽快进行病毒分离培养。粪便标本接种前需预处理。冷藏或冷冻条件下可短期保存。

2. 标本直接镜检　通过电镜直接观察粪便标本中的病毒颗粒,也可采用免疫电镜技术进行鉴定分型。

3. 病毒分离培养　患儿早期发病的血液、肛拭子、粪便中均可分离到病毒,脑膜炎患者脑脊液中也可分离到病毒。

4. 抗体检测　常用免疫学检测患者血清中的特异性抗体,可协助诊断。

第四章 免疫学检验

第一节 超敏反应的免疫检验

超敏反应,是机体再次受到相同抗原刺激后发生的一种异常或病理性的免疫应答。免疫应答类型和激发超敏反应的抗原的性质及定位是决定此类疾病临床与病理表现的两个关键因素。4种类型超敏反应的发生机制各异,同一抗原也可在不同条件下引起不同类型的超敏反应,如青霉素就可以引起4种类型的超敏反应。4种类型超敏反应发病机制不一,其免疫学检测方法也有所不同。Ⅰ型超敏反应的发生与变应原和所引起的特异性IgE有关,故检测重在寻找变应原和测定血清中特异性IgE。Ⅱ型超敏反应的检测着重于抗血细胞抗体。Ⅲ型超敏反应引起原因主要是形成了中等大小的免疫复合物,所以检测免疫复合物对于临床疾病诊断和预后观察较有价值。Ⅳ型超敏反应也可用局部皮肤试验进行检测。

一、变应原皮肤试验

对于Ⅰ、Ⅳ型超敏反应疾病患者,寻找出引起疾病的变应原,避免再次接触变应原是防止该病再次发生的重要手段。

变应原皮肤试验常简称为皮试,即在皮肤上进行的体内免疫学试验。该试验简单、方便。

(一)原理

变应原皮肤试验的原理是将一种物质(可疑的变应原)注入机体的皮肤中或敷贴于皮肤上,经过一定时间,观察皮肤反应,从而判断该物质对测试者是否可引起超敏反应。变应原皮肤试验根据其发生机制分为4种,即Ⅰ型、Ⅱ型、Ⅲ型、Ⅳ型超敏反应皮肤试验。其中用得最多的是Ⅰ型、Ⅳ型超敏反应皮试。

1. Ⅰ型超敏反应皮肤试验原理　当变应原通过皮肤挑刺、划痕、皮内注射等方法进入致敏者皮肤,与吸附在肥大细胞和(或)嗜碱性粒细胞上的特异性IgE结合,导致肥大细胞和(或)嗜碱性粒细胞脱颗粒,释放生物活性介质。20~30 min内局部皮肤出现红晕、红斑、风团以及瘙痒感,数小时后消失。若出现此现象则判断为皮肤阳性,即对该变应原过敏;未出现红晕、红斑、风团及瘙痒感为阴性,即对该变应原不过敏。

2. Ⅳ型超敏反应皮肤试验原理　用皮内注射、皮肤斑贴等方法使变应原进入已致敏机体,体内致敏的T细胞再次接触到变应原后,释放多种细胞因子,造成局部以单核细胞和淋巴细胞浸润为主的炎症反应。24~48 h后局部出现红、肿、硬结和水疱,以此来判断变应原是否引起机体Ⅳ型超敏反应或机体的细胞免疫功能状态。

(二)方法

1. 皮内试验

(1) Ⅰ型超敏反应的皮内试验:一般多选择受试者前臂内侧为注射部位,操作时应注意勿使注入部位出血或将液体注入皮下。皮肤消毒后,用注射器将0.01~0.02 mL的变应原(如青霉素、花粉、尘螨、动物皮屑、血清、食物等)提取液注入皮内,使皮肤形成直径为2~3 mm的皮丘。如同时做数种变应原的间距应为2.5~5.0 cm(高度可疑敏感的变应原应选择5 cm)。

注射后15~25 min观察有无风团和红晕反应,判断标准见表4-1。皮试并非绝对安全,一定要严格掌握适应证,仔细询问病史,若已知对某种物质高度过敏者或不合作的儿童均不宜做皮试。皮试时必须准备常规的抢救药品和设施。

表4-1　Ⅰ型超敏反应皮内试验的结果判断标准

反应程度	风团直径/mm	红晕直径/mm
-	<5	<5
±	5~10	5~10
+	11~20	5~10
++	21~30	5~10
+++	31~40	11~15,或有伪足
++++	>40	>15,或有多个伪足

为了更准确地观察患者皮肤反应性,排除干扰因素,皮试时应以阳性和

阴性对照液作比较。阳性对照液常用盐酸组胺,阴性对照液一般用变应原的稀释保存液或生理盐水。试验中一般采用左右两臂一侧作对照,另一侧为试验。如阳性对照液有反应,阴性对照液无反应,皮内试验结果可信。

皮试试验由于影响因素多,可出现假阳性或假阴性的结果。假阴性常见于:①皮试液的浓度过低或失效;②老年患者或过敏性休克或哮喘大发作之后(其皮肤反应性差);③皮试前用过抗组胺药或免疫抑制剂;④操作不当将皮试液注入皮下或注入量过少等。

假阳性常见于:①变应原稀释液偏酸或偏碱;②患者有皮肤划痕症;③抗原不纯或被污染;④抗原量注射过多。

(2) Ⅳ型超敏反应的皮肤试验:机体的细胞免疫功能状态与皮肤迟发型超敏反应成一定平行的关系。用特异性或非特异性抗原进行皮试时,细胞免疫功能正常者95%的Ⅳ型超敏反应皮试均为阳性;而细胞免疫功能低下者,Ⅳ型超敏反应皮试反应为阴性或弱阳性。因此,Ⅳ型超敏反应皮试不但可测出机体是否对变应原过敏,而且可反映出机体细胞免疫功能的状况。

结核菌素皮试是检测Ⅳ型超敏反应典型的例子。用一定浓度的旧结核菌素(old tuberculin, OT)或结核菌素的纯蛋白衍生物(purified protein derivative, PPD)作抗原,于前臂屈侧皮内注射,48~72 h后观察结果。Ⅳ型超敏反应皮内试验的阳性结果以红肿和硬结为主(表4-2)。

表4-2 Ⅳ型超敏反应皮试结果判断标准

反应程度	结核菌素皮试	贴斑试验
-	无反应或小于对照	敷贴部位无任何反应
+	仅有红肿	自觉瘙痒或轻微发红
++	红肿伴硬结(0.5~1.0 cm)	剧痒、红斑、丘疹
+++	红肿、硬结、水疱	红肿、丘疹、有疱疹
++++	大疱和(或)溃疡	水疱密集、渗出、糜烂

临床上用OT皮试的目的:①了解机体是否对结核分枝杆菌有免疫力及接种卡介苗的免疫效果观察;②排除结核分枝杆菌感染;③了解机体细胞免疫功能状况。

2. 挑刺试验 挑刺试验也称点刺试验。主要用于检测Ⅰ型超敏反应,其原理同皮试,是一种较简便而又较高特异性的试验。将常见的可疑致敏原制成混悬液,滴于试验部位皮肤上,用点刺针针尖透过液滴垂直刺入皮肤或在皮肤上轻轻地挑刺一下,以刺破皮肤但不出血为度,让可疑致敏原渗入皮肤,1 min后拭去皮试液,15 min后观察结果,如同时试验多种抗原,勿将不同的抗原液交叉污染。挑刺试验较皮内试验安全,假阳性较少,但敏感性较皮内试验低。如用磷酸组胺做标准阳性对照时,其判定结果应以阳性对照为判定依据。其分级标准是:无风团反应的为"-",风团反应为阳性对照的1/3或2/3时分别为"+"或"++",若风团反应与阳性对照相同或大于阳性对照时则为"+++"或"++++"。主要判断标准见表4-3。

表4-3 挑刺试验的结果判断标准

反应程度	风团反应
-	无风团反应
+	风团反应为阳性对照的1/3
++	风团反应为阳性对照的2/3
+++	风团反应与阳性对照相同
++++	风团反应大于阳性对照

3. 斑贴试验 主要用于寻找接触性皮炎的变应原。敏感程度虽然不高,但假阳性较少,结果可信度大。贴敷于受检者前臂内侧或背部正常皮肤上。试验抗原为软膏时,可直接涂抹到皮肤上;试验抗原为固体物时,可用蒸馏水混匀浸湿后涂敷于皮肤上;如为液体时,则浸湿纱布敷贴于皮肤上。所用抗原浓度以不刺激皮肤为原则,用玻璃纸或蜡纸遮盖住药纱后,再用纱布等固定,涂敷范围以直径0.5~1.0 cm为宜。24~72 h观察结果。如有明显不适,随时打开查看,并进行处理。Ⅳ型超敏反应斑贴试验的阳性结果以红肿和水疱为主。

(三)临床意义

皮肤试验属于体内免疫学试验,直接在人体上测试。虽然有一些干扰结果的因素,但却能反映各种因素综合对机体作用的实际免疫状况。操作简便,方便适用,结果可信度大,所以在临床和防疫工作中经常应用。

1. 寻找变应原 在Ⅰ型超敏反应的防治中,避免接触变应原是其重要手段之一。通过皮试或挑刺试验,检测出引起Ⅰ型超敏反应的变应原,为患者防止该病再次发生提供了线索和依据。例如支气管哮喘和荨麻疹等可用皮试来检测变应原。对食物过敏者容易发现变应原,可不做皮试,而且食物过敏与皮肤试验的相关性较差,因为食物的抗原提取液与肠吸收的物质有所不同。

2. 预防药物或疫苗过敏　某些药物如青霉素、链霉素、普鲁卡因等易引起人过敏。首次使用前或已有较长时间未用者,在使用前均应进行皮试检测,了解患者是否对该药过敏,过敏者应更换其他药物。注射异种抗血清(例如抗破伤风抗血清和抗狂犬病血清)者也应在使用前做过敏试验。如果呈阳性反应就需要更换为精制抗体,或进行脱敏、减敏治疗,即少量多次注射,以达到暂时耗竭肥大细胞和嗜碱性粒细胞上结合的 IgE,使机体暂时处于脱敏状态。但该疗法必须在密切观察中进行,一旦有反应,应立即终止使用。

3. 评价机体细胞免疫功能状态　Ⅳ型超敏反应皮试既可反映机体是否对注射抗原的过敏情况,也可反映出机体细胞免疫功能状况。常用旧结核菌素、纯化蛋白衍生物或双链酶(SD-SK)进行皮试,也可用人工合成的二硝基氟苯(DNFB)。后者使用前应对待试者进行致敏,再做皮试,这样可消除因抗原接触史不同而产生的误差。

4. 传染病的诊断　对某些传染病,用该种病原体特异性抗原进行皮试,可起到诊断或鉴别诊断的作用。如对布鲁氏菌病、某些病毒感染、真菌感染及某些寄生虫感染等。

二、血清 IgE 检测

介导Ⅰ型超敏反应的抗体主要是 IgE 类抗体,因此,检测血清总 IgE 或特异性 IgE 都有助于Ⅰ型超敏反应性疾病的诊断和变应原的确定。

(一)血清总 IgE 检测

血清总 IgE 是血清中各种抗原特异性 IgE 的总和。正常情况下血清 IgE 含量很低,仅为 $0.1 \sim 0.9$ mg/L 水平。临床一般选用敏感性较高、稳定性较好的免疫比浊法、化学发光免疫法、酶联免疫吸附法等进行检测。

1. 免疫比浊法　包括散射免疫比浊法和透射免疫比浊法,主要通过检测血清 IgE 与试剂中的抗 IgE 结合形成可溶性抗原-抗体复合物的浊度来对血清中的 IgE 进行定量。血清总 IgE 可在专门的特定蛋白仪器检测,也可在生化分析仪上检测。

2. 化学发光免疫法　用化学发光物质标记抗 IgE,与血清中 IgE 反应后,通过化学发光分析,计算出血清中 IgE 含量。

3. 酶联免疫吸附法　常用双抗体夹心法(形成动物抗人 IgE-待测 IgE-

动物抗人 IgE·HRP)。该法方便、实用、敏感性高,临床上较常应用。

(二)特异性 IgE 检测

特异性 IgE 是指能与某种变应原特异性结合的 IgE。检测时是利用人工合成或纯化特异的变应原去检测相应的 IgE 抗体。常用的方法是放射免疫吸附试验和免疫印迹法。

1. 放射免疫吸附试验　将纯化的变应原吸附于固相载体上,加入待测血清及参考标准品,再与用放射性核素标记的抗 IgE 抗体反应,最后测定固相载体的放射活性。利用标准曲线可得出待测血清中变应原特异 IgE 的含量。

2. 免疫印迹测定法　试验原理是将多种特异性变应原提取物包被在醋酸纤维膜条(NC)固相载体上,与待测样本进行反应。样本中含有的 IgE 类特异性抗体与变应原结合,再与酶标记的单克隆抗人 IgE 抗体结合后,即可出现肉眼可见的颜色,以此和标准膜条比较,确定变应原种类。免疫印迹法操作简单,能一次性测定多种变应原的特异性 IgE,故临床已普遍使用此法。

(三)临床意义

1. 血清总 IgE　血清总 IgE 升高常见于Ⅰ型超敏反应性疾病。如过敏性哮喘、过敏性鼻炎、湿疹等 IgE 含量与病情发作及缓解呈平行关系。部分非超敏反应性疾病 IgE 水平也可升高,如寄生虫感染、胸腺发育不良病、骨髓瘤、高 IgE 综合征等。免疫功能缺陷者可能测不出 IgE。

2. 特异性 lgE　特异性 IgE 的增高对Ⅰ型超敏反应疾病的诊断有重要价值。放射免疫吸附试验检测成本费较高、有放射性核素污染、需要特殊检测设备,而免疫印迹测定法无污染、无须特殊设备、操作简单、能一次性确定多种变应原,目前在国内已广泛应用。特异性 IgE 的检测常用于:①老年人、婴幼儿、孕妇、皮肤病患者,对变应原有严重过敏史或正服用抗过敏药物以及重病者。②皮试结果难以肯定,须进一步提供诊断依据者。③观察脱敏治疗效果等。

三、抗血细胞抗体检测

机体产生的抗血细胞抗体与血细胞结合后,可致血细胞破坏,临床引起贫血、粒细胞减少、血小板减少等。对不同的血细胞抗体、检测方法基本类同,如上述不同血细胞抗体的检测可用 Coombs 试验直接或间接进行检测。

(一)抗球蛋白检测

1945 年 Coombs 等将人球蛋白注入异种动物体内诱导产生抗球蛋白血

清（antiglobulin test, AGS）。将 AGS 加入致敏红细胞（结合不完全抗体的红细胞）悬液中，出现肉眼可见的凝集现象，称为抗球蛋白试验或称 Coombs 试验。该实验是检测不完全抗体的方法。可分为直接 Coombs 试验和间接 Coombs 试验两种。

1. 直接 Coombs 试验　直接 Coombs 试验是将 AGS 直接加到患者的红细胞悬液中，可使在体内结合有不完全抗体的红细胞出现凝集现象。可用玻片法定性测定，也可用试管法做半定量分析。本试验操作简单、敏感性高，是一种检查结合到红细胞上不完全抗体的重要方法，但对试验条件要求较高，如血液标本需要当天检测，红细胞必须经过充分洗涤等。本法常用于新生儿溶血病、红细胞血型不合引起的输血反应、自身免疫性溶血症、特发性自身免疫性贫血和医源性溶血性疾病等的检测。

2. 间接 Coombs 试验　间接 Coombs 试验是用已知抗原的红细胞测定受检者血清中相应的不完全抗体，或用已知抗血清测定受检红细胞上相应抗原。将受检血清与具有相应抗原的红细胞反应，若受检血清中含有相应不完全抗体，红细胞被致敏，再加入 AGS 即可出现肉眼可见的凝集现象。本试验是一种极为敏感的检查不完全抗体的方法，也是 RhD 抗体检出的确证试验。此试验多用于检测母体 D 抗体，以便及早发现和避免新生儿溶血病的发生，也可对红细胞不相容的输血所产生的血型抗体进行检测。

（二）临床意义

汉族人中 Rh 阴性者极少，约为 0.34%。当 Rh 阴性的个体接受了 D 抗原的刺激后，可产生 D 抗体，若该个体再次接收 D 抗原阳性血液即可发生溶血反应。故 ABO 血型一致的贫血患者输血中，如贫血现象始终得不到缓解或原无溶血，但输血后出现溶血；或在原有溶血的基础上溶血有所加重等，均应检测患者血清中有无 D 抗体。如 D 抗体阳性，应改输与 ABO 血型一致的 Rh 阴性血。

为及早发现胎儿有胎内溶血，应尽早对孕妇 Rh 血型进行监测。一般妊娠 16 周应做首次 D 抗体检测，如结果为阴性则每 6~8 周复查 1 次。如结果为阳性，则第 20 周重复检测，以后每隔 2~4 周复查 1 次，直至分娩。D 抗体滴度≥1∶16 或 1∶32 时，胎儿很可能发生水肿。D 抗体超过 1∶64 即采取措施，如孕妇血浆交换术等。

四、循环免疫复合物检测

Ⅲ型超敏反应性疾病的免疫学检验主要是检测免疫复合物。免疫复合物的检测包括循环免疫复合物(circulating immune complex,CIC)和组织固定免疫复合物的检测。CIC检测技术可分为抗原特异性方法和抗原非特异性方法。在大多数情况下,免疫复合物中的抗原性质不太清楚或非常复杂,目前尚未建立常规、实用的特异性CIC检测方法。

(一)抗原非特异性循环免疫复合物检测

抗原非特异性循环免疫复合物的检测仅是检测血清中循环免疫复合物,其检测的方法种类较多,大致可分为物理法、补体法、抗球蛋白和细胞法。

1. 物理化学技术　根据免疫复合物的理化性质而设计的理化技术。基本方法有PEG沉淀法、冷沉淀法、选择性超滤法、超速离心法等。其中最常用的是PEG沉淀法,该方法简单易行,但灵敏度低、特异性差、影响因素多。

PEG是一种无电荷的直链大分子多糖,可非特异性沉淀蛋白质。且PEG 6000对蛋白沉淀有良好的选择性,其沉淀免疫复合物的机制可能是使免疫复合物自液相中空间排斥而析出;此外,PEG还可控制循环免疫复合物解离,促进循环复合物进一步聚合成更大的凝聚物而被沉淀。将沉淀物充分洗涤,溶解于0.01 mol/L的NaOH中,在波长280 nm下测量溶液的吸光度;或利用散射比浊法直接测定PEG沉淀的复合物;以不同浓度的热聚合IgG作为参考标准来计算免疫复合物的含量。

2. 补体相关测定法　抗体(IgG、IgM)与抗原结合后,补体结合位点(C_H2区)暴露,可以固定C1q并激活补体的系列反应,这是利用补体有关技术检测免疫复合物的基础。

(1)固相C1q结合试验:将C1q吸附于固相载体表面,加入经56 ℃加热30 min处理过的待检血清。待检血清中免疫复合物与C1q结合,再加入放射性核素标记或酶标记的抗人IgG,最后检测其放射活性或酶活性。该试验敏感度高,且重复性好,但C1q制品不易精制而且纯度不稳定,使结果稳定性受影响。

(2)抗补体试验:将抗C_3抗体包被固相载体,加入待检血清,通过C_3介导循环免疫复合物与固相抗C_3连接,再用酶标记的抗人IgG抗体检测复合物中的IgG,根据酶催化底物显色情况判断免疫复合物的含量。抗补体试验敏感性高,重复性好,操作比固相C1q结合试验简单。为保证试验结果准确,待测血清应尽量去除游离补体。

3. 抗球蛋白测定法　该法利用类风湿因子(RF)与变性IgG、热聚合IgG、免疫复合物具有较强亲和力的特性。将单克隆RF(mRF)吸附于固相载体上,加入血清标本,如血清中含有免疫复合物,则二者结合,再加入放射性核素标记的可溶性热聚合 IgG。由于固相 mRF 已与免疫复合物结合,热聚合 IgG 与 mRF 的结合被抑制。因此,固相载体的放射活性与免疫复合物的含量成负相关。

4. 细胞技术测定法　细胞技术测定法即 Raji 细胞法,Raji 细胞是从 Burkitt 淋巴瘤患者血液中分离建立的 B 细胞株,其表面有大量 C1q、C3b 和 C3d 受体,能吸附已结合补体的循环免疫复合物。将待测血清与 Raji 细胞反应,再与放射性核素标记的抗人 IgG 反应,最后测定沉淀细胞的放射活性。以热聚合 IgG 为参考标准,得出待测血清中免疫复合物的含量。

免疫复合物检测方法较多,原理各不相同,结果也不一样。目前还没有一个被公认是简便、敏感并能检测各种大小免疫复合物最好的办法。因此,最好同时联合采用多种方法进行检测,以提高阳性检出率。

(二)循环免疫复合物检测方法评价及应用

理想的检测循环免疫复合物(CIC)的方法应敏感度高、重复性好、操作简便可行,同时还应有相对特异性,能检出各种类型和大小的免疫复合物。但在实际工作中多数方法易受到非特异性干扰,可控性弱,重复性差;正常参考值范围大,并且各种方法之间缺乏良好的可比性与相关性;检测范围相对局限等不足。此外,以热聚合人 IgG(heat agglutination human IgG,HAHG)为标准品绘制标准曲线定量免疫复合物代表性有限,易出现试验偏差,需要理想的标准品用于定量试验。

除了方法学本身因素,免疫复合物形成的复杂性也是重要原因。免疫复合物总量的变化常在自身免疫性疾病病程中连续动态观察到。如在生理状态下,免疫复合物是由各种抗原与相应抗体所构成的,维持动态平衡;在病理状态下,往往是单一种类的免疫复合物增高,而此种单一成分增高发展到足以影响复合物的总体水平情况下才能被检出。因此,欲提高免疫复合物对诊断的敏感性,除需方法本身稳定、可靠外,还需结合基础研究,明晰免疫复合物的形成过程。

现阶段已经明确系统性红斑狼疮、类风湿关节炎、部分肾小球肾炎和血管炎等疾病为免疫复合物病,CIC 检测对这些疾病仍是一种辅助诊断指标,对判断疾病活动和治疗效果也有一定意义。

(三)沉积于组织中的循环免疫复合物检测

确定免疫复合物的直接证据是在病变部位查到固定的免疫复合物沉积。对于一些自身免疫病和免疫复合物病如系统性红斑狼疮(SLE)、肾小球肾炎等,组织沉积免疫复合物的检出对疾病的诊断和发病机制的研究都比 CIC 的检出更有意义。

组织固定免疫复合物的检出可利用免疫组织化学技术,受累组织的成分、构型和特定的部位可为疾病的严重程度和预后提供证据。如膜性肾小球肾炎,如有连续性、颗粒性上皮细胞下的 IgG 沉积,则表示预后不良。

五、药物过敏筛选试验

药物引起的超敏反应通常在初次用药后经过一段时间发生或者再次用药短时间内发生,具有明显的个体差异。基于效应细胞释放介质的能力在超敏反应中的重要性,目前药物超敏反应研究的切入点是以组胺为代表的介质释放检测。嗜碱性粒细胞在超敏反应机制上与肥大细胞有许多共同点,且易于获得;同时,嗜碱性粒细胞在体外对变应原的敏感性和机体反应的严重性成平行关系。因此,可以通过变应原刺激剂刺激后检测嗜碱性粒细胞释放组胺含量进行药物过敏筛选试验。

(一)嗜碱性粒细胞组胺释放试验

嗜碱性粒细胞组胺释放试验(basophil histamine release test,BHRT)是制备纯化、洗涤后的嗜碱性粒细胞悬液,通过变应原刺激测定组胺含量反映嗜碱性粒细胞的释放能力。组胺含量可以通过荧光分光光度法、放射免疫分析法及酶免疫分析法测定。BHRT 的结果可以从细胞释放一定量的组胺所需的变应原浓度,或细胞在一定浓度变应原作用下释放一定量的组胺量来表达。实验灵敏度高、结果可靠、与其他过敏试验相关性好,但嗜碱性粒细胞的纯化和组胺测定价格较高,限制了其应用。

(二)嗜碱性粒细胞脱颗粒试验

人嗜碱性粒细胞脱颗粒试验(human basophil degranulation test,HBDT)是指嗜碱性粒细胞内含有大量的嗜碱性颗粒,可被碱性染料阿新利蓝染成蓝色,易于辨认和计数。当加入变应原或抗 IgE 抗体后,与结合在嗜碱性粒细胞表面的 IgE 结合,受体交联,细胞质内颗粒脱出,细胞不再着色。根据染色细胞数的减少程度可判断脱颗粒的情况。目前主要采用试管法,用血细胞计数板计数九大格内嗜碱性粒细胞数,与对照组(不加变应原浸液)比较,碱性粒细胞减少 30% 以上时为阳性。该方法操作方便、重复性好,适于普及。该试验与 RAST 和皮肤试验的符合率很高,可用于寻找变应原及判定脱敏治疗的疗效。

检测时患者抗过敏药物需停48 h以上,糖皮质激素应停药2周。目前针对特征性膜分子的流式细胞仪项目进行自动检测,有利于大规模开展,也减少了人为误差。此外,针对药物产生的特异性抗体sIgE的体内外检测试验,也有助于药物过敏的筛选。

第二节 自身免疫性疾病及检验

正常情况下,机体能识别"自我",对自身的组织细胞成分不产生免疫应答或仅产生微弱的免疫应答,这种现象称为自身免疫耐受。自身免疫耐受是维持机体免疫平衡的重要因素。在某些情况下,自身耐受遭到破坏,机体免疫系统对自身成分发生免疫应答,这种现象称为自身免疫。微弱的自身免疫是生理性的,并不引起机体的病理损伤,在健康人血清中存在多种微量的自身抗体或致敏淋巴细胞,它们可协助清除衰老蜕变的自身成分,维持机体内环境稳定。这种生理性的自身免疫现象随着年龄增长变得更加明显。

自身免疫性疾病(autoimmune disease,AID)又称自身免疫病,是指由于过强而持续的自身免疫反应导致组织、器官损伤并引起相应器官病理变化或临床症状的一类疾病。自身免疫病约有30多种,大多为原发性,少数为继发性。前者与遗传因素密切相关,预后多数不良,常呈慢性迁延;后者与用药、外伤、感染等有关,预后较好。

一、自身免疫病的分类

目前自身免疫病尚无统一的分类标准,按病因清楚与否可分为原发性自身免疫病和继发性自身免疫病,按自身抗原的分布范围进行分类可分为器官特异性自身免疫病和非器官特异性自身免疫病两大类。桥本甲状腺炎、艾迪生病、格雷夫斯病、自身免疫性萎缩性胃炎、溃疡性结肠炎、重症肌无力、交感性眼炎、胰岛素抵抗型糖尿病、原发性胆汁性肝硬化等属于器官特异性自身免疫病,其自身抗原为某一器官的特定成分,病变常局限于该器官,可检出针对该器官组织成分特异性自身抗体。类风湿关节炎、系统性红斑狼疮、干燥综合征、混合性结缔组织病、多发性肌炎、自身免疫性溶血性贫血、特发性血小板减少性紫癜、特发性白细胞减少症、硬皮病等属于非器官特异性自身免疫病,又称全身性或系统性自身免疫病,其自身抗原不具有器官特异性,是多个组织器官的共有成分,可检出对多种器官组织成分的自身抗体。一般来说,器官特异性自身免疫病预后较好,而非器官特异性自身免疫病病变广泛,预后往往不良。这种分类并不十分严格,因为在血清检查中经常出现两者的交叉重叠现象。

二、自身免疫病的基本特征

不同自身免疫性疾病均有各自独特的临床表现和诊断标准,但都有下列共同特征。

(1)多数病因不明,并且具有遗传倾向性。

(2)患者体内可检出高滴度自身抗体和(或)出现自身致敏 T 淋巴细胞。

(3)发病率女性高于男性,并且随年龄增加发病率有所增加。

(4)多数是自发性或特发性的,药物、感染等外因可有一定影响。

(5)一般病程较长,除少数有自限性外,多呈反复发作和慢性迁延。病情转归与自身免疫应答强度密切相关。

(6)免疫抑制剂治疗多可取得较好的效果,但不能根治。

(7)患病器官的病理特征为免疫炎症,并且损伤范围与自身抗体或自身致敏 T 淋巴细胞所针对的抗原分布相对应。

(8)在某些实验动物中可复制出与自身免疫病相似的动物病理模型,并能通过血清或致敏淋巴细胞被动转移。

三、自身免疫病的发病机制

多数自身免疫病的发病机制尚不清楚。但不论何种原因使机体的自身耐受被打破,产生了针对自身抗原的自身抗体或致敏淋巴细胞时,都可以导致免疫炎症,使机体发生组织损伤或功能异常。

(一)自身抗原的形成

病理性自身抗体出现的主要诱因包括隐蔽抗原的释放、自身抗原的改变及分子模拟。

1. 自身抗原的改变　某些物理、化学和生物因素可影响自身组织抗原的性质,自身组织细胞的抗原决定簇可以发生改变,或外源性分子与组织的抗原结合成为复合抗原,从而诱导自身免疫应答,产生自身抗体或致敏淋巴细胞,导致自身免疫病。例如,多种药物可改变血细胞的免疫原性,引起自身免疫性溶血性贫血和白细胞减少症等自身免疫病。变性的自身 IgG 可刺激机体产生抗变性 IgG 的抗体,两者结合形成的免疫复合物可导致类风湿关节炎。

2. **隐蔽抗原的释放**　正常情况下，隐蔽抗原终身不与免疫系统接触。在外伤、感染、手术等情况下，隐蔽抗原释放，与免疫活性细胞接触便能诱导相应的自身免疫应答，导致自身免疫病的发生。例如，脑脊髓和神经髓鞘蛋白抗原释放可引起脱髓鞘脑脊髓炎和外周神经炎；精子抗原释放可引起男性不育；眼晶状体蛋白和眼葡萄膜色素抗原释放，可引起晶状体过敏性眼炎和交感性眼炎等。

3. **分子模拟**　某些病原生物具有与人体正常组织成分相似的抗原表位，这些抗原进入人体后诱发的免疫应答可以针对相应的组织发生交叉反应，引起自身免疫病。例如，大肠埃希菌 O_{14} 型和结肠黏膜有共同抗原表位，可引发溃疡性结肠炎；A 型溶血性链球菌与人的肾小球基底膜和心肌内膜具有共同抗原表位，可引起急性肾小球肾炎和风湿性心脏病。

（二）免疫细胞和免疫调节异常

1. **MHC-Ⅱ类抗原的异常表达**　大多数组织器官通常只表达 MHC-Ⅰ类抗原，而不表达 MHC-Ⅱ类抗原。在 IFN-γ 等因素的作用下，组织细胞表面可异常表达 MHC-Ⅱ类抗原，将自身抗原提呈给 Th 细胞，从而启动自身免疫应答，导致自身免疫病。已发现糖尿病患者的 β 细胞表面和原发性胆汁性肝硬化患者的胆管上皮均表达 MHC-Ⅱ类抗原。

2. **Th 细胞的异常**　Th1 和 Th2 细胞比例失调和功能失衡可以诱发自身免疫病。Th1 细胞功能亢进可促进某些器官特异性自身免疫病的发生，如胰岛素依赖型糖尿病。Th2 细胞功能亢进则可促进抗体介导的全身性自身免疫病的发生，如系统性红斑狼疮。

3. **多克隆激活**　人体对自身抗原的免疫耐受是由于 T 细胞处于耐受状态所致，B 细胞仍然保持着对自身抗原的免疫应答性。多克隆刺激剂和超抗原可激活处于耐受状态的 T 细胞，辅助激活自身反应性 B 细胞产生自身抗体，引发自身免疫病。

4. **中枢免疫器官功能异常**　自身反应性淋巴细胞克隆在胸腺或骨髓内分化成熟过程中，识别基质细胞所提呈的自身抗原肽-MHC 复合物后发生凋亡，此即阴性选择。由于胸腺或骨髓功能障碍，某些自身反应性淋巴细胞克隆可逃避阴性选择，进入外周血即可对相应自身抗原产生应答，引起自身免疫病。

（三）遗传因素

临床研究发现自身免疫病的发生与个体的 MHC 基因型密切相关。不同基因型的 MHC 分子结合提呈抗原的类别不同。有些个体的 MHC 分子适合提呈某些自身抗原肽,因此易患某些自身免疫病,例如强直性脊髓炎患者中 90% 以上为 HLA-B27 型,HLA-DR4 与类风湿关节炎有关。

(四)生理因素

据研究,随着年龄的增长,自身免疫病的发病率呈上升趋势;由于性激素的作用,女性发病率明显高于男性。

(五)环境因素

自身免疫病的发生与环境(如日晒、潮湿、寒冷等)可能有关。如 SLE 患者皮肤若暴露于紫外线,可使机体自身的 DNA 成为靶抗原诱发自身免疫应答。

(六)自身免疫病的病理损伤机制

自身免疫病是由自身抗体或致敏淋巴细胞引起的针对自身抗原的超敏反应性疾病。其自身组织损伤的机制类似于Ⅱ型、Ⅲ型、Ⅳ型超敏反应。

1. 自身抗体的作用可通过Ⅱ型超敏反应导致自身细胞的破坏

(1)自身抗体识别并结合血细胞表面的抗原后,激活补体系统,导致红细胞破坏。

(2)自身抗体识别和包被的血细胞在脾由表达 Fc 受体的巨噬细胞吞噬清除。此类自身免疫病有药物引起的溶血性贫血、中性粒细胞减少症、自身免疫性血小板减少性紫癜、Rh 溶血症等。

(3)有些抗细胞表面受体抗体具有模拟配体的作用,如格雷夫斯病患者血清中的抗促甲状腺激素受体的自身抗体,该抗体与促甲状腺激素受体结合,活化受体并促进甲状腺细胞分泌过量的甲状腺激素,导致甲状腺功能亢进。另有一些抗细胞表面受体抗体具有破坏性作用,如重症肌无力患者体内存在的抗神经肌肉接头部位乙酰胆碱受体的抗体,该抗体可结合到乙酰胆碱受体上,促进补体的激活,引起运动终板的破坏,使神经-肌肉之间的信号传导发生障碍,导致骨骼肌运动无力。

2. 免疫复合物通过Ⅲ型超敏反应引起组织损伤 自身抗体与可溶性自身抗原结合形成免疫复合物,随血流抵达血管壁、肾小球等组织部位并沉积下来,干扰相应器官的正常生理功能,并可通过激活补体,促进炎症细胞浸润,造成组织损伤。如系统性红斑狼疮患者体内的抗核抗体与细胞核不同成分结合,形成大量免疫复合物,沉积于肾小球、关节、皮肤和其他多种器官的小血管壁,进而引起肾小球肾炎、关节炎、皮肤红斑及多部位的血管炎。

3. **自身反应性 T 细胞通过Ⅳ型超敏反应引起组织损伤** 针对自身抗原发生免疫应答的 T 细胞可引起组织损伤,其机制为Ⅳ型超敏反应。如胰岛素依赖型糖尿病患者体内 CD8+ T 细胞可浸润胰岛组织,特异性杀伤胰岛 β 细胞;CD4+ T 细胞可通过辅助 CTL 及释放 TNF-β 或促进炎症细胞聚集和激活的细胞因子,直接或间接造成组织损伤。

4. **巨噬细胞和 NK 细胞的作用** 巨噬细胞在自身免疫病的组织损伤中也起重要作用。被细胞因子激活后,巨噬细胞就具有细胞毒作用。此外,巨噬细胞还可以通过释放溶酶体酶和 TNF-β 造成组织损伤。NK 细胞通过 ADCC 效应造成组织损伤。

四、自身免疫病检验

(一)自身抗体检测

1. **抗核抗体** 抗核抗体(antinuclear antibody,ANA)是泛指针对自身真核细胞核成分的一类自身抗体的总称。ANA 的性质主要是 IgG,也有 IgM、IgA、IgD 和 IgE,无器官和种属特异性,因此该类抗体可与不同动物来源的细胞核发生反应。ANA 主要存在于血清中,也可存在于胸腔积液、关节滑膜液和尿液等其他体液中。

ANA 在未治疗的活动性 SLE 患者中的效价较高,在多数其他自身免疫病中均可呈阳性,如干燥综合征(SS)、RA、混合性结缔组织病(MCTD)、硬皮病、慢性活动性肝炎,健康老年人也可有低效价的 ANA。ANA 阳性并不一定患有自身免疫病。由于细胞核成分的复杂性,不同核成分的抗原性存在差异,因此可产生多种类型的 ANA,在众多类型中,个别针对某一特定核成分的抗体只在某种疾病中出现,可作为诊断该疾病的血清标志性抗体。各种 ANA 在不同的自身免疫病中出现不同组合,可形成各种疾病的特征性抗体谱。目前已知的 ANA 超过 100 种,检测时先进行总 ANA 的筛查,阳性者再进一步检测个别 ANA,对明确诊断、临床分型、病情观测、疗效评估及预后具有重要意义。

按照细胞内分子理化特性与抗原存在部位不同可将 ANA 分成 4 类,即 DNA 抗体、抗组蛋白抗体、抗非组蛋白抗体和抗核仁抗体,每一类又因抗原特性不同再分为许多亚类。在临床应用中 ANA 通常按以下 3 种方式来命名:根据抗原的化学名称命名,如抗双链 DNA 抗体、抗核糖核蛋白(RNP)抗体、抗脱氧核糖核蛋白(DNP)抗体;以相关疾病命名,如抗 SSA 抗体、抗 SSB 抗体;以第一位检出该抗体的患者命名,如抗 Sm 抗体、抗 Ro 抗体、抗 La

抗体。

(1)检测方法:ANA 通常采用间接免疫荧光法(IIF)检查,IIF 检测在过去最常用小鼠肝细胞印片作为抗原,目前最常用的是核质丰富的人喉癌上皮细胞(HEp-2)作为抗原。人工培养的 HEp-2 细胞作为抗原固定于载玻片上,与待测血清反应,血清 ANA 与核抗原结合形成抗原-抗体复合物,然后再加入荧光标记的抗人 IgG。反应后,标记抗体与抗原-抗体复合物结合形成标记抗体-抗原-抗体复合物,在荧光显微镜下可观察到抗原片上 ANA 荧光着色情况,判断荧光核型。

(2)常见的 ANA 荧光特点及临床意义

1)均质型:整个细胞核呈一片模糊而均匀的荧光,有些核仁部位不着色,分裂期细胞染色体可被染色出现荧光。与均质型相关的自身抗体主要有抗组蛋白抗体、抗不溶性 DNP,抗双链 DNA 抗体也可产生均质型。高效价均质型 ANA 主要见于 SLE 患者,低效价均质型 ANA 可见于 RA、慢性肝脏疾病、药物诱发的狼疮或传染性单核细胞增多症。

2)斑点型:细胞核内荧光呈颗粒状,分裂期细胞染色体无荧光显色。与斑点型相关的自身抗体涉及抗核糖体核蛋白颗粒抗体,如抗 Sm、抗 SSB/La、抗 Scl-70 等抗体。高效价的斑点型 ANA 常见于混合性结缔组织病(MCTD),同时也见于系统性红斑狼疮(SLE)、进行性系统性硬化症(PSS)、干燥综合征(SS)等自身免疫病。

3)周边型:又称核膜型,荧光着色主要显示在细胞核的周边形成明显的荧光环,或在均一的荧光背景上核周边荧光增强;分裂期细胞染色体出现荧光着色。相关抗体主要是抗双链 DNA 抗体。高效价的周边型 ANA 几乎仅见于 SLE,特别是活动性 SLE,其他自身免疫病很少见周边型,因此有助于 SLE 的诊断。

4)核仁型:荧光着色主要在核仁区,分裂期细胞染色体不出现荧光着色。相关抗体主要是抗核仁特异的低分子量 RNA、抗 RNA 聚合酶 1、抗 PM-Scl、抗 U3RNP。核仁型 ANA 在硬皮病中出现率最高,尤其是高效价核仁型 ANA 对诊断硬皮病具有一定特异性,但核仁型 ANA 也见于雷诺病,偶尔也出现于 SLE。

2.类风湿因子 类风湿因子最初在类风湿关节炎(RA)患者血清中发现。RA 患者体内有产生类风湿因子(RF)的 B 细胞克隆,在自身变性 IgG 或 EB 病毒的直接作用下可大量分泌 RF。RF 主要为 IgM,也有 IgG 和 IgA。它与天然 IgG 结合的能力较差,易与人和动物的变性 IgG 或免疫复合物中的

IgG 结合。RF 与体内变性的 IgG 结合形成免疫复合物后可活化补体,或被吞噬细胞吞噬。由吞噬细胞释放的溶酶体酶、活化肽、胶原酶、前列腺素 E_2 等物质,在细胞因子和炎性黏附分子的参与下,致组织炎性损伤,可使患者发生骨关节炎及血管炎。常见的 RF 有 IgM、IgG、IgA、IgE 型,IgM 型 RF 是最主要的类型,也是临床免疫检验中常规方法测定的类型。

(1)检测方法

1)胶乳凝集试验:变性 IgG 吸附于聚苯乙烯胶乳颗粒上作为检测试剂,这种致敏胶乳与待测血清中的 RF 相遇时,即发生肉眼可见的凝集,此称胶乳凝集试验。此法只能定性或以效价半定量,其特异性和灵敏度均不高,且只能检出血清中的 IgM 型 RF。

2)速率散射比浊法:能对 RF 进行准确、快速的定量分析,结果的准确性和敏感性均高于胶乳凝集试验,目前临床实验室已逐渐用此法替代胶乳凝集法,但仍只能检测 IgM 型的 RF。

3)ELISA 法:可测定不同 Ig 类型的 RF,其以热凝集变性的 IgG 作为抗原包被聚苯乙烯反应板的微孔,与待测样品中 RF 结合,然后分别加入有酶标记的抗人 IgG、IgA、IgM 抗体与之反应,在加入底物后即可显色。此法可根据酶标记抗体的特异性不同而测定不同 Ig 类型的 RF。

(2)临床意义:RF 在 RA 患者中的阳性检出率高达 79.6%,是 RA 患者血清中常见的自身抗体。高效价 RF 有助于早期 RA 的诊断。在 RA 患者,RF 的效价与患者的临床表现严重程度成正相关,即效价随症状加重而升高。但 RF 并不是仅在 RA 患者中出现,在系统性红斑狼疮(SLE)、进行性全身性硬化症等自身免疫病患者和部分健康老年人中 RF 的阳性率可达 28.9%~50.0%。由于 RF 对 RA 患者并不具有严格特异性,因而 RF 阳性不能作为诊断 RA 的唯一标准。

IgM 型 RF 在 RA 患者血清中效价大于 80 U/mL 并伴有严重关节功能障碍时,患者通常预后不良。在 RA 患者血清或滑膜液中 IgG 型 RF 的出现与患者的血管炎、滑膜炎和关节的症状密切相关,此类 RF 常伴随高效价的 IgM 型 RF 的存在。RF 阴性不能排除 RA 的可能性,部分 RA 患者血清可一直呈 RF 阴性,这类患者关节滑膜炎较轻,很少发展为关节外的类风湿疾病。

3.抗可提取性核抗原抗体 可提取性核抗原(extractable nuclear antigen,ENA)是用盐水或磷酸盐缓冲液从细胞核中提取的核抗原的总称。ENA 属非组蛋白的核蛋白,是酸性蛋白抗原,由 100~215 个核苷酸组成的 RNA 与各自对应的特定蛋白质组成核糖核蛋白颗粒,该组合使两者的抗原性都得以增强,分子中不含 DNA。ENA 抗原主要包括 Sm、U1RNP、SSA、SSB、Jo-1、Scl-70 等抗原,这些抗原除有各自的抗原特异性外,还可因分子量大小不同而在电泳后被分成多个条带。不同的自身免疫病可检出不同的抗 ENA 抗体。根据抗 ENA 抗体分子量及抗原特性不同,可用不同的免疫方法对这些自身抗体进行检测。不同的抗 ENA 抗体在各种自身免疫病中的阳性率有明显差异,有的具有很高的特异性。对其进一步检测,在辅助诊断和鉴别诊断自身免疫病方面有重要的临床意义。

(1)检测方法:检测抗 ENA 抗体谱的方法较多,早期常用的方法有双向免疫扩散、对流免疫电泳,但敏感度和特异性较低。目前临床检测常用的方法有免疫印迹技术(immunoblotting technique,IBT)和斑点酶免疫技术。免疫印迹技术属于膜载体酶免疫技术,以吸附有抗原的硝酸纤维膜作为固相载体。基本过程是将小牛或兔胸腺提取的 ENA 抗原进行 SDS-PAGE 电泳,按分子量大小分离成不同区带,经参照对应分子量标准物质估计每一抗原区带的分子量。然后将各抗原区带转印至硝酸纤维膜上,制成吸附有抗原的载体膜。将待检血清加到已切成细条的硝酸纤维膜上,待检血清中的抗 ENA 抗体分别与硝酸纤维膜上的相应抗原结合,当再加入酶标记抗人 IgG 抗体后形成抗原-抗体-酶标记抗体复合物,加入酶的底物后出现显色反应,有抗 ENA 抗体与膜上抗原结合的位置,会因酶促反应而显色。参照此时抗原区带的分子量及各区带的相对位置,可辨读出各特异性抗 ENA 抗体。该法已有规范生产的试剂盒及相应的自动化仪器,从而保证了检测质量。由于免疫印迹法无须纯化的单一抗原,并可在同一载体上做多项抗原分析,灵敏度高、特异性强、操作简便,是目前各临床实验室广泛采用的检测抗 ENA 抗体谱的方法。

(2)抗 ENA 抗体的临床意义

1)抗 Sm 抗体:抗 Sm 抗体以患者名字 Smith 命名。抗 Sm 抗体仅发现于 SLE 患者中,是 SLE 的血清标志抗体。约 30% 的 SLE 患者抗 Sm 抗体阳性,但此抗体阴性不能排除 SLE 的诊断。相对抗双链 DNA 抗体而言,抗 Sm 抗体水平与 SLE 的活动性和临床表现均不相关,治疗后的 SLE 患者也可存在抗 Sm 抗体阳性。抗 Sm 抗体的检测对早期、不典型的 SLE 或经治疗缓解后的回顾性诊断具有很大帮助。

2)抗核 RNP 抗体:以抗核内的核糖核蛋白而得名,由于其富含尿嘧啶,通常又把抗核 RNP 称为 U1RNP,是诊断 MCTD 的重要血清学依据,列入 MCTD 的诊断标准。其在 MCTD 患者的阳性检出率可高达 95%,在疾病的活动期和缓解期均可检出高效价的抗RNP抗体。抗核RNP抗体无疾病特异性,在其他自身免疫性疾病中阳性检出率分别为:SLE 30%~40%,SS 20%,PSS 10%~15%,皮肌炎(DM)/多发性肌炎(PM)10%,偶尔也可见于RA,不过效价均较MCTD患者低。由于Sm和RNP是同一分子复合物(RNA-蛋白质颗粒)中的不同抗原位点,两种抗原具有相关性,故抗核RNP抗体阳性常伴有抗Sm抗体阳性,单一的抗核RNP抗体或抗Sm抗体阳性较少见。

3)抗SSA/Ro抗体和抗SSB/La抗体:由于这两个抗体是SS患者最常见的自身抗体,故取名SSA、SSB。其在SS患者血清中的阳性率分别是70%~80%和40%。但抗SSB/La抗体的特异性高于抗SSA/Ro抗体,可达50%~60%。同时检测这两个抗体可提高对SS的诊断率。部分SLE患者抗SSA/Ro抗体和抗SSB/La抗体的阳性率分别为35%和15%左右。约60%的亚急性红斑狼疮(SCLE)患者、新生儿狼疮患者和补体缺陷的SLE患者可出现抗SSA/Ro抗体阳性。抗SSA抗体可通过胎盘进入胎儿,引起新生儿狼疮综合征,出现典型的SLE皮损和不完全性心脏传导阻滞。因为抗SSA/Ro抗体与其抗原形成的免疫复合物,更容易沉积在肾脏和血管壁,造成肾脏及血管炎症,所以单独出现抗SSA/Ro抗体阳性的SLE患者,其肾脏及血管炎症的发生率较单独出现抗SSB/La抗体阳性的SLE患者高。

4)Jo-1抗体:以患者名字John而得名。该抗体在多发性肌炎(polymyositis,PM)中最常见,故又称为PM-1抗体。抗Jo-1抗体在PM的阳性检出率可达40%~50%,在PM/DM患者的阳性检出率为25%,伴肺间质纤维化的PM/DM患者抗Jo-1抗体阳性率可达60%,单独皮肌炎中的检出率低于10%,在其他自身免疫病中抗Jo-1抗体为阴性,因而抗Jo-1抗体对诊断PM具有特异性。PM与硬皮病重叠的患者,抗Jo-1抗体的阳性率可高达85%,PSS/PM患者中为25%。

5)抗Scl-70抗体:由于该抗体几乎仅在进行性系统性硬皮病(progressive systemic sclerosis,PSS)患者中检出,且其抗原分子量为70 kD而得名。该抗体是PSS的特征性抗体。系统性硬皮病患者的阳性检出率为20%~40%,在PSS的阳性检出率为40%~60%。而其他自身免疫病患者极少有阳性检出,正常人均为阴性。

4. 抗中性粒细胞胞浆抗体　抗中性粒细胞胞浆抗体(antineutrophil cytoplasmic antibodies,ANCA)是指以人中性粒细胞胞浆成分为靶抗原,与临床多种小血管炎性疾病密切相关的自身抗体,是系统性血管炎的血清标志性抗体。该组抗体可表达为 IgG、IgM 或 IgA,该抗体对血管炎的诊断、分类及预后具有较为重要的意义。ANCA 可分为 3 型:胞浆型 ANCA(cANCA)、核周型 ANCA(pANCA)和非典型 ANCA(aANCA)。cANCA 的主要靶抗原是蛋白酶 3(proteinase3,PR3),PR3 是中性粒细胞嗜天青颗粒中的丝氨酸蛋白酶,能水解Ⅳ型胶原纤维、弹性蛋白酶等多种组织成分。pANCA 的主要靶抗原是髓过氧化物酶,是中性粒细胞嗜天青颗粒中的主要成分之一。

5. 抗心磷脂抗体　抗磷脂抗体(anti-phospholipid antibody,APLA)是指针对一组含有磷脂结构抗原物质发生反应的自身抗体,主要包括抗心磷脂抗体(anti-cardiolipin antibody,ACLA),抗磷脂酰丝氨酸抗体和抗磷脂酸抗体(anti-phospholipid acid antibody,APAA)等。抗磷脂抗体可与血小板或内皮细胞膜上的磷脂结合,破坏细胞的结构和功能,使前列环素的释放减少、血小板黏附凝集功能增强,是引起血栓形成的重要因素。APLA 与红细胞结合,激活补体系统,可致红细胞膜破裂发生自身免疫性溶血性贫血。APLA 可分为 IgG、IgM、IgA 3 型,其中以 IgG 型最为常见,其次是 IgM 型,IgA 型 APLA 与自身免疫病的关系不大。ACLA 是 APL 抗体中最具代表性的一种,因 ACLA 的特异性最强,与各种疾病关系的研究也最多。ACLA 与自身免疫病和抗磷脂综合征的关系均较密切。

6. 其他自身抗体　其他常见的自身抗体还有抗平滑肌抗体、抗角蛋白抗体、抗乙酰胆碱受体抗体、抗骨骼肌抗体、抗胰岛细胞抗体等。

(二)细胞检查

1. 淋巴细胞检测　部分自身免疫病并不存在相关的自身抗体,其发病与致敏淋巴细胞密切相关,还可能与免疫调节异常或其他因素有关。检测这些相关因素,对自身免疫病的临床诊断有一定的参考价值。

(1)特异性致敏淋巴细胞:溃疡性结肠炎、外周神经炎、实验性变态反应性脑脊髓炎等疾病的发生,可能与自身反应性致敏淋巴细胞有关。以器官特异性抗原作为诱导剂,通过淋巴细胞转化试验或吞噬细胞移动抑制试验等方法,来检测致敏淋巴细胞。此外,皮肤试验也能反映机体的致敏情况,但有诱导致敏性或诱发变态反应的危险。致敏淋巴细胞的检测结果,需结合临床或其他检查进行综合分析。

(2)淋巴细胞数量和比例:免疫缺陷病或免疫失调时易发生自身免疫病,故检测淋巴细胞数量和亚群比例有一定的临床价值。主要对淋巴细胞的总数、T 细胞和 B 细胞分类与计数、CD4+/CD8+亚群比例等进行检测。

2. 狼疮细胞试验　狼疮(LE)细胞为胞浆内含有大块状聚合 DNA 的中

性粒细胞。狼疮患者血清中的抗核抗体,可诱导 LE 细胞的形成,因此被称为 LE 因子。若将 LE 患者血清与正常人的中性粒细胞一起培养,可诱使后者转变成 LE 细胞,此即狼疮细胞试验。

五、自身抗体检测试验选择的原则

(一)自身抗体检测的基本原则

通过免疫检验,可对自身免疫病进行辅助诊断及分析疾病进展,从而指导临床治疗。在选择免疫检验项目时并不是任何一例病例均需全面的检查,而是根据临床症状,有选择地检测相关自身抗体,切忌盲目地全面检测。一般以总抗核抗体作为筛查试验,因为在多数自身免疫病中,抗核抗体均可呈阳性,而其他针对特异性靶抗原成分的自身抗体应根据临床实际进行选择性检测,以进一步明确诊断。例如,对 SLE 可疑患者,应先进行 ANA 和抗双链 DNA 抗体的检测,当 ANA 和(或)抗双链 DNA 抗体阳性时,再行抗 ENA 抗体谱的检测,如抗 Sm 抗体和(或)抗 RNP 抗体阳性,可实验室诊断为 SLE。由此要求医学检验人员应具备一定的临床医学知识,能为临床诊断提出合理的咨询意见,为患者减轻经济负担。自身免疫病患者在治疗过程中,应动态观察原自身抗体有无转阴,同时应注意血清免疫球蛋白、补体量以及血沉的变化,以便及时了解病情变化。

(二)试验方法选择及结果确认

检测自身抗体,首选间接免疫荧光分析法作为筛选试验。绝大多数自身抗体针对的靶抗原是自身靶细胞的核成分或细胞膜、细胞质内物质,以组织细胞成分作为抗原基质,检测自身抗体与之结合后的免疫荧光定位分析是最客观的自身抗体检测手段。在多数情况下,只使用该方法就能为临床诊断提供足够的信息,不需要做进一步的检测。间接免疫荧光分析是检测自身抗体的经典试验。当需要对自身抗体作进一步的抗原特异性区分时,则可选择 ELISA、免疫印迹法(Western blot)、对流免疫电泳及免疫双扩散法。对单一抗原成分进行区别检测时,目前最常用的是 ELISA 和免疫印迹法,但其在进行包被时所用的抗原需是纯化抗原,才能保证测定的单一抗原结果的准确性和特异性。由于许多抗原纯化困难,因此许多自身抗体的确切抗原尚未明确,目前仅有一小部分 HEp-2 细胞能检测的自身抗体和少量抗原有纯化产品,能进一步做特异性检测。因此,不做间接免疫荧光分析法检测而只用酶免疫分析法、对流免疫电泳或免疫双扩散法检测自身抗体,结果会出现明显的试验误差,不符合自身抗体检测的原则。

第三节 肿瘤标志物检验

肿瘤是严重危害人类健康的常见病、多发病,近几年我国癌症的发病率呈上升趋势,恶性肿瘤居城市人死因的首位。肿瘤是自身组织细胞的某些调控基因发生突变导致细胞恶性转化、异常增生,其发生是一个渐进式的过程。肿瘤可使机体的免疫功能、生化代谢等发生一系列改变,这些可作为临床实验室的诊断指标。目前临床上已广泛开展的对肿瘤标志物的检测,在肿瘤早期筛查、辅助诊断、病情监测和预后评估等方面都发挥着重要的作用。

一、肿瘤抗原

肿瘤抗原是指细胞在癌变过程中新出现的或过度表达的抗原物质的总称。

(一)根据肿瘤抗原的特异性分类

1.肿瘤特异性抗原　肿瘤特异性抗原(tumor specific antigen,TSA)指肿瘤细胞特有而不存在于正常细胞的抗原,大多为突变基因的产物。目前,应用单克隆抗体已在人类黑色素瘤、结肠癌、乳腺癌等肿瘤细胞表面检测出 TSA。

2.肿瘤相关抗原　肿瘤相关抗原(tumor associated antigen,TAA)指非肿瘤细胞所特有,正常细胞和其他组织上皮也存在的抗原,细胞癌变时含量明显增高。此类抗原只表现出量的变化而无严格的肿瘤特异性。

(二)根据诱发肿瘤的病理因素分类

1.理化因素诱发的肿瘤抗原　化学致癌物(如甲基胆蒽、氨基偶氮染料、二乙基亚硝胺)或物理因素(如紫外线、X 射线、放射性粉尘等)均可导致正常基因发生突变、染色体断裂和异常重排,从而使细胞表达新抗原。此类抗原特异性强而免疫原性弱,常表现出明显的个体特异性。由于突变的肿瘤抗原间很少有交叉成分,故用免疫测定技术难以诊断此类肿瘤。大多数的人类肿瘤抗原不属于此类。

2.病毒诱发的肿瘤抗原　某些肿瘤是由病毒引起的。如:EB 病毒与 B

细胞淋巴瘤和鼻咽癌的发生有关;人乳头状瘤病毒与人宫颈癌的发生有关;乙型肝炎病毒和丙型肝炎病毒与原发性肝癌的发生有关;人嗜 T 淋巴细胞病毒 1 与成人 T 细胞白血病的发生有关。这类抗原又称为病毒相关的肿瘤抗原,有较强的免疫原性。

3. 自发性肿瘤抗原　迄今尚无明确诱因的肿瘤,大多数人类肿瘤属于此类。某些自发性肿瘤类似于理化因素诱发的肿瘤,具有各自独特的免疫原性,很少或几乎没有交叉反应;部分自发性肿瘤则类似于病毒诱发的肿瘤,具有共同的免疫原性。

4. 正常组织成分的异常表达

(1)胚胎抗原:是胚胎发育阶段由胚胎组织产生的正常成分,出生后由于编码该抗原的基因受阻遏而逐渐消失,或仅微量表达;发育成熟的组织一般不表达。细胞癌变时,由于基因脱阻遏,此类抗原可重新合成,表达于肿瘤细胞表面或分泌到体液中。胚胎抗原的免疫原性很弱,如甲胎蛋白和癌胚抗原。

(2)分化抗原:是组织细胞在分化、发育的不同阶段出现或消失的正常分子。恶性肿瘤细胞通常停滞在细胞发育的某个幼稚阶段,其形态和功能均类似于未分化的胚胎细胞。这类抗原是正常细胞的成分,不能刺激机体产生免疫应答,但可用于判断肿瘤组织来源和靶向免疫治疗。

(3)过度表达的抗原:正常细胞癌变后,多种信号转导分子过度表达。这些信号分子可以是正常蛋白,也可以是基因突变的产物。此类抗原包括 ras、c-myc 等基因产物。

(4)细胞突变产生的独特型抗原:如正常人 T、B 细胞表面有 TCR 和 BCR,其可变区有独特型抗原决定簇,属正常细胞成分。T 细胞白血病和慢性 B 细胞白血病的恶变细胞可分别表达 TCR 和 BCR 独特型决定簇,可作为诊断的标志。

二、肿瘤标志物

肿瘤标志物(tumor marker,TM)是指肿瘤发生和增殖过程中,由肿瘤细胞合成、释放或机体对肿瘤细胞反应而产生的能反映肿瘤发生、发展的一类物质,可存在于肿瘤细胞和组织中,也可在血液和体液中,包括肿瘤抗原、激素、酶(同工酶)、代谢产物等。肿瘤抗原可以是肿瘤标志物,但肿瘤标志物不一定是肿瘤抗原。

三、机体抗肿瘤的免疫效应机制

机体的抗肿瘤免疫效应机制包括细胞免疫和体液免疫,一般认为,细胞免疫是主力,体液免疫仅在某些情况下起协同作用。对免疫原性强的肿瘤,以特异性免疫应答为主;对免疫原性弱的肿瘤,非特异性免疫应答可能具有更重要的意义。不同类型的肿瘤诱导机体抗肿瘤的免疫应答有差异。肿瘤不是单一原因的疾病,机体对肿瘤的免疫强弱不仅取决于肿瘤本身,还受宿主免疫功能和其他因素的影响。

(一)抗肿瘤的体液免疫机制

肿瘤抗原可刺激机体产生抗体,抗体可通过以下几种方式发挥作用。

1. 细胞毒作用 通过活化补体和ADCC效应杀伤肿瘤细胞。
2. 调理作用 抗肿瘤抗体通过调理作用促进巨噬细胞对肿瘤细胞的吞噬。
3. 干扰肿瘤细胞的黏附作用 某些抗肿瘤抗体与肿瘤细胞抗原,可阻断肿瘤细胞与血管内皮细胞黏附分子相互作用,从而抑制肿瘤黏附、生长和转移。
4. 封闭作用 抗体可通过封闭肿瘤细胞表面某些受体而影响肿瘤细胞的生物学行为。如抗体可封闭某些肿瘤细胞表面的转铁蛋白受体抑制肿瘤生长。

(二)抗肿瘤的细胞免疫机制

机体抗肿瘤的免疫效应机制十分复杂,涉及多种免疫细胞及其所分泌的产物。抗肿瘤免疫一般以细胞免疫为主。

1. T细胞 其介导的细胞免疫在抑制具有免疫原性的肿瘤细胞生长中起重要作用。CD4+ T细胞是MHC-Ⅱ分子限制性T细胞,其杀伤机制如下。

(1)释放多种细胞因子(如IL-2、IFN),激活CD8+细胞毒性T细胞(cytotoxic T lymphocyte,CTL)、自然杀伤细胞(natural killer cell,NK cell,又称NK细胞)和巨噬细胞,增强杀伤效力。

(2)释放IFN-γ、TNF,促进肿瘤MHC-Ⅰ类分子表达,增强肿瘤细胞对CTL杀伤的敏感性,TNF可直接破坏某些肿瘤。

(3)少数CD4+细胞识别某些MHC-Ⅱ类分子与抗原肽的复合体,通过直接杀伤肿瘤。CD8+ T细胞受MHC-Ⅰ类抗原限制,具有高度特异性的CTL,其杀伤机制为:①分泌穿孔素、粒酶、淋巴毒素、TNF等杀伤肿瘤。②通过 CTL 上的 Fas 配体分子与肿瘤细胞上的 Fas 结合启动肿瘤细胞的凋亡途径。目前认为 CD8+ T 细胞是抗肿瘤的主要效应细胞。

2. NK 细胞　NK 细胞不依赖抗体或补体,无须预先活化即可直接杀伤肿瘤,且不受 MHC 限制,在抗肿瘤的第一道防线。其杀伤机制是:①释放穿孔素和颗粒酶引起肿瘤细胞坏死或凋亡。②释放 NK 细胞毒因子和 TNF 等可溶性介质,杀伤肿瘤细胞。③通过 ADCC 作用杀伤肿瘤细胞。④通过 Fas 途径诱导肿瘤细胞凋亡。

3. 巨噬细胞　巨噬细胞在抗肿瘤免疫方面既作为抗原提呈细胞,也作为效应细胞杀伤肿瘤。

4. 树突状细胞　可高度表达 MHC-Ⅰ、MHC-Ⅱ、B7 和 ICAM-1 等免疫相关分子,参与提呈,可激发针对肿瘤的特异性 T 细胞免疫;本身具有细胞毒效应,可直接杀伤某些肿瘤细胞。

四、肿瘤的免疫逃逸机制

人体存在免疫监视功能,可及时清除突变细胞,防止肿瘤发生,但肿瘤可通过自身或微环境的改变等多种方式逃避机体免疫系统的识别和攻击,其免疫学机制复杂。

(一)与肿瘤细胞有关的因素

1. 肿瘤细胞的抗原缺失和抗原调变　自发性肿瘤在初期缺乏突变,此时免疫原性弱,不足以诱导 T 细胞免疫应答。此外,宿主对肿瘤抗原的免疫应答也可导致肿瘤细胞表面抗原减少或丢失,从而逃避免疫系统的识别和攻击,这种现象称为抗原调变。

2. 肿瘤细胞 MHC-Ⅰ类分子表达下调　某些肿瘤细胞如结肠癌和宫颈癌缺失特定的 MHC-Ⅰ类分子。当肿瘤细胞缺失所有 MHC-Ⅰ分子时,可逃避 CTL 细胞的识别,同时也能抵抗 NK 细胞的杀伤作用。

3. 肿瘤细胞表面"抗原覆盖"或被封闭　肿瘤细胞表面抗原可能被某些物质覆盖,如肿瘤细胞可表达高水平唾液黏多糖或表达肿瘤激活的凝聚系统,这两种成分均可覆盖肿瘤抗原,从而干扰宿主淋巴细胞对肿瘤细胞的识别和杀伤作用。血清中存在的封闭因子(如封闭抗体、可溶性肿瘤抗原、肿瘤抗原-抗体复合物等)可封闭肿瘤细胞表面的抗原决定簇或效应细胞的抗原识别受体,从而使肿瘤细胞逃脱效应细胞的识别,免遭致敏淋巴细胞攻击。

4. 肿瘤细胞缺乏协同刺激分子　某些肿瘤细胞不表达或很少表达协同

刺激分子如 B7、ICAM-1、LFA-3 和 VCAM-1 等,不能诱导机体产生有效的免疫应答。

5. 肿瘤细胞的"漏逸"　肿瘤细胞由于生长迅速,使机体的免疫系统不能有效地及时清除大量生长的肿瘤细胞。

6. 肿瘤细胞导致免疫抑制　肿瘤细胞能营造肿瘤周围的免疫抑制环境,产生免疫抑制因子,从而逃避免疫系统的攻击。如通过分泌 TGF-β、IL-10 等细胞因子抑制机体产生抗肿瘤免疫应答的产生。

7. 肿瘤细胞表达 Fas 配体　某些肿瘤细胞高表达 Fas 配体,与肿瘤特异性 T 细胞表达的 Fas 作用,诱导肿瘤特异性 T 细胞凋亡。

(二)与机体有关的因素

宿主免疫系统可识别、清除体内突变细胞,防止肿瘤发生。肿瘤细胞来源于宿主体内,许多方面与正常细胞相似,免疫原性弱,当宿主处于免疫功能低下、缺陷或免疫耐受时肿瘤生长早期的少量肿瘤细胞就有可能逃避机体的免疫监视。一旦肿瘤迅速生长形成实体,免疫系统则失去对肿瘤的控制,难以阻止肿瘤的发生、发展和转移。

五、常用肿瘤标志物的检验

(一)胚胎抗原类肿瘤标志物

1. 甲胎蛋白　甲胎蛋白(alpha fetoprotein, AFP)是一种糖蛋白,相对分子量为 70 kD,胚胎期由胎肝及卵黄囊合成,在胎儿血液中具有较高的浓度,出生后则下降,至生后 2~3 个月甲胎蛋白基本被白蛋白替代,故成人血清中含量极低,通常低于 20 ng/mL。可用放射火箭免疫电泳(自显影法)、ELISA 法、放射免疫分析法(RIA)检测 AFP。

AFP 与肝癌及多种肿瘤的发生、发展密切相关,可作为多种肿瘤的检测指标,目前临床上主要作为原发性肝癌的血清标志物。原发性肝癌患者血清中 AFP 常明显升高,但也有部分患者 AFP 并不升高。病毒性肝炎、肝硬化患者,AFP 浓度有不同程度的升高,但一般低于 300 ng/mL;随着受损肝细胞的修复,AFP 可逐渐恢复正常。一般认为,AFP>400 ng/mL 时对原发性肝癌有较高诊断价值。

生殖腺胚胎性肿瘤患者血清中 AFP 浓度也可升高,如睾丸癌、畸胎瘤等。妇女妊娠 3 个月后,血清 AFP 浓度开始升高,7~8 个月时达到高峰,一般在 400 ng/mL 以下,若孕妇血清中 AFP 异常升高,应考虑胎儿神经管缺损畸形的可能性。

2. 癌胚抗原 癌胚抗原(carcinoembryonic antigen,CEA)是一种相对分子量为180 kD的可溶性糖蛋白。一般情况下,由胎儿胃肠道上皮组织、胰腺和肝细胞合成,出生后含量下降,正常情况下,血清中CEA<2.5 ng/mL。CEA是一种广谱肿瘤标志物,分泌CEA的肿瘤大多位于空腔脏器,如胃肠道、呼吸道、泌尿道等。癌胚抗原虽然不能作为诊断某种恶性肿瘤的特异性指标,但在恶性肿瘤的鉴别诊断、病情监测、疗效评价等方面,仍有重要临床价值。

血清CEA升高主要见于结肠癌、直肠癌、胰腺癌、胃癌、肝癌、肺癌、乳腺癌,其他恶性肿瘤也有不同程度的阳性率。肠道憩室、直肠息肉、结肠炎肝硬化、肝炎和肺部疾病CEA也有不同程度的升高,但阳性率较低。98%的非吸烟者CEA<5 μg/L,吸烟者中约有33%的人CEA>5 μg/L。肾功能异常时CEA也可轻度上升。

癌胚抗原的水平与下列因素有关。

(1)与肿瘤的早、中、晚期有关,越到肿瘤晚期,癌胚抗原值越高,但阳性率不是很高。

(2)与肿瘤转移有关,当肿瘤转移后,癌胚抗原的浓度也升高。

(3)与癌症的组织类型有关,腺癌最敏感,其次是鳞癌和低分化癌,这说明癌胚抗原是一种分化性抗原,分化程度越高阳性率也越高。

(4)与病情好转有关,病情好转时血清癌胚抗原浓度下降,病情恶化时升高。

常用CEA的检测方法有ELISA、RIA1、免疫组化以及自动化免疫分析,若患者血清中CEA超过20 ng/mL,则提示患有消化道肿瘤。

3. 胰癌抗原 胰癌抗原(pancreatic oncofetal antigen,POA)是一种糖蛋白,分子量为40 kD,在血清中以分子量900 kD复合形式存在,但可降解为40 kD,正常人群血清中<7 U/mL。胰腺癌患者POA的阳性率为95%,其含量大于20 U/mL;患肝癌、大肠癌、胃癌等恶性肿瘤时POA也会升高,但阳性率较低。此抗原的特异性不高,但可用于观察胰腺癌切除的疗效及复发监测的指标。临床上常用放射免疫法检测。

(二)糖链抗原类肿瘤标志物

肿瘤细胞膜上的糖蛋白或糖脂中的糖基序列异常,形成一种与正常糖蛋白不同的抗原,分为高分子黏蛋白和血型类抗原。

1. CA125 CA125是一种分子量为200 kD的糖蛋白,健康人CA125含量很低(<35 U/mL),主要用于辅助诊断卵巢癌。卵巢癌患者血清中CA125

水平明显升高,手术和化疗后期很快下降;复发时,在临床确诊前几个月便可呈现 CA125 增高,尤其卵巢癌转移患者,血清 CA125 更明显高于正常参考值。其他非卵巢恶性肿瘤也有一定 CA125 阳性率,如肺癌、胰腺癌、乳腺癌、肝癌、胃肠道恶性肿瘤、子宫癌等。女性盆腔炎、子宫内膜异位、行经期、卵巢囊肿、子宫肌瘤、慢性肝炎、胰腺炎、胆囊炎、肺炎、肝炎、肝硬化腹水、结核等良性疾病 CA125 也可升高,诊断时应注意鉴别。妊娠前 3 个月内,CA125 也有升高的可能。

2. CA199　CA199 是一种分子量为 5000 kD 的糖蛋白,血清中正常值<37 U/mL,在胰腺癌中阳性率最高,是较可靠的胰腺癌指标。但在其他肿瘤,如 67% 胆道癌、胆囊癌,62% 胃癌、部分结肠癌、肝癌、肺癌、乳腺癌等,CA199 也有升高。在少部分消化系统的良性病变,如急性胰腺炎、胆囊炎、胆汁淤积性胆管炎、肝硬化、肝炎等及正常人也可升高,但不超过 120 U/mL,往往呈一过性增高。

3. CA153　CA153 是乳腺细胞上皮表面糖蛋白的变异体,正常低于 30 U/mL,为乳腺癌标志物,乳腺癌晚期明显升高。该标志物是广谱的,其他肿瘤如肝癌、肺癌、卵巢癌、胃癌、肠癌、胰腺癌等、良性乳腺疾患、子宫内膜异位、卵巢囊肿等患者的血清 CA153 也可超过正常值。

4. CA50　CA50 是胰腺和结、直肠癌的标志物,广泛存在胰腺、胆囊、肝、胃、结直肠、膀胱、子宫,是广谱的肿瘤抗原。CA50 在多种恶性肿瘤中可有不同的阳性率,对胰腺癌和胆囊癌的阳性检出率居首位;其他依次为肝癌、卵巢与子宫癌和恶性胸腔积液等。可用于胰腺癌、胆囊癌等肿瘤的早期诊断,对肝癌、胃癌、结直肠癌及卵巢肿瘤诊断也有较高价值。

(三) 酶类肿瘤标志物

当肿瘤发生时,肿瘤细胞代谢异常,使某些酶或同工酶合成增加;或由于肿瘤组织的压迫和浸润,导致某些酶的排泄受阻,使肿瘤患者血清中酶活性异常升高。

1. 前列腺特异性抗原　前列腺特异性抗原(prostate specific antigen,PSA)是一种丝氨酸蛋白酶,分子量 34 kD,是少数的器官特异性肿瘤标志物之一;由前列腺上皮细胞合成,是精液的主要成分之一。在正常人血清中含量极微,前列腺癌患者血清 PSA 浓度会升高,可作为监测前列腺癌病情变化和疗效的重要指标。前列腺肥大、前列腺炎、肾脏和泌尿生殖系统疾病的患者,PSA 水平也可轻度升高,必须结合其他检查进行鉴别。某些乳腺癌患者也表现不同程度的 PSA 阳性。特别要注意,采集患者的血清标本前,若进行前列腺按摩,将导致血清 PSA 升高。

2. 神经元特异性烯醇化酶　神经元特异性烯醇化酶(neuron specific enolase,NSE)是烯醇化酶的一种同工酶,分子量为 78 kD,是神经内分泌肿瘤的特异性标志,如神经母细胞瘤、甲状腺髓质癌和小细胞肺癌(72%升高)。目前,NSE 已作为小细胞肺癌重要标志物之一,可用于鉴别诊断、监测小细胞肺癌放疗、化疗后的治疗效果。治疗有效时 NSE 浓度逐渐降低至正常水平,复发时血清 NSE 水平升高。肾脏神经母细胞瘤患者 NSE 异常升高,而肾母细胞瘤则升高不明显,因此,NSE 可用于神经母细胞瘤和肾母细胞瘤的鉴别诊断,也可用来监测神经母细胞瘤的病情变化,评价疗效和预报复发。但要注意的是,NSE 也存在于正常红细胞中,标本溶血会影响测定结果。NSE 正常值低于 15 ng/mol。

3. α-L-岩藻糖苷酶　α-L-岩藻糖苷酶(a-L-fucosidase,AFU)是一种溶酶体酸性水解酶,广泛存在于人体各组织细胞溶酶体和体液中。对于肝癌的诊断 AFU 敏感性好,阳性率高,是 AFP 阳性率的 3 倍以上,对 AFP 阴性病例及小细胞肝癌的诊断价值极大,是早期原发性肝癌诊断的有用指标,与 AFP 联合检测可提高原发性肝癌诊断阳性率。AFU 的动态观察对判断肝癌疗效、预后、复发有重要意义。血清 AFP 在转移性肝癌、肺癌、乳腺癌、卵巢癌、宫颈癌可增高;在肝硬化、慢性肝炎、消化道出血等也有轻度增高。AFU 正常值低于 420 nmol/L。

(四)激素类肿瘤标志物

正常情况下不产生激素的组织,癌变时能产生和释放一些激素;有激素分泌功能的细胞发生癌变时,分泌的激素含量异常升高,这些激素可作为肿瘤相关标志物。

1. 人绒毛膜促性腺激素　人绒毛膜促性腺激素(human chorionic gonadotrophin,hCG)是胎盘滋养层细胞分泌的由 α 和 β 2 个亚基组成的糖蛋白,分子量 45 kD,其 β 亚基为特异性链,是较好的 TM。正常人血清中含量很低(<10 ng/mL),怀孕时血、尿中的 hCG 会升高,是公认的诊断滋养层肿瘤敏感性最高的 TM,作为睾丸肿瘤和绒毛膜上皮癌或葡萄胎的标志物。正常妊娠妇女、子宫内膜异位症、卵巢囊肿等非肿瘤状态和子宫内膜癌、乳腺癌、癌、卵巢癌等,hCG 的浓度在血和尿中都可增高。部分 AFP 和 GGT 均阴性的原发性肝癌、胃癌、大肠癌及部分肺癌、膀胱癌等 hCG 也增高。

2. 降钙素　降钙素(calcitonin,CT)是甲状腺滤泡旁细胞分泌的多肽激素,分子量约 3.5 kD,主要通过对骨骼、肾脏和胃肠道的调节使血钙降低。

CT 增高是诊断甲状腺髓样癌的标志之一,可用于甲状腺髓质癌的疗效监测。如手术后血清 CT 仍持续升高,说明有残余的肿瘤组织形成,预后较差,对判断手术疗效及术后复发有重要价值。另外,CT 增高也可见于异位降钙素综合征、急慢性肾衰竭、严重骨病、原发性甲状腺功能减退等;CT 降低见于甲状腺发育不全或手术切除、甲状腺切除术后、重度甲状腺功能亢进症、甲状腺功能减退症等。

(五)蛋白质类肿瘤标志物

1. β2 微球蛋白 β2 微球蛋白(β2-microglobulin,β2-m)是由淋巴细胞和其他大多数的有核细胞分泌的球蛋白,分子量为 1.2 kD,是 HLA 的 β 链(轻链),广泛分布于血浆、尿液、脑脊液、唾液及初乳中。正常人 β2-m 的合成率及从细胞膜上的释放量相当恒定。正常情况下,β2-m 从尿中排出是极微量的,临床上检测血或尿中的 β2-m 浓度为临床肾功能测定、肾移植成活、糖尿病肾病、重金属镉、汞中毒以及某些恶性肿瘤的临床诊断提供较早、可靠和灵敏的指标。血 β2-m 是淋巴细胞增殖性疾病的主要标志物,如多发性骨髓瘤、慢性淋巴性白血病等,血 β2-m 浓度明显增加。

2. 本-周蛋白 本-周蛋白(Bene-Jones protein,BJP)又称凝溶蛋白,是游离的免疫球蛋白轻链。BJP 阳性主要见于多发性骨髓瘤等单克隆免疫球蛋白血症患者。BJP 尿阳性可见于多发性骨髓瘤、巨球蛋白血症、原发性淀粉样变性等。50%~70% 的骨髓瘤患者 BJP 为阳性;巨球蛋白血症患者血清内 IgM 显著增高,约有 20% BJP 呈阳性反应;也可出现于其他 B 细胞相关的肿瘤疾患中,如慢性淋巴细胞白血病、原发性淀粉样变性。

(六)其他常用的肿瘤标志物

其他常用的肿瘤标志物见表 4-4。

表 4-4 其他常用的肿瘤标志物

肿瘤标志物	性质	相关肿瘤
C-myc	细胞株、原发肿瘤	乳腺癌、急性粒细胞白血病、结肠腺癌、小细胞肺癌等
K-ras	细胞株、原发肿瘤	骨肉瘤、膀胱癌、胰腺癌、卵巢癌、结肠癌
C-erb-2	原发肿瘤	乳腺癌、胃腺癌、肾腺癌
p53	染色体 17p21-1q	肺癌、结肠癌、胃癌

续表 4-4

肿瘤标志物	性质	相关肿瘤
细胞角蛋白 19 片段（CYFRA21-1）	酸性蛋白	非小细胞癌
鳞状细胞癌抗原（SCC）	糖蛋白	子宫颈癌、肺及头颈部的鳞癌
组织多肽抗原（TPA）	多细胞角蛋白 8、18、19	膀胱癌、胆管癌、乳腺癌
前列腺酸性磷酸酶	糖蛋白	前列腺癌

六、肿瘤标志物的检验与应用

（一）肿瘤标志物的检测技术

1. 肿瘤标志物检测技术

（1）生化比色法：测 γGT、AFU 等。

（2）免疫标记技术：常用的有酶联免疫吸附试验（enzyme linked immunosorbent assay，ELISA）、放射免疫分析（radioimmunoassay，RIA）、化学发光免疫测定（chemiluminescent immunoassay，CLIA）、电化学发光免疫测定（electrochemiluminescence immunoassay，ECLIA）、时间分辨荧光免疫分析（time-resolved fluoroimmunoassay，TRFIA）等，用于血液和体液中的 TM 测定，敏感性高特异性强，既可定量又可定性。

（3）流式细胞术：测定肿瘤细胞表面 CD 分子。

（4）分子生物学技术：测定癌基因和抑癌基因表达的蛋白。目前尚无公认的 TM 测定参考方法，现有的 TM 中仅有 AFP、CEA、PSA、hCG 有国际标准品，临床广泛糖链抗原系列 TM 至今未有国际标准。

（二）肿瘤标志物的联合检测

肿瘤是单一变异细胞多次克隆的结果，其发生是多步骤、多基因的癌变过程。肿瘤细胞生物学特性具有复杂性及多态性，表现为癌变后不同种肿瘤病理类型的差异、同种病理类型肿瘤细胞的异质性、肿瘤细胞基因型及细胞表型的多态性，在一个肿瘤中存在着不特性的细胞。同一种癌细胞能产生多种肿瘤标志物，不同肿瘤或同一肿瘤的不同组织类型既可有共同的肿瘤标志物,也可有不同的肿瘤标志物,因此,单靠某一种标志物的测定难以对肿瘤确诊,而多种TM的联合检测可提高肿瘤检出的阳性率(表4-5)。

表4-5 肿瘤标志物的联合检测

肿瘤	首选标志物	补充标志物
肺癌	NSE、CYFRA21-1	TPA、SCC、ACTH、TSA、降钙素
肝癌	AFP、GP73	AFU、CEA、ALP、γGT
胃癌	CA724、CA199	CEA、CA242
乳腺癌	CA153、CEA	CA549、hCG、降钙素、铁蛋白
卵巢癌	CA125	CEA、hCG、CA199
结直肠癌	CEA	CA199、CA50
宫颈癌	SCC	CA125、CEA、TPA
胰腺癌	CA199	CEA、CA125、CA50
前列腺癌	PSA、f-PSA	PAP
膀胱癌	无	TPA、CEA

(二)肿瘤标志物的应用

1. **高危人群的筛查** 在某些肿瘤高发区或在某些有肿瘤家族史的高危人群中进行筛查,可发现早期无症状患者,以达到早期诊断、早期治疗的目的。

2. **肿瘤的辅助诊断** TM在许多肿瘤的辅助诊断中有广泛的应用。特别是AFP对肝癌、hCG对绒毛癌、本-周蛋白对多发性骨髓瘤等诊断均有重要参与价值。

3. **肿瘤治疗效果、复发监测和预后判断** TM的动态监测有助于肿瘤的临床分析、判断手术效果、评价和调整化疗方案,预测肿瘤患者的预后并及时获知肿瘤复发或转移的信号。

第五章 心血管疾病影像诊断

第一节 心血管影像成像技术

一、超声检查

(一)超声心动图成像设备与技术

声波是由物体(声源)振动产生的一种机械波,每秒振动的次数称为频率,人耳可闻声波的频率范围为 16~20 kHz。超过人耳听觉阈值,即频率大于 20 kHz 的声波称为超声波,而频率小于 16 Hz 的声波称为次声波。超声诊断应用较高频率超声作为信息载体,从人体内部获得某几种声学参数的信息后,形成图像、曲线或其他数据,用以分析临床疾病。医用超声常用频率范围为 2.5~30.0 MHz,一般心血管系统常用频率为 2.5~10.0 MHz。

超声诊断仪的基本组成包括超声探头、主机和显示器三大部分。超声探头:超声诊断仪用以产生超声辐射和接收超声的关键部件;主机:负责控制电脉冲激励换能器发射超声,同时接收探头获取的回波信号进行放大,检测处理输送到显示器;显示器与记录部分:显示器将主机获取的图像信号最后采用的标准电视光栅方式显示出来,以及将超声诊断仪生成的图像转变为数字信息加以存贮。

心血管超声检查技术主要包括 M 型超声心动图、二维超声心动图、多普勒超声心动图、经食管超声心动图、负荷超声心动图、超声造影、三维超声及血管内超声。

(二)超声心动图正常表现

1. M 型超声 M 型超声心动图是以光点辉度来显示心脏与大血管各界面的反射,显示心脏各层组织对于体表(探头)的距离随时间变化的曲线,即超声心动图曲线。在二维超声心动图的引导下,M 型超声心动图取样变得简便快捷,可取得心脏大血管的径线、搏动幅度、瓣膜活动度及心功能或血流动力学数据,可用于分析室壁厚度、运动速度、幅度、斜率及瓣膜等高速运动的轨迹。

检查部位包括胸骨旁、剑突下、胸骨上窝等部位,主要采用胸骨旁部位,于胸骨旁 3~4 肋间探查,超声束在二维超声心动图胸骨旁左心室长轴观的引导下,由心尖向心底作弧形扫描可获得 5 个标准曲线。

(1)1 区:曲线由上至下依次为右心室前壁、右心室腔、室间隔、左心室腔、后乳头肌及左心室后壁。此区不常用,通常不作为特殊测量的部位。

(2)2A 区:从前到后依次为右心室前壁、右心室腔、室间隔、左心室腔与左心室后壁。该区系测量左心室腔前后径、室间隔与左心室后壁厚度的标准区。正常 M 型图像收缩期室间隔朝向后方、左心室后壁朝向前方运动,左心室后壁的运动幅度稍大于室间隔的运动幅度。测量采用舒张末期,即心电图 R 波的顶点,收缩末期采用心电图 T 波结束及左心室后壁前向运动的最高点。分别于舒张末期和收缩末期,测量室间隔左心室心内膜与左心室后壁心内膜间距离,即为左心室舒张末期和收缩末期内径。

(3)2B 区:重点显示左心室腔内二尖瓣前后叶的运动曲线。前叶曲线呈"M"形,后叶与前叶逆向运动呈"W"形。收缩期二尖瓣瓣叶关闭接合点呈一细线。此区主要用于测量右心室腔前后径,以及观察二尖瓣前后叶的运动关系。舒张期右心室心内膜面至室间隔右心室面垂直距离,即右心室前后径。

(4)3 区:声束依次通过右心室前壁、右心室腔、室间隔、左心室流出道、二尖瓣前叶与左心房后壁。可用于测量二尖瓣前叶运动幅度。二尖瓣收缩期略向前斜的关闭线称 CD 段。舒张期二尖瓣开放,二尖瓣前叶向前运动,形成双峰样曲线,第一峰称 E 峰,反映了左心室舒张期的快速充盈过程;第二峰称 A 峰,代表快速充盈后的缓慢充盈。

(5)4 区:即心底波群,由前至后声束依次通过右心室流出道、主动脉根部和左心房。主要用于测量主动脉搏幅,以及主动脉和左心房的前后径。主动脉根部 M 型曲线为两条平行的强回声,主动脉瓣的 M 型超声,在舒张期表现为一条与主动脉壁平行的瓣叶闭合线,收缩期主动脉瓣开放,呈六边形盒样曲线,曲线回声纤细,前、后方细线分别代表主动脉右冠瓣和无冠瓣,盒的宽度相当于左心室射血时间,盒的高度代表瓣叶的开放幅度,正常值>15 mm。

2.二维超声心动图　二维超声心动图将从人体反射回来的回波信号以

光点的形式组成切面图像，可从二维空间清晰、直观、实时显示心脏各结构的形态、空间位置及连续关系，是心脏超声的核心检查手段，适合于各种类型心血管疾病的检查。

检查部位包括胸骨旁、心尖、剑突下、胸骨上窝等部位，特殊病例可采用其他部位，如右位心患者可在胸骨右侧探查。

（1）胸骨旁左心长轴切面：探头常置于胸骨左缘第三、四肋间隙，探头标点指向9~10点钟，探测平面与右肩、左腰方向平行。该图应清晰显示右心室、室间隔、左心室、左心房、主动脉、主动脉瓣以及二尖瓣等结构。左心房底部与二尖瓣后叶根部相邻的管腔为冠状静脉窦横断面。

（2）心底短轴切面：探头置于胸骨左缘第二、三肋间，探查平面与左肩、右腰方向平行。该切面主要显示主动脉根部及其瓣叶、左心房、右心房、三尖瓣、右心室流出道、肺动脉近端等结构。如切面稍向上倾斜，则可显示肺动脉主干及其左、右分支等。

（3）二尖瓣水平左心室短轴切面：在心底大动脉短轴切面基础上，将探头继续向下倾斜可显示此切面。该切面可显示半月形右心室、室间隔、圆形左心室和二尖瓣口等。在该切面基础上探头再向下倾斜可显示乳头肌水平左心室短轴切面。该切面同样显示半圆形右心室、室间隔、左心室，左心室内可见前后两组乳头肌的圆形断面回声。

（4）心尖四腔心切面：探头置于心尖，扫查方向指向右肩胛部，扫查平面中线经过心脏十字结构。该切面显示心脏的4个心腔、房间隔、室间隔、2组房室瓣及肺静脉。在该切面的基础上将探头轻度向前上方倾斜，即可获得心尖五腔心切面，心脏十字交叉结构被左心室流出道和主动脉根部管腔所代替，主动脉根部管腔位于左、右心房之间，近侧腔内有主动脉瓣回声。

（5）心尖左心室两腔心切面：探头置于心尖部，在心尖四腔心切面基础上，逆时针旋转探头约60°直至右心完全从图像中消失，该切面可显示左心室、左心房、二尖瓣。在该切面基础上继续逆时针旋转探头直至主动脉根部长轴出现，即为心尖三腔心，此切面可显示心尖、左心室流入和流出道、二尖瓣及主动脉。

其余常用切面还包括右心室流入道长轴切面、剑突下四腔心切面、剑突下双心房及上、下腔静脉长轴切面、胸骨上窝主动脉弓长轴及短轴切面等，此外，还有一些非标准切面用以全方位探查心脏结构。

3. 多普勒超声心动图　多普勒超声心动图利用多普勒效应原理，探测心血管系统内血流方向、速度、性质、途径和时间等血流动力学信息。目前常用的多普勒超声包括脉冲多普勒、连续多普勒、彩色多普勒（CDFI）以及组织多普勒等，脉冲和连续多普勒是血流速度测定的主要方式。

(1)脉冲多普勒：脉冲多普勒（PW）由单一晶体片发射和接受超声波，晶体片在一定时间内间断发射超声脉冲信号，在一选择性时间延迟（Td）后才开始接受回声信号，并利用其频谱成分组成灰阶频谱。与二维超声结合，可选择心脏或血管内任意部位的小容积血流，显示血流实时频谱，频谱可显示血流方向（朝向探头的血流在基线上，背离探头的血流在基线下）、血流性质、血流速度、血流持续时间，可供定性、定量分析。其特点为所测血流速度受探测深度及发射频率等因素限制，通常不能测高速血流。

1)二尖瓣口血流频谱：心尖四腔心或两腔心切面，将取样容积放于二尖瓣下，可获得二尖瓣口典型的舒张期双峰频谱。第一峰为 E 峰，为舒张早期左心室快速充盈所致；第二峰为 A 峰，为心房收缩所致。两者均加速支频谱较窄，减速支频谱较宽。正常情况下，E 峰>A 峰，E 峰和 A 峰均为层流。成人 E 峰最大流速平均为 0.9 m/s（0.6~1.3 m/s），儿童为 1.0 m/s（0.8~1.3 m/s）。

2)三尖瓣口血流频谱：心尖四腔心或右心室流入道切面，将取样容积放于三尖瓣下，可获得舒张期双峰频谱，类似二尖瓣口频谱，但幅度较低，且受呼吸运动影响明显，吸气时峰值高，呼气时峰值低。成人 E 峰平均值为 0.5 m/s（0.3~0.7 m/s），儿童 E 峰平均值为 0.6 m/s（0.5~0.8 m/s）

3)主动脉瓣口血流频谱：取心尖五腔或三腔心，取样容积放置于主动脉瓣口，收缩期可见负向单峰频谱。与肺动脉瓣口血流频谱相比，主动脉瓣口血流频谱加速支陡峭，血流加速时间短。成人最大流速平均值为 1.3 m/s（1.0~1.7 m/s），儿童最大流速平均值为 1.5 m/s（1.2~1.8 m/s）。

4)肺动脉瓣口频谱：一般取胸骨旁心底短轴切面，显示肺动脉瓣及主肺动脉；将取样容积置于肺动脉瓣下，收缩期可见负向单峰频谱。频谱加速支的上升和减速支的下降均较缓慢，形成近于对称的圆钝形曲线。成人最大流速平均值为 0.75 m/s（0.6~0.9 m/s），儿童最大流速平均值为 0.7 m/s（0.5~1.0 m/s）。

频谱多普勒还可根据不同疾病的需要灵活选择测量其他部位频谱，如肺静脉或下腔静脉等。

(2)连续多普勒：连续多普勒（CW）采用双晶体片探头，一晶体片连续发射超声脉冲信号，另一晶体片同时连续接收回声信号。可单独使用，也可与二维超声心动图结合。其优点为可以测定高速血流，缺点为无距离分辨能力,无法对声束方向的任意一点进行定点评价,可测血流流速一般大于7 m/s,足以满足临床需要。当某个瓣膜口或其他部位狭窄出现高速血流时,可使用连续多普勒进行流速的测定。

(3)彩色多普勒血流显像:彩色多普勒血流显像(CDFI)采用多点选通技术(multi-gate),即在众多超声束上多点取样方法,利用自相关技术和彩色数字扫描转换技术而实现,根据感兴趣区内血流流速、方向和湍流程度,应用红、蓝、绿和三基色的混色显示心腔内血流。红、蓝色显示血流速度及方向,颜色色调表示速度大小。朝向探头的血流多普勒频移编码为红色,远离探头的血流编码为蓝色,与扫描线垂直的血流则不标色。在尼奎斯特极限内,颜色明亮表示血流速度较快,而颜色黯淡表示血流缓慢。

正常情况下,在心尖四腔切面上,二尖瓣口舒张期可见红色为主血流信号通过二尖瓣口进入左心室,收缩期二尖瓣口关闭,无血流信号;三尖瓣口血流信号类似于二尖瓣口,亦可见舒张期红色为主血流信号通过三尖瓣口入右心室,收缩期瓣口关闭,无血流通过。心尖五腔或三腔心切面上,收缩期主动脉瓣开放时见蓝色为主的血流通过主动脉瓣口,舒张期瓣口关闭,无血流信号。右心室流出道切面,收缩期肺动脉开放时可见蓝色为主血流信号进入主肺动脉,舒张期瓣口关闭,无血流通过。

(4)组织多普勒成像(TDI):传统的多普勒成像以血流运动为观测目标,其最大限度地保留了血流运动的频移信号,而滤除了运动较慢的心肌组织频移信号。TDI 采用相同原理,但其滤除高速度的血流信号而保留了低速度的心肌组织运动信号。目前临床常用 TDI 测量左心室二尖瓣环的运动速度,以帮助判断左心室收缩和舒张功能。取心尖四腔心切面,将取样容积置于二尖瓣环,记录二尖瓣环运动的多普勒频谱,该频谱由收缩期 s'峰、舒张早期 e'峰及舒张晚期 a'峰组成。左心室舒张功能正常时,e'峰>a'峰,舒张功能减退时,e'峰<a'峰,随着舒张功能不断减低,e'峰进一步减低,a'峰增大。与二尖瓣口舒张期血流频谱相比,该法可鉴定假性正常化。另外,组织多普勒还可以指导和评价心脏再同步化治疗效果。

4.经食管超声心动图　经食管超声心动图(TEE)将特殊的食管探头置于食管或胃底,从心脏后方向前扫查心脏,避免了肋骨、肺以及皮下组织的干扰,图像清晰度和分辨率较高。

行 TEE 检查时,不同心脏切面是按照特定图像采集所需旋转角度来描述的。每个位置探头均从 0°开始旋转,角度增加幅度为 5°~15°直至 180°,标准水平面(横轴)定义为 0°,心脏短平面在 45°,纵切(纵轴)面定义为 90°,

长轴图像定义为 135°。各标准切面角度因人而异。

通过探头的插入、调整位置和角度来获得不同的平面从而观察心脏。经常使用的有四腔心切面多种短轴切面、左心室短轴切面。四腔心切面能清晰显示心房、心室以及房室瓣的情况。短轴切面能显示主动脉瓣以及邻近组织结构；左心室短轴切面，是最有用的通过乳头肌水平长程监测左心室功能的方法；在这些水平上通常能够观察节段性室壁运动变化、心脏功能以及左心室充盈情况。此外，还可显示升主动脉和降主动脉的长、短轴切面，可用来评价主动脉疾病如夹层和动脉瘤。

5. 负荷超声心动图　负荷超声心动图是指在生理、药物和电生理等方法增加心脏负荷的情况下，应用超声检测心血管系统对负荷的反应状况，从而对其产生的相应心血管生理及病理状态做出判断的一种检查方法。自 20 世纪 80 年代早期负荷超声心动图开始应用以来，此技术已经逐渐成熟，并广泛应用于冠心病心肌缺血的诊断、危险性分层及判断心肌存活性等领域。

判断心肌缺血的主要标准，是在静息状态下运动正常的心肌，在负荷状态下运动减弱；判断心肌存活性的主要标准，是静息状态下运动异常的心肌，在负荷状态下运动改善。

负荷超声心动图根据负荷方式分为运动、药物、起搏及冷加压试验等。目前应用最多的是多巴酚丁胺、腺苷、踏车运动及活动平板负荷试验。

6. 声学造影　声学造影，即通过外周静脉或心导管向心脏内注入可产生强烈超声波反射的制剂，从而显示出强烈的对比效果，以便观察心脏的解剖结构、心内膜边界及心功能、血流信息和心肌灌注等。近年来，超声造影已从单纯显示心腔内结构和血流信息，扩大至显示冠状动脉及其微动脉的充盈状态，从而反映局部心肌的血供，以评价冠心病的严重程度以及各种治疗措施的疗效，为当前超声领域发展极其迅速且前景广阔的一个分支。

现阶段声学造影主要包括右心声学造影、左心声学（分为左心室声学造影和心肌声学造影）。应用范围：①协助显示心内分流；②改善多普勒血流频谱的显示效果；③协助显示心内未知结构；④改善心内膜边界的显示效果；⑤显示心肌的灌注状态。

7. 三维超声心动图　心脏结构复杂，随着计算机技术的飞速发展，图像处理速度与数据存储量的极大提高，利用三维成像技术实时显示心脏立体结构、空间关系成为现实。自 20 世纪 70 年代推出三维超声成像概念以来，迄今已经历了静态三维、动态三维、实时三维超声心动图 3 个阶段。

三维超声心动图可以显示心脏整体形态及各结构的毗邻关系,确定心脏瓣膜病变,帮助诊断先天性心脏疾病,在心脏手术时进行实时监测以及测定腔室内径。

　　8. 血管内超声　　血管内超声(intravascular ultrasound,IVUS)是无创性超声心动图技术和有创性心导管技术相结合的一种新方法。通过心导管或导引钢丝将超声换能器插入心血管腔内进行探查,再经过电子成像系统显示心血管断面的形态和血流图形。目前有两大功能:一是血管内超声显像,能反映血管和心脏内膜下各层结构的解剖形态;二为血管内多普勒血流速度描记,能记录血管内的血流速度。

　　IVUS 主要应用于冠状动脉病变的诊断,可以诊断经导管冠状动脉造影不能明确的病变。IVUS 也可以用于其他血管病变的诊断,如应用于观察肺动脉高压患者肺动脉壁结构,从而对疾病进行评估。

二、X 射线检查

(一)胸部 X 射线检查技术

　　X 射线是一种波长很短的电磁波,其波长范围在 0.006 ~ 500.000 nm,用于诊断的 X 射线波长范围通常为 0.08 ~ 0.31 nm,相当于球管在40 ~ 150 kV 时产生的 X 射线。X 射线的穿透性是其成像的主要基础。为了获得 X 射线图像,除 X 射线的穿透力之外,还需要被透射组织结构具有一定的密度或厚度的差异,以能够形成 X 射线的灰阶对比度。

　　心脏位于纵隔内,分别与两侧胸腔相邻,X 射线透射胸部时,由于心脏与肺组织对 X 射线的吸收不同,心脏的边缘与含气的肺组织可形成良好的自然对比度,十分有利于进行 X 射线检查。因此,在伦琴发现 X 射线之后不久,即将之用于心脏检查,以后随着设备的不断改进,逐渐得到广泛的临床应用。近年来随着许多新的影像学技术(包括超声心动图、CT、放射性核素显像、MRI 等)相继问世,X 射线心脏检查的临床应用范围大为缩小,检查数量也显著减少;但是,由于普通 X 射线检查设备的普及率高,价格比较低廉,简便易行,能同时观察胸部其他器官和结构,显示肺循环敏感、准确,所以作为心脏的常规影像学检查方法之一,目前临床仍在广泛应用。心脏方面 X 射线检查,主要包括 X 射线胸部检查和心血管造影两大类,前者又可进一步分为透视和摄影两种。

　　1. 心脏的 X 射线透视检查　　透视是心脏普通 X 射线检查的重要方法。X 射线穿透胸部,经人体组织吸收衰减后照射到荧光屏上成像;现代设备多应用影像增强器,获取数字化的图像呈现在显示器上。透视检查可转动患者,从不同角度观察心脏大血管的轮廓及其搏动状况,有利于进行病变定位,重点观察心脏形态,分析病变与周围结构的关系,必要时还可取最佳位置摄影,以便纠正因体位不正、吸气不足等因素所致的摄影失真。普通 X 射线透视检查简便易行,价格低廉,在我国曾经广泛应用。

X 射线心脏透视检查时间以分计,因此接受透视检查者所遭受的射线辐射量较大,透视影像欠清晰,检查结果与操作者的经验有关,不利于前后 2 次检查的对比,为其主要缺点。目前,其心脏影像学首选检查方法的地位已经被超声心动图取代,心脏透视检查的临床应用正在逐年减少,已经成为一种特殊的补充检查手段。

2. 心脏 X 射线摄影检查　心脏 X 射线摄影检查通常称为 X 射线胸片检查,曝光时间仅为数十毫秒,患者接受的 X 射线辐射剂量比透视小得多,所获图像的空间分辨率高,摄影检查使用标准检查位置,有利于多次摄影图像的前后对比观察,还具有可供多人阅览、利于保存的优点。在发达国家,常规应用心脏 X 射线摄影检查,必要时辅以透视,我国也逐渐在向此方向发展。

(二)心血管正常 X 射线表现

根据心腔及大血管与周围组织的密度差异,只有与肺组织相邻的心脏边缘能够显示出来。因此,为了最大限度显示心脏和大血管的轮廓变化,临床上心脏和大血管的普通 X 射线检查采用了不同的体位。X 射线胸片常规应用的体位包括后前位、左侧位、右前斜位和左前斜位。

1. 后前位 X 射线胸片　在后前位 X 射线胸片上,右心缘可以分为 2 段,两者高度大致相当,之间常以一切迹分割。右心缘的下段为右心房,呈向右隆凸的弓状,密度均匀。上段为上腔静脉和升主动脉的复合投影。在儿童和青壮年,升主动脉通常位于上腔静脉外缘的内侧。因此,心缘的上段由上腔静脉构成,较平直,可一直延续到锁骨水平。在老年人,由于主动脉迂曲延长,升主动脉向外凸出,从而全部或部分位于上腔静脉轮廓之外,构成右心缘的上段,这时右心缘上段也呈弓状突出,并可见与主动脉弓相延续。右心缘与横膈的交角为右心膈角,有时可在右心膈角见到垂直或斜向外侧的阴影,为下腔静脉的投影,在深吸气或垂位心的情况下更明显。

左心缘由 3 段组成。上段通常呈球形突出,由主动脉弓和降主动脉的起始部构成,称作主动脉弓或主动脉结。主动脉弓在儿童和青壮年通常仅轻度突出,而在老年人同样由于主动脉的迂曲延长,可以明显向左侧肺野突出。左心缘的中段由主肺动脉干的外缘和部分左肺动脉构成,称为肺动脉段。肺动脉段通常较平直,可以轻度凹陷或膨隆。左心缘的下段为最长的一段,呈向左下延伸的弧形影,由左心室构成,其下端内收,与横膈呈锐角或直角关系,为心尖部。在成人心尖部外侧常可见到三角形密度较淡的阴影,为心包脂肪垫。

2. 左侧位X射线胸片　左侧位X射线胸片可用于观察左、右心室,左心房,升主动脉,主动脉弓部及主肺动脉干。在左侧位X射线胸片上,心脏大血管位于中部偏前,后上到前下斜行心前间隙呈倒三角形。心前缘的下部为右心室,其上部连接漏斗部,主肺动脉干发出后向后并略向上延伸。升主动脉位于主肺动脉的上方,呈垂直走行或略向前膨隆,然后连接主动脉弓,并延续为垂直向下走行的降主动脉。升主动脉与降主动脉间可见上腔静脉、头臂血管和气管,部分与升主动脉阴影重叠。

在左侧位X射线胸片上,心后缘与脊柱亦不重叠,可见到窄长的心后间隙。心后缘的上段为左心房,仅占心后缘的一小部分。大部分为下段的左心室,可轻度后凸。后心膈角区可见三角形的下腔静脉阴影。左侧位X射线胸片,心脏的膈面主要为左心室,仅前端一小部分为右心室,室间隔位于心膈面的前中1/3处。主动脉窗在左侧位上比左前斜位小,主动脉弓亦显示较窄。主动脉窗内气管分叉前缘的圆形阴影为右肺动脉横断面,其下为右肺下动脉,左肺动脉在左主支气管上缘向后下走行并发出分支。

3. 右前斜位X射线胸片　右前斜位X射线胸片利于观察左心房、主肺动脉干和右心室漏斗部的增大、扩张,也有助于显示右心房的增大。

在右前斜位X射线胸片上,心后缘的上段由升主动脉后缘、主动脉弓、气管及上腔静脉组成,各结构互相重叠。心后缘的下段由心房构成,上部为左心房,占主要部分,轻度向后隆凸,膈上小部分为右心房。后心膈角有时亦可见到斜行向后的三角形影为下腔静脉的投影。降主动脉和食管位于心后缘与脊柱间的心后间隙内,食管与左心房的后缘相邻。因此,在右前斜位X射线胸片采用吞钡的方法,可以显示食管并观察食管有无移位,从而判断左心房有无增大。

心前缘自上而下为升主动脉、主肺动脉干左前缘和右心室漏斗部,下段大部分为右心室,左心室只占据膈上的小部分,为心尖部。

4. 左前斜位X射线胸片　左前斜位X射线胸片是观察左、右心室,右心房及胸主动脉全貌的最重要体位,此外,对于了解左肺动脉、左心房与左主支气管的关系及头臂血管的情况也有帮助。

常规采用60°左前斜位X射线胸片,室间隔接近与X射线方向平行,两心室明确区分。心前缘上段主要为升主动脉,其前缘略凸,上腔静脉与升主动脉重叠。主动脉弓部上端可见一稍向后凹的弧形无名静脉的投影。心前缘下段为右心室,其边缘接近垂直。或略向前膨隆。右心房耳部位于升主动脉与右心室之间,为斜行弧状影。心前缘与胸壁之间为心前间隙,左前斜位X射线胸片心前间隙正常为斜行的长方形。

心后缘正常情况下与脊柱并不重叠。心后缘可分为2段,上段主要为血管阴影,下段为心脏房室阴影。心后缘上段的上部为主动脉弓,在左前斜位展开,弓部以下为主动脉窗,其中有气管分叉、左主支气管及伴行的左肺动脉。左肺动脉又将主动脉窗分为两部分,上方由左肺动脉上缘及主动脉弓降部下前缘构成,下方为左心房及其上方的左主支气管,两部分间常可见透明间隙。主动脉弓上可见透明的三角区,称为主动脉三角,其前缘为左锁骨下动脉,下缘为主动脉弓,后缘为脊柱。主动脉自弓部以下为降主动脉,垂直走行于心后缘与脊柱间的心后间隙内。心后缘的下段主要为向后膨出的左心室,其上一小部分为左心房,两者间偶可见到房室沟形成的小切迹,但多数情况下并不显示,需借助观察搏动来区分心房与心室。左心室段的下端常可见到室间沟形成的切迹,为左、右心室分界的标志。室间沟一般与膈面重叠,深吸气有助于显示。心后缘近膈面常可见到前上向外下的斜行阴影,为下腔静脉的投影。

三、CT 检查

(一) CT 设备及成像特点

计算机断层扫描(computed tomography,CT)自20世纪70年代初推出并应用于临床以来,技术取得了巨大进步。心脏时刻在跳动,这是早期CT临床应用的盲区,直至20世纪80年代中期电子束CT(electron bean CT,EBCT)问世,CT才开始应用于心脏检查。EBCT采用电子束扫描,替代X射线球管的机械运动,扫描速度更快、时间分辨率更高(50 ms),主要为心血管尤其心脏成像设计,但EBCT是层面采集,不能实现真正意义的容积扫描,而且扫描层厚最薄1.5 mm(当代CT到达0.5 mm),CT图像的空间分辨率偏低,其临床应用受到制约。

1998年推出的多排探测器CT(multi-detector CT,MDCT)简称多排CT,其使用旋转的X射线球管和多排探测器阵列,在扫描床连续进动过程中完成容积扫描。近20年来,MDCT技术的快速进展,推动了心脏CT临床应用的普及。MDCT 经历了由 4 层至 8、16、32、40、64、128、256、320 和 640 层螺旋 CT，以及 32、64 和 92 排探测器双源 CT 的快速发展，螺旋扫描速度由 0.5 s/r 逐步提升至 0.25 s/r，其时间分辨率逐步提升(例如，256 排探测器螺旋 CT 和 92 排探测器双源 CT，采用单扇区图像重建的时间分辨率分别为 135 ms 和 66 ms)，减轻或消除了心脏运动伪影，心脏包括冠状动脉 CT 检查，可适用的心率范围更大；探测器宽度逐渐加大使单位时间内的扫描覆盖范围更大，心脏 CT 扫描时间更短；实现了更薄层厚(0.500～0.625 mm)采集，提高了 Z 轴的空间分辨率；图像各向同性，使多平面及曲面重组图像与原始横断面图像几乎一致，心脏尤其冠状动脉 CT 图像质量满足诊断要求。

迭代重建算法(iterative reconstruction，IR)经过更新换代，已成为 CT 图像常规的重建算法，基本取代了传统的滤波反投影(filtered back projection，FBP)重建算法，提高了低管电压和/或低管电流条件下 CT 扫描的图像质量，有效降低了 CT 扫描的辐射剂量。另外，随着更宽探测器和更高转速螺旋扫描以及多能量 CT 扫描技术的开发和应用，双能量 CT 心血管成像的临床应用正逐年增多，负荷心肌灌注 CT 成像已初步进入临床应用。

如何降低心血管 CT 检查的辐射剂量备受关注。低管电压和/或低管电流技术在"后 64 排"MDCT 上已成为主流，迭代重建算法在一定程度上弥补了低管电压和/或低管电流 CT 扫描在显著降低辐射剂量时导致图像噪声增加的缺陷。对于心脏包括冠状动脉而言，更宽(320 排)探测器 CT 和 64 排及以上探测器双源 CT 实现了单心动周期心脏采集，辐射剂量很低。大螺距扫描是 64 排及以上探测器和双源 CT 独有的心脏扫描模式，CT 扫描时间很短(<0.3 s)，辐射剂量很低(0.5～1.0 mSv)。

近十年来，随着"后 64 排"MDCT 的技术逐渐成熟，以及性价比的提升，其临床应用越来越普及，64 排以下的 CT 正逐步被淘汰。

(二)心血管 CT 检查方法

由于心血管(包括心房室壁)与心血管腔(血池)的 CT 密度接近，平扫 CT 用于评价心血管形态学的价值有限。目前，心脏平扫 CT 主要用于冠状动脉钙化积分的定量评价。在绝大多数情况下，心血管检查需碘造影剂增强 CT 扫描，以区分心血管壁与心血管腔，评价心血管结构和功能的变化。

1. 心血管 CT 检查方法

(1)冠状动脉钙化 CT 检查方法：一般采用前瞻性心电触发序列扫描模式，心室舒张期采集数据。迄今仍沿用 Agatston 于 20 世纪 90 年代初在 EBCT 上创立的冠状动脉钙化积分量化方法，以评估冠状动脉粥样硬化程度。CT 值≥130 Hu,面积≥1 mm² 的冠状动脉病变定义为钙化。依冠状动脉每个钙化病变的 CT 密度峰值确定钙化密度因子(f)(f=1：130 Hu≤CT 密度峰值<199 Hu;f=2：200 Hu≤CT 密度峰值<299 Hu;f=3：300 Hu≤CT 密度峰值<399 Hu;f=4：400 Hu≤CT 密度峰值),钙化密度因子与钙化面积的乘积即为钙化积分。可分别测量和计算左冠状动脉主干、左前降支(包括对角支)、左回旋支(包括钝缘支)和右冠状动脉的钙化积分,四者的钙化积分之和为钙化总积分。在 CT 工作站上通过使用冠状动脉钙化分析软件,能快捷、准确地识别和测量钙化,并计算单支冠状动脉钙化积分和钙化总积分。

由于冠状动脉钙化积分结果与 CT 扫描参数(管电压、管电流以及扫描层厚等)有一定相关性,为保证冠状动脉钙化积分定量评价的可重复性,建议使用 MDCT 厂商推荐并默认的 CT 扫描参数实施冠状动脉钙化检查。

(2)冠状动脉 CT 血管成像(coronary computed tomography angiography,CCTA)检查方法:冠状动脉 CT 扫描主要有 3 种模式。

1)回顾性心电门控螺旋扫描:在整个心动周期采用小螺距连续螺旋扫描,采集全时相即整个心动周期的数据,然后重建心动周期任何时相的心脏图像。即使采用心电图管电流调制技术,其辐射剂量仍很高。该模式已不被国内外的指南所推荐使用。

2)前瞻性心电触发序列扫描(简称序列扫描):作为冠状动脉 CT 检查的主流扫描模式,采用"步进-扫描"轴面数据采集技术、适应性心电触发移床技术以及心律不齐补偿技术(适用于室性期前收缩等患者),在心电图 R-R 间期内的固定时相触发心脏 CT 扫描和数据采集,避免了螺旋扫描过程中的重叠扫描,辐射剂量较低。该模式被国内外的指南推荐使用。CT 扫描仪的时间分辨率越高,对被检者心率的要求越低。按中国指南的建议,64 排探测器 CT 适用的心率<70 次/min,128 排和 320 排探测器 CT 适用的心率<75 次/min,多排探测器双源 CT 适用的心率<90 次/min。高心率被检者需服用酒石酸美托洛尔片(倍他乐克)25~50 mg 或阿替洛尔片 12.5~25.0 mg 等药物,以达到上述心率要求。在频发期前收缩和房颤等心律失常患者,时间分辨率偏低的 CT 扫描仪,也许不能获得满足诊断要求的冠状动脉图像质量。

3)心电触发单心动周期扫描或大螺距扫描:宽探测器(320 排)CT 能实施单心动周期心脏采集,避免了心率波动时多个心动周期数据采集的"阶梯样"伪影。大螺距扫描作为 64 排及以上探测器和双源 CT 特有的扫描技术,以 75 ms 或 66 ms 的单扇区重建的时间分辨率实施大螺距(3.4)无间隙扫描(第二套探测器的数据可以填补第一套探测器的间隙),心脏图像采集时间约为 0.3 s,可在一个心动周期内完成整个心脏扫描,尤其适用于心率≤65 次/min 且心率稳定的被检者。

迄今"后 64 排"MDCT 的时间分辨率仍不能完全满足冠状动脉成像的要求。由于冠状动脉运动的复杂性,在高心率被检者,一般难以在单一重建时间窗获得所有血管段均能满足诊断要求的 CT 图像,仍需选择其他重建时间窗。因此,在临床工作中,对于高心率被检者,适当控制心率仍不失为提高冠状动脉 CT 图像质量的简便和有效的手段。

(3)主动脉及外周动脉 CT 检查方法:MDCT 螺旋扫描模式(包括多排探测器双源 CT 的大螺距扫描模式)适用于主动脉及外周动脉 CT 检查。对于重点显示升主动脉尤其主动脉根部病变的患者,可考虑采用前瞻性心电触发序列或大螺距扫描模式,以减轻或消除心脏和主动脉搏动伪影,改善升主动脉尤其主动脉根部的 CT 图像质量,尤其有助于主动脉瓣的形态学评价以及升主动脉夹层的诊断。

对于外周动脉而言,双能量 CT 成像技术通过去除骨骼和钙化等能够改善血管腔的评价,低能量 CT 成像能够改善了外周动脉细小分支的显示。

(4)肺血管 CT 检查方法:MDCT 螺旋扫描模式(包括多排探测器双源 CT 的大螺距扫描模式)适用于肺血管包括肺动脉和肺静脉的 CT 检查。对于重点观察肺动脉细小分支血管的患者,可考虑采用前瞻性心电触发序列,或大螺距扫描模式以减轻或消除心脏搏动伪影,肺动脉细小分支血管的显示更清晰,尤其有助于肺动脉细小分支栓塞的诊断。

双能量 CT 肺动脉成像通过对两种能级 X 射线扫描时肺组织碘造影剂分布进行分析,评价肺组织的血流灌注情况,既提供了形态学信息,也提供了功能学信息。

2. 碘造影剂的使用方法　除冠状动脉钙化 CT 检查外,心血管 CT 检查需使用碘造影剂。离子型碘造影剂早已被淘汰。非离子型碘造影剂的安全性已得到大规模临床试验的验证,且被广泛用于心血管 CT 和增强 CT 检查。目前,临床上使用的非离子型碘造影剂根据每毫升碘含量不同有多种规格,均可用于心血管 CT 检查。为降低碘造影剂肾病的发生率,原则上在满足心血管 CT 诊断要求的情况下应尽量降低碘负荷量。

(1)碘流率(iodine delivery rate, IDR)的设定:碘流率是指单位时间内经静脉注射的造影剂碘量(gI/s),即碘造影剂浓度(gI/mL)和注射流速

(mL/s)的乘积。在进行CT检查时,心血管腔强化程度与碘流率密切相关。在设定碘流率时,既要考虑心血管CT检查的部位和目的,又要结合患者的心功能、肾功能、体质量指数以及静脉情况等,通过调整碘造影剂注射速率和用量制订适宜的碘流率,以便获得满足诊断要求的心血管CT强化效果。例如,显示心脏疾病(如先天性心脏病)的心房和心室形态结构时可选择较低的碘流率,显示冠状动脉等细小血管建议采用较高的碘流率。随着低管电压CT扫描和迭代重建算法的普及应用,为实现更低碘流率和碘负荷量的心血管CT检查创造了有利条件,降低了碘造影剂肾病的发生率。另外,随着宽探测器CT和多排探测器双源CT的广泛使用,以及机架旋转速度的提升,单位时间内的心血管CT扫描覆盖范围更大,采集时间更短,碘负荷量更低。

(2)碘造影剂和生理盐水注射期相的设定:依心血管CT检查的部位和目的,经静脉注射碘造影剂和生理盐水的方式有多种选择。

1)碘造影剂注射结束后立即注射20~30 mL生理盐水。

2)碘造影剂以正常流速注射结束后立即以低流速注射碘造影剂,然后以正常流速注射20~30 mL生理盐水。少数高压注射器可注射碘造影剂与生理盐水的混合液,还可做如下设定:碘造影剂注射结束后立即注射混合液,然后注射20~30 mL生理盐水。对于心脏CT检查而言,与第一种注射方案相比,第二种注射方案的优点是上腔静脉和右心房室高浓度碘造影剂所致条状伪影明显减轻,延长了心脏各房室的强化时间,左心房室与右心房室的强化程度在同一时间窗上更为均衡,在优良显示冠状动脉的同时,也能清晰显示心脏各房室形态和结构,尤其有助于心房和心室壁病变以及先心病的诊断。

(3)碘造影剂增强CT延迟扫描及其时间的设定:碘造影剂增强CT延迟扫描主要用于明确心腔附壁血栓及其与心脏肿瘤(如心脏黏液瘤)相鉴别,而且通过延迟CT扫描评估其血供情况。

依检查目的确定CT扫描延迟时间。例如,在心房颤动患者,为了明确左心房耳部是否有血栓形成,建议CT扫描延迟时间设定在30 s以上,而且CT扫描范围仅设定在左心房耳。

3. 心血管CT图像重建算法和图像后处理方法 迭代重建算法已基本取代传统的滤波反投影重建算法,并用于CT图像重建,心血管CT图像质量较以往有了显著提高。在临床工作中,应根据心血管CT检查的部位和目的选择适宜的CT图像重建参数(显示野、图像矩阵、层厚、层间隔及图像重建卷积核等),以获得满足诊断要求的心血管4图像。例如,评估冠状动脉支架时,选择锐利卷积核进行图像重建,也许有助于改善支架腔的显示。

心脏属运动器官,心脏和冠状动脉CT图像的采集及重建有其特殊性。冠状动脉在一个心动周期内并非匀速运动。一般而言,一个心动周期的心室舒张中末期或收缩末期通常为冠状动脉大多数血管段的慢速运动期,将图像重建时间窗置于该时段时,获得满足诊断要求的冠状动脉各支或各节段的比例更高。

由于MDCT实现了更薄层厚(0.500~0.625 mm)的数据采集,Z轴的空间分辨率很高,实现了CT图像像素在三维空间的各向同性,经过图像后处理能够获得优良的二维和三维心血管CT图像。心血管CT扫描获得数百至数千幅原始横断面图像,原始图像的阅读和分析不可或缺。多平面重组(multi-pla-nar reformation,MPR)在二维平面(如心室长轴和短轴)上,显示心脏各房室解剖结构;曲面重组(curved planner reformation,CPR)沿血管轴线,在二维平面上显示血管,对血管腔的评价优良;最大密度投影(maximum intensity projection,MIP)显示最大CT密度的像素,可做出类似于插管法血管造影的图像;容积再现(volume ending,VR)以三维模式直观和整体显示心脏和血管。

(三)心血管CT新技术

1. 双能量CT血管成像　64排及以上探测器CT的普及应用推动了双能量CT血管成像的临床应用。宽探测器CT的X射线球管具备低能级(低管电压)和高能级(高管电压)X射线瞬时切换技术,可获得两种能级X射线的扫描数据,64排及以上探测器双源CT的两套X射线球管,能分别以低能级和高能级X射线获得扫描数据,实现了双能量CT血管成像。在图像工作站上通过专门的软件,对高和低能级X射线扫描数据进行后处理,利用碘与人体其他物质(如钙化)在两种不同能级X射线扫描时的衰减系数差异,通过多种算法获得虚拟的平扫CT图像,通过去除骨质和钙化改善血管狭窄程度的CT评价。另外,双能量CT血管成像通过检测动脉粥样硬化斑块成分,在不同能级X射线扫描时的衰减变化,对斑块评价具有潜在的应用价值。

2. CT心肌灌注成像　MPI尤其负荷MPI,作为心肌微循环的评估方法具有重要的临床价值。随着MDCT的更新换代尤其宽探测器(256、320排)CT和92排探测器双源CT的问世,CT心肌灌注成像(CT myocardial perfusion imaging,CT-MPI)已初步进入临床应用。256、320排探测器CT的Z轴覆盖范围更大,甚至可实现全心灌注成像,但X-Y平面的时间分辨率偏低,对被检者心率要求较高,MPI 的辐射剂量偏高。92 排探测器双源 CT 的穿梭式扫描模式同样可实现较大 Z 轴覆盖范围,由于 X-Y 平面的时间分辨率很高(66 ms),更利于实施负荷 CT-MPI,而且 MPI 的辐射剂量较低。动态增强 CT-MPI 的方法是经静脉注射碘造影剂后,随时间重复扫描心脏并获得一系列心肌影像,利用数学模型计算心肌血流量(MBF)、心肌血容量(MBV)及平均通过时间(MTT)等参数评估心肌血流动力学变化。双能量 CT-MPI 通过采用两种能级 X 射线实施扫描,采集心肌组织与碘在两种能级 X 射线扫描时获取的衰减信息,通过图像后处理软件,能够获得心肌碘图并测量心肌碘含量,心肌碘图反映了心肌微循环状况,能准确评价心肌灌注异常,有望成为心脏"一站式"CT 检查的重要组成部分。

四、MRI 检查

(一)MRI 设备及成像特点

MRI 在心血管领域的应用价值日益提升,心脏磁共振(cardiac magnetic resonance,CMR)扫描不仅无电离辐射,且与超声、CT 及核素等常见的无创性检查相比,其空间和时间分辨率的组合堪称最佳。CMR 具有大视野、多成像序列、高度的组织分辨率及不断呈现的新方法、新技术,能对心脏形态、功能、心肌灌注、血管造影、动脉斑块及分子显像等进行较为全面检查。

(二)心血管 MRI 检查技术

1. 心血管 MRI 的基本序列　心脏本身快速跳动,成像时间有限,要采集清晰、动态的影像常用梯度回波脉冲序列,包括扰相梯度回波(spoiled gradient echo,SGRE)脉冲序列和平衡稳态自由进动脉冲序列;同时,由于快速自旋回波脉冲序列具有优良的软组织对比,且不易发生磁敏感伪影,具有良好的静态成像效果。

(1)快速自旋回波序列:在传统的自旋回波脉冲序列的采集过程中,通过紧随 90°激发脉冲的一个 180°重聚脉冲产生一个自旋回波信号。快速自旋回波脉冲(fast spin echo,FSE)序列,则在 90°脉冲后应用多个 180°重聚脉冲产生多个回波。每个自旋回波由于磁场不均匀性而失相位,这种失相位又被下一个 180°脉冲反转,产生另一个相应的自旋回波。施加不同的相位编码给每个回波后进行数据采样,进行一条 k 空间线的填充。每个激发脉冲得到的回波数即为回波链长度,也称为加速因子,可以定义脉冲序列加速的程度。在心脏大血管成像时,FSE 序列常联合双反转黑血磁化准备方案,来获得心脏和大血管的解剖像。

（2）扰相梯度回波脉冲序列：采用梯度回波成像进行心脏大血管成像时，重复时间（repetition time，TR）往往很小，远小于血液或心肌组织的 T_2 弛豫时间。这也就导致每个激发脉冲产生的横向磁化被采集后，在下个激发脉冲施加时仍然存在，这就会导致下一个 TR 信号采集被增强或者减弱。在扰相梯度回波脉冲序列中，在每个 TR 末期施加扰相梯度或使用激发脉冲扰相技术使得信号失相位，避免残余横向磁化矢量对随后的 TR 内信号造成干扰。

在 SGRE 脉冲序列中，激发脉冲的可变翻转角与 TR、回波时间（echo time，TE）共同决定了图像的对比。翻转角对于梯度回波技术来说非常重要，能够使 TR 降低到比自旋回波 TR 小得多的值。通常选择小的翻转角（常小于 30°）。虽然在磁化矢量翻转过程中，仍有部分 Z 轴矢量偏移至 X-Y 平面但只有最初产生很少的横向磁化矢量，Z 轴的残余磁化矢量能够很快回到均衡值，这样降低了 TR 这种小偏转角的成像方式是 SGRE 脉冲序列的成像基础。

（3）平衡稳态自由进动序列：平衡稳态自由进动序列（balanced steady state free precession，bSSFP）脉冲序列是在每个 TR 的末期设计确保下一个激发脉冲施加前，横向磁化矢量不被损毁而回到原来相位。之后它被带到下一个 TR，叠加于下一个激发脉冲产生的横向磁化矢量中。这样在一定数量的重复后，磁化状态达到稳态，来自数个连续的 TR 的横向磁化矢量组成强大的信号。

bSSFP 脉冲序列的对比度和组织的 T_2/T_1 比值有关，液体和脂肪组织相对于其他组织呈现高信号。由于横向磁化矢量来源于几个 TR 的叠加，bSSFP 脉冲序列的信号幅值比 SGRE 脉冲序列大得多，但这也造成图像的信号噪声比（signal-to-noise，SNR）和对比噪声比（contrast-to-noise，CNR）均高于 SGRE 脉冲序列。如果磁场不均匀，则来自不同 TR 的横向磁化矢量会产生相互抵消，从而在图像中易形成黑色的条带。因此，在 bSSFP 脉冲序列中，提高感兴趣区（ROI）的磁场均匀度十分重要。这可以利用个体特异性的动态匀场来完成，它可以利用梯度磁场来校正由患者个体诱发的磁场不均匀。

2. 黑血成像序列和亮血成像序列

（1）黑血成像序列：可以用来观察先心病和胸主动脉疾病的心脏和大血管形态。一般采用快速自旋回波或反转恢复技术来获得心脏的图像，在心肌或大血管内没有运动的或者缓慢运动的质子表现为高信号,而心腔和大血管中快速流动的血液由于运动出了成像层面,没有暴露于激发脉冲之下,导致信号流空,得到黑血图像。

(2)亮血成像序列:亮血成像序列包括 SGRE、bSSFP 及回波平面成像 GRE 等,扫描得到图像上血池和心血管腔的信号明亮,相对于邻近心肌信号稍高。扫描过程中也能识别由于血流湍流产生的相关体素失相位。

3. CMR 扫描常用技术

(1)呼吸运动控制:呼吸运动控制能够通过患者屏气或呼吸门控的方式来补偿。心肺疾病患者屏气时间相对缩短,这一定程度限制了屏气方法的使用。呼吸门控的方法通过弹性呼吸带或呼吸压力垫间接追踪膈肌运动,从而减少落在预设窗口外的采集。在临床实际扫描中,大多数患者采用屏气联合快速成像的采集方法。

(2)心脏运动的同步控制:心脏的运动十分复杂,在长轴方向上存在纵向缩短,在短轴方向上存在径向收缩及旋转。利用同步脉冲在多个心跳周期内同一时像采集信号。血氧监测仪、外周脉冲监测等,均可以用来监测同步心脏运动,但最可靠的方法是心电(electrocardiograph,ECG)门控。将 ECG 电极和导线连接至胸壁获得 ECG 信号,检测同步脉冲,完成 MR 数据采集,在多个心动周期的相同时相,完成心脏影像的采集。

(3)快速成像技术:在早期 CMR 的图像采集中,每个心跳仅能获得一条 k 空间线,采集效率极低。后来出现了分段填充 k 空间的方式,提高了采集图像的效率。通常分段采集的技术应用于 SGRE 或 bSSFP 脉冲序列进行并行成像。随着 MRI 系统软硬件的提升,射频线圈通道数增加,出现了并行采集技术,成倍缩短了采集时间,或在相同的采集时间内成倍增加空间分辨率。并行成像的采集方式降低了信噪比,因此并行采集方式更适用于 bSSFP 脉冲序列等高信噪比序列。

4. CMR 临床应用技术

(1)电影序列:电影成像相对于静态成像,是获得单个层面心动周期内不同时像的一系列图像,用于评价心脏室壁运动的情况和心脏的整体功能。由于需要很短的 TR,因此心脏电影序列只能通过梯度回波脉冲序列来完成。常规电影序列成像往往需要采集多个心动周期的信号,每个心动周期只采集各个时相对应 k 空间的某一时段,及 k 空间分段采集。同步化方式又分为前瞻性门控和回顾性门控。

前瞻性门控,即 ECG 触发,QRS 波群后立刻以最短延迟开始数据采集,当接收到下一个 R 波的同步脉冲时,停止数据采集。该方法需要估计患者的平均 R-R 间期,同时由于系统需要等待下一个触发脉冲,在心动周期的末端会丢失 10%~20% 的数据采集。

回顾式门控,即同步记录脉冲过程中与 R 波重合的 TR。在全部采集结束后,所有 TR 采集得到的 MR 数据分配到心动周期的不同时像,组成相应的 k 空间。但这个过程要求患者心律整齐,否则在每个 R-R 间期分配的 k 空间数据线将不尽相同。对于偶发的心律不齐,可对过长或过短的 R-R 间期进行拒绝即可,但如果存在大量心律不齐,则拒绝数据的方法不可行。

心脏电影通常是在单次屏气中完成至少一层图像采集,序列的选择需要考虑磁场强度的不同,进行不同设计。

(2)心肌灌注成像:心肌灌注成像(myocardial perfusion imaging,MPI)用于评价心肌血流的供应,这对于评估缺血性心肌病的诊断十分重要。在静脉注射造影剂后,在连续心跳采集同一解剖位置和心动周期的多幅图像,正常心肌被灌注时心肌信号强度增加,灌注减低的区域可以被探测。通常,采用几个短轴图像和一个长轴图像涵盖包括心尖的左心室。完整的心肌灌注显像分为静息显像和负荷显像两部分,在进行心肌负荷灌注时,在扩血管药物如小剂量腺苷三磷酸(ATP)或腺苷作用下,正常冠状动脉快速扩张而病变血管扩张不明显,病变血管供应的心肌血流量下降,从而出现心肌信号减低,即冠状动脉的"窃血"现象。在 MPI 序列扫描时,需要最小化心脏运动和呼吸运动的影响,最大化造影剂对于图像增强的效果。因此,最理想的 MPI 图像是在没有运动的心脏平面上,显示信号随造影剂灌注心肌组织的时间上升或下降。

MPI 图像需要快速采集,常采用单次激发技术配合 SGRE 脉冲序列、bSSFP 脉冲序列或回波平面成像(EPI)脉冲序列来完成。由于这 3 种序列无须等待残余横向磁化衰减,故可以使用很短的 TR 加快成像速度。

常规报告心肌灌注缺损的方法是视觉评价心肌灌注动态图像,心肌血管灌注减低区域表现为信号强度相对减低,称为灌注缺损。也可以在动态的每帧图像上画出 ROI,确定心肌和左心室血池内的区域,然后生成相应区域的造影剂动态摄取线,描述造影剂通过心肌的过程。

(3)钆造影剂延迟强化:钆造影剂延迟强化(late gadolinium enhancement,LGE)是在静脉注入钆造影剂后,利用反转恢复序列获得 T_1WI 的图像。钆造影剂可以改变组织的弛豫时间,这一改变正比于局部组织中钆造影剂的浓聚程度。造影剂在经过血液静脉注射后,经过血液循环进入血管外细胞间隙内累积后缓慢洗脱。在病变区域造影剂会更慢地回到血管内,从而保持了较高的造影剂浓度。在 T_1WI 图像上,相比于周围正常活性的心肌,病变区域的心肌信号强度明显增高,这种高信号的区域称为 LGE。

依据延迟时间的长短,心肌钆造影剂强化可以分为早期钆造影剂增强(early gadolinium enhance-ment, EGE)和 LGE。两者的唯一区别在于,静脉注射造影剂后采集时间不同,通常 EGE 的采集时间为注射造影剂后 5 min,而 LGE 则在 10 min 以上。LGE 常用于识别心肌瘢痕和心肌纤维化。在急性或陈旧心肌梗死的患者中,识别病变的心肌是 CMR 重要的临床应用。由于 CMR 出色的空间分辨率,故 LGE 评估心肌活性相比于其他成像方法更具优势。EGE 可以用于评估微血管阻塞(microvascular obstruction, MVO),在成像时,非 MVO 区域均出现显著的 T_1 信号缩短,在合适的反转时间下,表现为信号增强区域内的信号减低区。需要注意,一段时间后 MVO 区域可以通过邻近的组织被动扩散造影剂,引起 T_1 信号减低。因此 LGE 可能会低估 MVO 的范围。因此,EGE 是 LGE 的重要补充。

5. CMR 成像平面　心脏大血管本身结构较为复杂,其正常轴向与身体本身所在轴向方向不一致,通常需要进行多个方位不同层面的成像才能准确显示其结构,除常规的轴位、冠状位、矢状位平面以外,尤其在一些复杂的先天性心脏病中,还需要特殊成像平面进行辅助。CMR 具有任意方向切层的能力,操作者可根据具体情况任意选择切层方位,以利于最佳显示心脏解剖结构或病变的细节。

(1)四腔心长轴切面:一般经采集与心脏膈面相平行的层面而得到,也可以通过采集从二尖瓣中点到左心室心尖连线的平面得到。该平面上可以很好地显示 4 个心房、心室腔,以及房、室间隔,二尖瓣和三尖瓣的观察也以此平面为佳。

(2)左心室垂直长轴切面:这里指左心室两腔心,横断位图像为定位像采集平行于二尖瓣瓣环中点到左心室心尖连线层面获得。对左心室流入道及二尖瓣显示佳,对左心室功能分析具有一定的价值。

(3)左心室流出道长轴切面:也称为三腔心,经过心尖部,在基底部短轴切面电影图像上连线二尖瓣中点及主动脉瓣中点定位获得。主要显示主动脉根部、左心室、左心房、二尖瓣、主动脉瓣等解剖结构。

(4)左心室短轴切面:一般在获取其他左心室长轴方向图像后,通过选择与其垂直的层面而得到,该平面能够很好地显示心肌及室间隔诸节段,是评价心功能和室壁节段运动所必需的层面。

(5)肺动脉长轴平面:通过采集平行于右心室流出道和肺动脉主干的层面获得。将肺动脉长轴和肺动脉汇合部在同一层面上显示。可以为肺动脉狭窄或闭锁提供重要的诊断依据。

(三)心血管 MRI 新技术

1. 纵向弛豫时间定量成像技术及细胞外容积　在心脏疾病中,心肌的纤维化是重要的病理过程,也是判断疾病的重要预后指标。在造影剂增强后,由于纤维化区域的毛细血管密度减低而引起造影剂流出减少,从而导致纤维化区域的钆浓度增加,通过反转恢复序列将正常心肌抑制为低信号后,纤维化的部分表现为局部的高信号。故此,钆造影剂延迟强化(late gadolinium enhancement,LGE)可以识别纤维化。但 LGE 依赖纤维化心肌与正常心肌之间的对比,对弥漫纤维化不敏感,不能对纤维化的程度进行定量的评估。

高分辨率纵向弛豫时间定量成像(T_1 mapping)技术可以弥补上述缺陷。T_1 mapping 技术基于反转恢复或饱和脉冲激发,在纵向磁化矢量恢复的不同时间进行信号采集,通过后处理得到定量的 T_1 值。基于反转恢复的 T_1 mapping 序列包括 Look-Locker、MOLLI、shMOLLI 技术;基于饱和恢复脉冲的序列包括 SASHA、MLLSR、SAPPHIRE 技术。

细胞外容积(extracellular volume,ECV)是通过注射钆造影剂前后分别进行 T_1 mapping 扫描,经过血细胞比容(haematocrit,Hct)校正后获得。其计算公式如下:

$$ECV = (1-Hct)(\triangle R1\ 心肌/\triangle R1\ 血液)$$
$$\triangle R1 = 1/T_1 pre - 1/T_1 post$$

其中 $T_1 pre$ 和 $T_1 post$ 分别为注射造影剂前后的 T_1 值。得到的 ECV 结果可以直接量化纤维化的范围及严重程度。近年来,T_1 mapping 在心血管疾病中的应用范围逐渐扩大,在心肌病、铁沉积、心肌梗死、心力衰竭、先心病和主动脉疾病等方面均有进展。2013 年国际心脏磁共振学会和欧洲心脏学会磁共振工作组共同制定了专家共识,对于 T_1 mapping 和 ECV 技术给予了标准化指导,推进了其向临床的转化。

2. 横向弛豫时间定量成像技术　心肌水肿或铁沉积可以引起心肌组织横向弛豫时间改变,横向弛豫时间定量成像(T_2 mapping)技术能够量化组织的 T_2 值,对相关疾病的诊断具有重要的提示作用。常用的 T_2 mapping 技术有 3 种,包括回波自旋回波序列(multi echo spin echo,MESE)、稳态自由进动序列(steady-state free procession,SSFP)以及梯度自旋回波序列(gradient spin

echo se-quence,GRE),其中 GRE 序列成像最为快速、稳定。

T_2值的升高主要与心肌水肿有关,故 T_2WI 黑血序列、早期对比强化(early gadolinium enhance-ment,EGE)和 T_2 mapping 序列均可以发现心肌水肿。上述集中序列检测心肌水肿的能力并没有差异,但 T_2 mapping 的可重复性最高。但因 T_2 mapping 处于研究阶段,目前尚缺少正常与病变心肌之间明确的诊断阈值。

3. 四维血流成像　四维血流成像(4D FLow)可以无创地对心脏和大血管的血流情况进行定性和定量分析。在扫描过程中,其对于3个相互垂直的维度进行编码,并通过扫描获得3个方向相位流速的编码电影。扫描得到的图像经过后处理后,能够动态三维显示心腔和主要动脉内的血流特征,准确测量各个位置的方向、速度、剪切力等重要参数。在先心病、瓣膜病、肺动脉高压及主动脉病变等方向的研究尤其突出。不少研究发现,局部微小的形变可以引起局部血流方式巨大的变化,提示 4D Flow 技术在评估局部的瓣膜病变或狭窄等方面具有巨大作用。但目前 4D Flow 序列扫描时间长,若利用其他采集技术缩短扫描时间,则可对不能耐受扫描或心跳和呼吸不规律的患者具有重要意义。

4. 磁共振冠状动脉成像　全心磁共振冠状动脉成像(whole heart MR coro-nary angiography,WH-MRCA)技术主要采用自由呼吸下的三维稳态自由进动序列(steady state free pre-cession,SSFP),在扫描过程中依靠组织 T_1、T_2 弛豫时间的比值差别、脂肪抑制信号和 T_2 预脉冲来分辨冠状动脉中血液、心肌和心包脂肪信号。其扫描过程具有无创、无电离辐射、无造影剂注射的优点。其中无造影剂增强是 MRCA 相较于冠脉 CTA 的优势之一,但有相关研究发现,造影剂增强的 MRCA 的诊断效能高于非造影剂增强的 MRCA。而且 3.0 T 相较于 1.5 T 的 MRCA 诊断特异性更高。目前,诊断冠心病的最理想无创方式是冠状动脉 CTA,联合核素心肌显像或 CMR,随着 MRCA 技术不断更新优化,有望于 MR 心肌灌注联合应用与冠心病诊断,做到一次检查中同时获得冠状动脉及心肌活性的信息。

5. 磁共振特征追踪及心肌应变技术　应变(strain)指物体相对的形变,心肌在心脏不停运动的过程中发生形变。目前,射血分数是临床上最常用的心脏收缩功能的指标,但它也有一定的局限性,其不能分节段反映心肌不同位置的应变,无法对于局部早期的舒张功能受损进行评估,因此心肌应变技术应运而生。

心肌应变技术的基础是磁共振特征追踪,其常采用的技术包括心脏磁共振标记（CMR-tagging）技术和磁共振特征追踪技术（feather tracking CMR）。心肌应变技术对于缺血性心脏病、非缺血性心脏病以及先天性心脏病的诊断、治疗和预后的判断均有独特的价值。但目前还缺乏统一的临床标准，尚未得到完全普及。

第二节 主动脉夹层

一、影像检查技术与优选

（一）CT

在中国，CT是评估主动脉夹层（AD）的首选检查。CT检查应用广泛，扫描速度快，可迅速检查危及生命的急性胸痛患者，且具有极高的阴性预测价值。CT对AD的诊断敏感性>95%，总的诊断准确性达到96%。平扫对于AD的诊断不是必需的，增强扫描可发现管腔中分离的内膜片。诊断AD经横轴位图像即可，但多平面重建图像在进一步明确诊断和确定受累范围方面起着重要的补充作用，特别是分支受累。CT的主要作用是提供精确的AD受累范围与程度测量，包括扩张主动脉的长度和直径、真腔和假腔的识别、重要分支的受累情况，以及从内膜破口到重要血管分支的距离等。后64排CT采用"胸痛三联征"扫描，可一次性明确导致急性胸痛的最重要的3种可能病因，即AD、肺栓塞和冠心病。

（二）超声心动图

经胸超声心动图（transtho-racic echocardiography，TTE）和经食管超声心动图（transesophageal echocardiography，TEE）是诊断AD重要的检查方法。它可以移动到床边，能对病情危重患者进行筛查或用于术中和术后ICU监测。TTE通过标准经胸M型超声心动图和二维超声心动图检测到主动脉中的内膜片来诊断AD。但TTE检查在胸壁结构异常、肋间隙狭窄、肥胖、肺气肿等患者中受到限制，这些限制导致了检出率的下降和诊断准确性的降低。TTE诊断升主动脉AD的敏感性和特异性分别为77%~80%和93%~96%，而降胸主动脉远段夹层的检出率仅为70%。TTE更大的临床价值是被用于评估升主动脉受累时的主动脉瓣关闭不全和心功能，而非诊断主动脉夹层。TEE则克服了TTE的限度，不仅可以检测内膜片、定位破口和再破口位置，观察假腔内血栓形成,还可使用彩色多普勒和脉冲多普勒等,鉴定逆行 AD。TEE 还可观察真假腔之间的内膜片运动,甚至真腔的塌陷,并以此作为灌注不良的机制。TEE 诊断 AD 的敏感性可达到 99%,特异性为 89%。但因 TEE 是有创检查,急诊临床较少采用。

(三) MRI

MRI 对 AD 的诊断价值与 CT 相似,据报道敏感性和特异性可达到 98%。除了解剖形态学的显示,MRI 还能对主动脉瓣功能、内膜片的摆动及通过破口的血流、真假腔内血流进行评价。MRI 对于检测心包积液、主动脉瓣关闭不全或颈动脉夹层的存在也非常有用。但由于该检查扫描时间较长,多数情况下并不适用于心血管急症,尤其是血流动力学不稳的 AD 患者通常很难配合耐受。另外,对于体内置入起搏器等金属装置和支架等金属物的患者也存在扫描的相对禁忌。对于 CT 增强扫描相对或绝对禁忌的患者,MRI 可作为首选的替代检查方法。

二、影像学表现

(一) X 射线胸片

X 射线胸片对于 AD 的诊断价值有限。出现纵隔增宽、主动脉壁钙化内移等征象提示 AD 可能,需进一步检查明确诊断。

(二) CT

CT 平扫能隐约显示撕裂后向管腔内侧移位的内膜片,尤其是内膜片上有钙化时。CT 血管造影(CTA)可提供更多的重要解剖信息,包括:有无内膜片、内膜片撕裂累及的主动脉段范围、真腔和假腔识别、破口和再破口定位、顺行和/或逆行夹层识别、分支受累情况、终末器官有无缺血(脑、心肌、肠、肾等)、心包积液及其程度、胸腔积液的程度、主动脉周围有无出血、有无纵隔出血等征象。

1. 内膜片及其撕裂范围　内膜片撕裂是 AD 诊断的直接征象。增强轴位图像上显示为横穿于主动脉管腔内的线样低密度影,将主动脉管腔分成为两个腔,即真腔和假腔。虽然轴位图像上观察内膜片更清晰,但因内膜片沿主动脉长轴纵向延伸,多平面重组和曲面重建等三维重建图像可更为直观地观察内膜片撕裂的范围。

2. 真腔和假腔　真腔多居于夹层的主动脉管腔内侧,但当内膜片呈螺旋形撕裂走行时,真腔也可居于外侧。假腔较大,常居于真腔的外侧,其密度可低于真腔也可与真腔相等。假腔内血流速度缓慢，常合并血栓形成。真腔一般小于假腔，有时甚至可被假腔压闭。真假腔的准确区分对明确重要的分支动脉起自真腔还是假腔，以及血管内介入治疗至关重要。

3. 破口和再破口　表现为线样内膜片的连续性中断。原发破口多位于升主动脉根部和左锁骨下动脉以远的降主动脉近端处。再破口则可位于主动脉任意其他节段。

4. 顺行和逆行夹层　当破口位于升主动脉根部，内膜片通常从升主动脉根部向上沿升主动脉弓部及降主动脉顺行撕裂；或破口位于左锁骨下动脉以远时，内膜片沿降主动脉向下撕裂延伸。但当原发破口位于主动脉弓部或降主动脉近端时，内膜片既可顺行向下撕裂，也可同时逆行撕裂至升主动脉。

5. 分支受累　主动脉的重要分支血管如窦部发出的冠状动脉，颈部的左锁骨下动脉、左颈总动脉和无名动脉，腹部的腹腔干、肠系膜上动脉和双侧肾动脉，以及双侧髂总动脉、髂外动脉等是否有内膜片撕裂累及，或是起自真腔还是假腔，对于评估其供血的终末器官是否有缺血可能及治疗决策都至关重要。

6. 终末器官缺血　当重要的分支动脉起自假腔，或撕裂受累时，均可致该动脉供血的终末器官缺血。CTA通常无法评估终末器官的功能改变，但对肾脏却可通过实质强化较对侧肾减低来评估肾灌注减低及功能不全。比如当肾动脉起自假腔且假腔密度明显低于真腔时，或肾动脉内有内膜片撕裂累及且真腔被血栓充填的假腔压迫重度狭窄或闭塞时，可见其供血的肾实质灌注较对侧明显减低甚至无灌注。当内膜片撕裂累及冠状动脉开口或近端时，则提示心脏缺血的可能。当内膜片撕裂累及颈动脉时，如有一侧颈总动脉密度低于对侧，则提示同侧颅内半球缺血的可能。更准确地评估脑缺血则可在主动脉CTA扫描的同时尝试行头颅灌注扫描。此外，当肠系膜上动脉夹层真腔被压闭时，需观察肠壁有无低强化、水肿增厚及扩张等肠缺血、坏死的改变。

7. 胸腔积液及心包积液　主动脉急性内膜片撕裂时常可合并胸腔积液或心包积液（图5-1）。

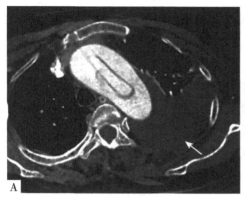
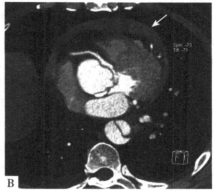

A. 轴位图像示主动脉弓部内膜片撕裂,左侧胸腔见液性低密度影(白箭头);B. 轴位图像示心包区液性低密影(白箭头)包绕。

图 5-1　A 型主动脉夹层合并胸腔积液及心包积液 CTA 表现

8. 主动脉周围血肿和纵隔血肿　当主动脉夹层假腔破裂时可合并主动脉周围血肿或纵隔血肿。

(三)超声心动图

直接征象为主动脉管腔内撕裂的内膜片回声,可随心脏搏动在腔内摆动,将动脉管腔分为真腔和假腔。M 型活动曲线显示收缩期扩张者为真腔,另一腔为假腔;二维超声图像显示腔内云雾影或附壁血栓者为假腔,另一腔为真腔。部分患者可显示主动脉内膜的破裂口,断裂的内膜随血流摆动于真假腔之间,收缩期朝向假腔,舒张期朝向真腔。彩色多普勒或脉冲多普勒显像显示收缩期血流速度快者为真腔;而血流速度缓慢,血流信号延迟出现或呈逆向血流信号或无血流信号者为假腔。彩色血流显像血流通过破口处呈现五彩镶嵌的血流。75% 患者破口处呈双向血流,收缩期血流从真腔流向假腔,舒张期很少流动或从假腔流向真腔,在破口处血流流动与破口处相反,收缩期血流从假腔流向真腔,舒张期很少流动或从真腔流向假腔。夹层累及主动脉根部时可致主动脉瓣环扩大,引起主动脉瓣反流,超声可观察和测量反流的量并评估反流的严重程度。

(四)MRI

MRI 自旋回波黑血序列可清晰显示内膜片,真腔显示流空的低信号,而假腔显示略高的信号,表示有湍流。亮血序列也可清晰显示内膜片及真假腔。DCE-MRA 则可全程显示内膜片撕裂的范围和程度,明确显示破口、真假腔、分支受累等 AD 的主要征象。MRI 对于检测心包积液、主动脉瓣关闭不全或颈动脉夹层的存在也非常有用。可以清楚地观察近端冠状动脉及其撕裂累及情况。真腔和假腔间的流动可以使用相位对比电影-MRI 或通过标记技术来量化。

MRI 可清楚显示夹层撕裂的范围和程度，黑血序列均表现为信号流空。当假腔血流缓慢时，则表现为不均匀偏高信号，特别是伴有血栓时，此征象尤为明显。电影序列的斜矢状面可全程显示主动脉，动态显示内膜片及真、假腔，以及破口的位置，破口表现为内膜片连续中断，真腔内血流经破口向假腔内喷射。DCE-MRA 是主动脉夹层最重要的检查序列，结合多平面重建以及 MIP、VR 等后处理技术，可全程显示主动脉夹层的范围、程度、破口及分支受累情况。通常早期真腔信号强度高于假腔，晚期真腔内信号渐低，而假腔内信号逐渐升高。当假腔内血栓，则表现无信号。

第三节 腹主动脉瘤

一、影像检查技术与优选

(一) CT

CT 和 MRI 目前是诊断主动脉瘤的"金标准"，均可全程显示主动脉及动脉瘤病变，并精确测量各种管径。CT 可快速成像，特别适用于心血管急症，但存在 X 射线辐射及碘造影剂肾损害。CT 对腹主动脉瘤(AAA)的术前评估包括测量瘤体的最大直径及长径、瘤体上缘距肾动脉开口的距离，瘤体两侧正常腹主动脉(近端瘤颈)和髂动脉(远端瘤颈)的直径，以及瘤体与两端瘤颈的角度、瘤颈管壁有无钙化等。这些重要的信息可直接指导腔内介入治疗的手术决策。术前评估还应包括髂动脉瘤、髂动脉或肾动脉的闭塞性疾病以及畸形血管的存在。AAA 支架修复后复查，建议 CT 延迟扫描，以检测内漏。

(二) 超声心动图

腹主动脉超声目前仍然是 AAA 的主要筛查方法。检查通常在仰卧位进行，侧卧位也可能会得到更多征象。在测量直径之前，应尽可能获得主动脉的图像，以确保所选择的图像垂直于主动脉长轴，避免过高估计实际直径。

在这样获得的切面上,从瘤体一侧外边缘到另一侧外边缘测量前后径,记为 AAA 的直径。有 AAA 的老年患者采用超声检查定期进行随访是很好的方法,指南建议男性≥65 岁,吸烟者和有 AAA 家族史的人群应采用超声检查定期筛查、监测 AAA 的变化,重点是测量瘤体直径,并对比前次结果观察瘤体直径的变化及附壁血栓的形成及变化情况。

(三) MRI

MRI 和 CT 一样也可以作为 AAA 术前和术后评估的"金标准"。快速自旋回波序列 T_1 和 T_2 加权成像序列主要用于形态学诊断,动脉瘤及其瘤腔内的附壁血栓均能显示;但由于该检查扫描时间较长,不适用于急性破裂或濒临破裂的 AAA 患者。另外,对于体内置入起搏器等金属装置和支架等金属物的患者也存在扫描禁忌。对于 CT 增强扫描相对或绝对禁忌的患者,MRI 可作为首选的替代检查方法。

二、影像学表现

(一) 腹部 X 射线

因本身密度及受到腹腔脏器、腰大肌及脊椎重叠影响,腹主动脉瘤即使再大,在腹部 X 射线平片上也不能显示,但当瘤壁重度钙化时,可显示瘤样扩张的高密度钙化的瘤体边缘,提示腹主动脉瘤的存在。常在腹部立位平片或腰椎正侧位片可见。

(二) CT

CT 平扫仅能显示主动脉呈瘤样扩张,对瘤腔内信息及瘤体与周围组织关系无法确认。CTA 可在轴位及重建图像上明确显示腹主动脉的局限性瘤样扩张,通常为向两侧均匀膨凸的梭形,也可呈偏向一侧的囊袋状凸起,在三维重建图像上显示更为直观。轴位图像还可显示瘤体管壁的钙化及瘤腔内的附壁血栓形成。除了形态学的观察,CTA 还可测量并提供与手术相关的重要的信息,包括瘤体的最大直径及长径、瘤体上缘距肾动脉开口的距离、瘤体两侧正常腹主动脉(近端瘤颈)和髂动脉(远端瘤颈)的直径,以及瘤体与两端瘤颈的角度、瘤颈管壁有无钙化等。此外,以下关于瘤体急性破裂、濒临破裂及慢性破裂的重要 CTA 征象也应给予明确提示。

1. AAA 破裂的 CT 征象　主要为典型的 AAA 合并血肿形成。破裂的 AAA 可显示活动性造影剂外溢或瘤体变尖(图 5-2A)等征象;新鲜的血肿常高于腰大肌密度(图 5-2B),可局限于腹膜后,位于主动脉后外侧,也可以腹膜后、腹腔都有(图5-2C),腹腔内血肿一般位于主动脉前或前外侧。

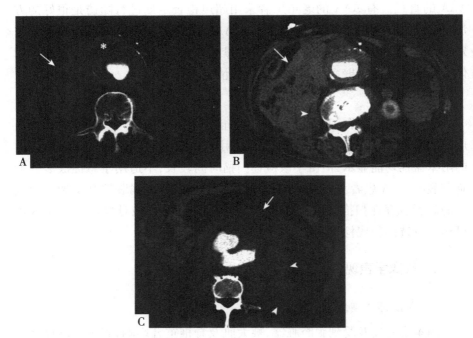

腹主动脉瘤破裂,轴位图像(A)显示腹主动脉瘤样扩张,瘤体内可见低密度附壁血栓形成,瘤体右前部位变尖(*),瘤体右后方腹膜后可见大量血肿(白箭头)形成;轴位图像(B)示腹主动脉瘤样扩张,瘤体内低密度血栓形成,瘤体右前方腹腔内(白箭头)及右后方腹膜后可见大量血肿形成。腹膜后血肿密度高于紧贴的右侧腰大肌(白箭头);轴位图像(C)示腹主动脉瘤样扩张,瘤体内可见低密度附壁血栓形成,血栓局限性变薄。瘤体左前方腹腔内(白箭头)及左后方腹膜后(白箭头)均可见大量血肿形成。

图5-2 腹主动脉瘤急性破裂CT表现

2. AAA濒临破裂的CT征象　CT平扫瘤体周缘出现新月形高密影,且增强密度高于腰大肌;AAA瘤体绝对直径>70 mm;AAA瘤体年增长大于10 mm;瘤体钙化中断;附壁血栓变薄等。

3. AAA慢性破裂的CT征象　主动脉旁规则光滑的低密度血肿形成,当瘤体壁无钙化时血肿常与瘤体内附壁血栓不可分,位于腹膜后累及同侧腰大肌。皱褶主动脉征:AAA瘤体后壁失去正常张力及弧度,紧贴并粘连于后方椎体的前缘,提示AAA瘤体壁功能不全并且有微泄漏,即使没有血肿形成也可诊断。邻近的椎体前缘可被侵蚀变平直甚至局限性缺失。

（三）超声心动图

二维超声重点观察病变处动脉管壁的连续性，瘤体的位置、大小及有无附壁血栓形成，测量并记录腹主动脉扩张最明显处横切面直径及上下径，对比计算 AAA 年增长量。扩张的 AAA 多呈梭形或纺锤形，病变段内膜不光滑，管壁常可见大小不等的高回声斑块，部分后伴声影。彩色和频谱多普勒可观察血流情况，在扩张的瘤腔内可见红蓝相间的血流信号。腹主动脉的主要分支是否受累也可观察。

腹主动脉瘤管腔呈梭形、囊状或圆柱状扩张，除了动脉管径增宽以外，还可出现长度增加，囊腔多向左侧偏移，很少偏向右侧。当附壁血栓形成，血栓呈同心圆或偏心性层状分布于扩张的腹主动脉壁上，在二维显示低或中等回声，血栓的层状结构可以被显示或者显示不清。超声还可检测合并的管壁及瘤腔内病变，如附壁血栓或斑块。而且多普勒超声还可以提供瘤腔内血流的信息。

（四）MRI

快速自旋回波的 T_1 和 T_2 加权成像序列主要用于形态学诊断，主动脉的瘤样扩张及其瘤腔内的附壁血栓等均能显示，还可测量扩张管腔的直径。三维增强磁共振血管成像能准确显示病变的部位、大小、形态及邻近分支血管受累等情况，还可鉴别慢血流和血栓，对指导治疗和判断预后具有重要价值。

第四节 动脉导管未闭

一、影像检查技术与优选

（一）胸部 X 射线

胸部 X 射线至今仍是必需的检查项目，主要用于观察双肺、肺血的情况，用于观察心脏外形和大小情况，结合临床杂音，以及典型者可见的主动脉弓部的"漏斗征"，可以初步提示该病的存在，但是不能做出最终的诊断。

（二）超声心动图

超声心动图是诊断该病的最佳技术和首选技术，具有操作简单便利、可靠和无创伤、无辐射等优点。特别是二维超声心动图结合彩色多普勒超声心动图,能清楚显示 PDA 的形态和血流动力学改变。

(三) CT 及心脏磁共振

CT 是诊断本病的候选技术,只有在超声检查不明确、临床又高度怀疑的情况下应用。另外,患者有动脉导管未闭合并其他复杂的心内、心外畸形时,如超声对主动脉弓缩窄、冠状动脉发育异常、肺静脉发育畸形等观察受限时,可以行 CT 或者心脏磁共振(CMR)的检查。CMR 由于扫描检查时间较长,在临床也较少应用。

(四) 心导管和心血管造影

心导管和心血管造影具有更加严格的适应证。单纯诊断动脉导管未闭,临床不再需要做心血管造影检查。只有在临床疑诊艾森门格综合征,或者采用介入封堵治疗动脉导管未闭时,需要做心导管和心血管造影检查。

二、影像学表现

(一) 超声心动图

1. 二维超声心动图　心底短轴切面和胸骨上窝主动脉弓长轴切面,于左肺动脉的起始部与降主动脉之间有异常通道交通。根据异常通道的形态可分为漏斗型、管型和窗型。其他表现有左心室增大,室间隔活动增强。肺动脉明显增宽,且搏动增强。合并肺动脉高压时,右心室扩大,右心室壁增厚。

2. M 型超声心动图　心室波群 M 型超声显示左心增大,室间隔活动增强。

3. 多普勒超声心动图　可探到异常血流从降主动脉经异常导管进入主肺动脉分叉处或左肺动脉起始部。连续多普勒于肺动脉内可探及连续性左向右分流信号,形态呈"锯齿形"连续高速频谱。出现肺动脉高压时,可见右向左分流信号。

4. 超声造影　超声造影对肺动脉高压的判断有重要意义。主动脉压大于肺动脉压时,部分患者在二维切面上,由肺动脉分叉处沿主动脉外侧壁可见细长负性造影区,与彩色多普勒分流束相对应。当出现肺动脉压高于主动脉压后,在降主动脉内可见充盈的造影剂,左心房及左心室内无造影剂。

(二) X 射线

可显示肺血增多、肺动脉段突出、左心室和右心室增大、主动脉结突出或增宽。值得注意的是分流量小的细小 PDA,心肺可无明显异常改变,分流量较大时可发生肺动脉高压,X 射线可见肺动脉增粗,主动脉弓部呈漏斗状膨出,下方降主动脉开始处骤然内缩("漏斗征"),为本病的典型 X 射线表现。

(三) CT

1. **直接征象** 降主动脉与肺动脉间可见动脉导管显影和相通。CT 可分析动脉导管的类型、直径及长度。矢状位是显示导管的最佳体位。

2. **间接征象** 左心增大,肺动脉扩张。常合并室间隔缺损、主动脉缩窄、离断等。

CT 图像的视野很大,除了观察动脉导管未闭,还可以观察患者有无合并其他复杂的心内、心外畸形,如主动脉弓发育不良与缩窄褶曲、主动脉瓣(是否二瓣化)和瓣上狭窄、冠状动脉发育情况、肺静脉发育畸形、双肺异常等。

(四)心脏磁共振

心脏磁共振(CMR)的横轴位、冠状位和矢状位自旋回波序列,均可显示位于主动脉弓降部的未闭动脉导管,表现为降主动脉上段内下壁连续性中断,与主肺动脉或左肺动脉近段之间有管状低或无信号相连。电影序列上降主动脉和肺动脉间可见异常连接的高速血流信号。沿主动脉长轴的斜矢状位是显示动脉导管的最佳位置,对比增强的 MRA(CE-MRA)能够更准确和清楚地显示动脉导管未闭。

(五)心导管和心血管造影

选用标准左侧位投照,行主动脉弓降部造影,可见主动脉显影的同时,也可见肺动脉显影,还可显出动脉导管和主动脉弓局部漏斗状膨出。心导管检查可以测量肺动脉压力,血氧分析可显示肺动脉血氧含量高于右心室,间接提示肺动脉水平由左向右分流。

第六章 肝胆疾病影像诊断

第一节 肝胆影像检查技术

一、超声

肝脏作为人体重要的实质性脏器,非常适合应用超声检查技术进行肝脏疾病的诊断和筛查。超声检查是目前无创性判断肝内占位性病变及弥漫性病变最简单易行的影像学诊断方法之一,常用包括二维实时灰阶成像(real time two-dimensional gray scale ultrasound imaging,2D-US)、彩色多普勒成像(color Doppler flow imaging,CDFI)、频谱多普勒成像(spectrum Doppler ultrasonography)、超声造影(contrast-enhanced ultrasound,CEUS)和超声弹性成像(ultrasonic elastography)等,它们可以从形态学、血流动力学、微循环灌注及组织硬度等角度提供相关诊断信息。目前肝脏超声检查仍以常规使用的实时灰阶B型超声为基础,其探头多采用弧形凸阵探头。超声检查技术可以对肝脏的实质部分、肝脏相关血管及与肝脏疾病相关的其他脏器等进行扫查。

(一)超声检查目的和检查前准备

目的主要在于以下几个方面。
(1)确定肝内占位性病灶的存在,并提示定位、定性诊断线索。
(2)确定肝脏弥漫性病变的存在,判断弥漫性肝病所处病理阶段。
(3)鉴别细胞性黄疸和阻塞性黄疸等。

检查前准备:一般无须特殊准备,但由于肝脏毗邻肠道,餐后的肠腔胀气可能会导致肝脏的部分叶段显示不清,因此最好是空腹6~8 h,之后进行肝脏的扫查,隔夜空腹状态是最佳检查前准备状态。

(二)常规超声检查方法

1.二维实时灰阶成像技术 二维实时灰阶成像属于辉度调制显示法成

像,它通过显示组织器官切面图的亮度变化,来提供人体解剖和结构学的相关信息。组织切面图的亮度与组织的声衰减特性和组织间的声阻抗差等相关。二维实时灰阶成像必须满足一定的条件,常规包括:实时显示(帧频≥8 f/s)、高分辨率、高灰阶(灰阶级≥128)等。

二维灰阶超声检查可以评估肝脏形态、结构等肝脏背景情况,明确肝内病灶有无,观察病灶的数目、分布范围、大小、边界、内部回声和形态等。

肝脏背景的评估指标包括:肝脏包膜和边缘、肝内实质回声、肝脏大小、肝脏相关血管内径和走行形态、有无栓子、脾大小、脾静脉宽度、胆囊大小和囊壁及囊内容物等。最常见的疾病是门脉性肝硬化。研究显示:门静脉管径与肝纤维化程度呈正相关,门静脉血流速度与纤维化程度呈负相关,肝静脉管径及多普勒频谱波形的变化与肝纤维化程度有显著相关性。肝包膜、实质回声及胆囊壁厚度是判断肝纤维化程度的最佳预测指标,其与肝脏纤维化程度有良好的相关性,有研究将以上指标与血清学指标进行了比较,发现超声评价中度肝纤维化的符合率高于血清学,但二者在判断肝纤维化的总符合率及轻重度纤维化的符合率方面差异无统计学意义。常规灰阶超声可以明确肝内有无病灶,常见病灶描述如下:病灶内部回声为无回声、低回声、等回声、高回声、强回声、混合回声等;均质、不均质等;形态圆形、类圆形、椭圆形、不规则形等;边界清晰、欠清晰、模糊;有无包膜;后方回声有无改变等。

2.彩色多普勒和频谱多普勒成像技术　多普勒成像(Doppler imaging)是一种通过多普勒技术获取人体组织器官或血管内血流运动速度的分布情况,并以灰阶或彩阶的方式形成运动速度分布图的成像技术。彩色多普勒是一种用彩色图像实时显示血流的方向和相对速度的技术,方法为在二维灰阶声像图的基础上设置一个取样框,通过计算机的分时处理等方法,在得到二维声像图的瞬间获得取样框内的多普勒信号,经过计算机的信息处理后,将二者叠加形成实时彩色图像。在此基础上,又发展了彩色能量图和方向能量图及彩色多普勒组织成像法等;能量型彩色多普勒对高速血流的显示不产生彩色混叠,不能显示血流方向、速度和性质等;彩色多普勒组织成像法一般应用于观察心肌组织运动情况。频谱多普勒也可以在二维声像图(或合并彩色图像)的基础上设置一个取样门,以频谱图像显示,形成双幅实时图像:二维实时图像(或合并彩色图像)在上半幅、频谱图像在下半幅。频谱多普勒成像可分为脉冲频谱多普勒成像(pulsed wave Doppler imaging, PW-Doppler imaging)及连续波多普勒成像(continuous wave Doppler imaging,

CW-Doppler imaging)两大类。

彩色多普勒和频谱多普勒超声成像技术可以协助鉴别管道(血管、胆道或其他管道结构)性质、识别动脉与静脉、显示肝脏相关血管包括门静脉、肝动脉、肝静脉等的血流走向、流速、测定和评估血流动力学参数。常用血流信号描述如下:血流信号出现部位如周边、中央,血流信号形态如点状、条状、条形等;血流信号总体描述为少许或较丰富等,动态呈动脉样、静脉样等。肝脏常用频谱多普勒为脉冲波多普勒成像,可测量所显示血流的血流动力学参数,为临床提供相关诊断和鉴别诊断信息。常用血流动力学参数主要包括:收缩期血流速度(PSV),舒张期血流速度(EDV),平均速度(Vm),搏动指数(PI),阻力指数(RI)等。

(三)超声造影

超声造影即造影剂增强超声(contrast enhanced ultrasound),利用超声造影剂在声场中的非线性效应和所产生的背向散射来获得对比增强图像。超声造影具有较高的时间分辨率,可以对病灶微循环灌注进行实时动态观察,安全性高,可以在较短间隔内重复注射造影剂进行检查。经过多年发展,造影剂增强超声已经成为临床上常用的诊断技术,这得益于超声微泡造影剂及配套成像技术的飞速发展。超声造影剂和低机械指数谐波成像技术的发展,有效弥补了传统常规超声和多普勒超声在肝脏的应用局限性,该技术可以实时动态连续观察超声微泡对组织的强化过程,以获取组织微循环血流灌注等信息,此过程类似于增强CT和增强MRI。常用低机械指数谐波成像技术主要包括:脉冲反向谐波(pulse inver-sion harmonic,PIH)成像、对比脉冲序列(contrast pulse sequence,CPS)造影成像技术、脉冲编码谐波(pulsed coded harmonic,PCH)造影技术、造影匹配成像(contrast tuned imaging,CnTI)、纯净造影谐波成像(pure contrast harmonic imaging)等。第一代造影剂包括Albunex、ELevovist等,其由于微泡内含空气、包膜较厚、弹性差且包裹的空气易溶于水等因素,导致第一代造影剂在体内持续时间短且容易破裂。第二代超声造影剂包括Optison、Sonovue、Sonazoid等,其内包裹高密度惰性气体(不易溶于水或血液),外膜薄而柔软、稳定时间长,且振动及回波特性好。目前国内最普遍使用的超声造影剂Sonovue是纯血池造影剂,其微泡在低声压下震而不破,能产生较强的非线性谐波信号,从而实现非爆破性实时超声造影,同时,Sonovue经肺部排泄,无肝肾毒性。也有一些超声造影剂如Sonazoid等,可滞留在肝脏和脾,能获取延迟或血管后期相,目前即将获批进入中国市场。现在常用的超声仪器也是配备低机械指数谐波成像技术的成品机,超声造影时一般无须另外调节机械指数等参数。

检查前准备:检查前告知并签署知情同意书、详细询问病史以明确检查目的并排除禁忌证、患者检查前需空腹 6~8 h、必要的仪器操作和准备等。观察内容:描述病灶增强开始时间及消退时间、增强程度、增强形态及不同时相的动态变化模式等。适用症:肝内结节或占位性病灶的定性诊断、需增强影像学检查但增强 CT 和 MRI 检查有禁忌的患者、CT 和 MRI 检查未能给出明确诊断的患者、不同影像学检查诊断肝内病灶结论不同时、肝肿瘤消融介入或手术后定期随访、肝移植术后并发症的评估、肝脏纤维化及肝硬化的评估等。

肝脏超声造影的时相通常分为动脉相(0~30 s)、静脉相(31~120 s)、延迟相(121~360 s),超声造影从注射超声造影剂即刻开始实时动态连续观察超声微泡对组织的强化过程,而增强 CT 和增强 MRI 一般从动脉早期 20 s 刚开始扫描肝脏,对于在动脉早期 20 s 前即灌注并已消退的病灶则无法捕捉病灶快进快退的灌注信息。同时,超声造影剂可以作为载体,辅助实现药物携带、基因治疗等靶向治疗。然而超声造影往往需要固定在某一个切面进行检查,因此无法同时全面了解其他部位病变的信息。另外,对于二维灰阶超声显示困难的部位和病灶,其造影效果通常也不理想。

(四)超声弹性成像

弹性成像(elastograhpy)的概念首次由美国 Ophir 教授在 1991 年提出,它可以对生物组织的硬度进行量化测量和弹性成像。弹性技术主要包括超声弹性成像与磁共振弹性成像(MR elastograhpy)技术等,促进了无创评估肝脏纤维化程度的发展。超声弹性成像因灵敏度和特异度高、操作简便、价格价廉、无辐射、易重复、患者屏气时间较短、患者接受度高等独特优势,近年来发展迅速,目前已成为无创性评估肝纤维化的可靠方法。

目前,应用于肝纤维化诊断的超声弹性成像技术主要分为两类,即应变式弹性成像(strain elastography)和剪切波弹性成像(shear wave speed elastography)技术。实时组织弹性成像(real-time elastography,RTE)是应变式弹性成像的代表,以在浅表器官如甲状腺、乳腺等的应用较有价值。应用于肝脏的超声弹性技术主要是剪切波超声弹性技术:包括瞬时弹性成像(transit elastography,TE)、点式剪切波弹性成像(point shear wave elastography,pSWE)、二维/三维剪切波弹性成像(2D/3D shear wave elastography,2D/3D SWE)。其中,瞬时弹性成像以 Fibroscan 为代表,是最早应用于临床检测肝脏弹性杨氏模量的技术,也是多年来被国内外各大临床指南所推荐的经典检查方法。其通过体外低频发射器的震动产生一个瞬时低频脉冲激励,使肝组织产生瞬间位移和剪切波,跟踪并采集剪切波即可测定肝脏硬度。它可以给出组织弹性模量的 E 值和肝脏受控衰减参数(controlled attenuation parameters,CAP),其中组织弹性模量用来评估肝纤维化程度,剪切波速度越大,肝硬度测值越高,感兴趣区(region of interest,ROI)内肝组织越硬。肝脏受控衰减参数 CAP 值也可以定量反映肝脏脂肪含量。由于瞬时弹性成像没有实时的图像引导,因此无法避开非目标区域,对于肥胖、肋间隙过窄、肺气肿、伴肝内巨大肿块等患者,常常无法得到正确有效的测量结果,对伴腹水的患者则无法进行肝脏弹性测量。而 pSWE 及 2D-SWE 是基于声辐射力脉冲(acoustic radiation force impulse,ARFI)成像的弹性成像方法,由于成像原理不同且具备了灰阶超声的图像引导功能,因此其可以有效避开无效测量,适用于伴腹水的患者。pSWE 所使用的声辐射力脉冲在不同深度进行冲激诱发,多条声束在较大范围内对组织进行推挤,可形成组织硬度分布图。pSWE 反映的是组织在声束轴向上的硬度,测得的数据是感兴趣区的平均值,常见 pSWE 有 VTQ、STQ、ElastPQ、SWM 等。2D-SWE 采用多波成像平台,探头发射高速聚焦声束即声辐射力脉冲对组织施加激励,利用"马赫锥(Machcone)"原理,可在组织中产生足够强度的剪切波,并利用超高速成像技术(>5000 帧/s)捕获、追踪剪切波,通过测量组织中不同位置剪切波的传播速度来反映组织硬度,以彩色编码技术实时显示出组织弹性分布图。常见 2D-SWE 有 STE、SSI、ElastQ 等。2018 年世界超声联合会发布的最新肝脏超声弹性指南指出:不同机器的诊断精度相似,在严格遵循规范化操作的前提下可以提高 SWE 的诊断准确性,pSWE 及 2D-SWE 对肝脏硬度的测量成功率高于 TE,尤其是对肥胖患者。

检查前准备:详细询问病史以明确检查目的并排除合并症,患者检查前需空腹 2~4 h,禁咖啡、吸烟、餐饮等,隔夜空腹效果最好。运动后需休息 10~20 min,嘱患者检查时适当平静屏气配合检查等。

但值得注意的是:虽然肝纤维化程度是影响肝脏弹性硬度测值的最主要因素,但其他因素如炎症反应和坏死分级、脂肪含量等也可能会影响肝脏弹性测值。在肝脏淤血性损害、急性病毒性肝炎、肝小静脉闭塞症、胆汁淤积性疾病等病理情况下,肝脏弹性硬度也可升高。因此,基于复频剪切波的肝脏黏弹性测量和基于声波衰减的黏性测量也具有重要意义,但目前尚在萌芽阶段。前期仿体和动物实验表明:黏性与肝脏炎症坏死及动态病理变化相关。初步临床试验显示急性肝损伤者肝脏具有低弹性测值和高黏性测值,频散斜率(黏性参数)与坏死分级相关。因此,在日常工作中,医师需结合临床的其他诊断指标对肝纤维化程度进行综合性评估。

二、血管造影

血管造影技术自 1896 年问世以来,经历了百余年的发展。无论是造影剂的种类、数量、安全性及插管的方法,还是造影设备,都取得了突破性进展。自 1896 年瑞士人 Haschek 及 Lindenthal 用 Teichman 氏混合液(含铋、铅及钡盐)行截肢手血管造影,完成首次血管造影后,20 世纪 20 年代,Sicard 和 Forestier 用碘化油作右心及动脉造影,Berberich 及 Hirsch 用溴化锶行股动脉造影,Brooks 用碘化钠作下肢动脉造影均获得成功。1929 年 Dos Santo 用长针直接穿刺腹主动脉造影获得成功,同年 Forssmann 在自己身上用输尿管导管经肘静脉插管至肺动脉造影,首创导管造影术。1941 年 Farinas 改用股动脉切开插管造影,此法一直沿用了几十年。1953 年 Seldinger 发明了经典的经皮股动脉穿刺经导丝交换插管法——Seldinger 穿刺法,1956 年 Dman 改进了导管头的弯度,使血管造影术进入了一个新纪元。

随着影像学技术的迅猛发展,血管造影在肝脏疾病的诊断地位逐渐被 US、CT 和 MRI 所取代。但是,在介入领域,肝脏血管造影作为检查肝脏病变和介入治疗的常规手段,在动态定位肝脏血管、血管受侵犯程度和病变供血情况等方面有重要作用。随着导管材料及导管形态的不断改进,选择性动脉造影技术也日臻完善,创伤性越来越小。目前,肝脏血管造影主要有两种,一种是通过腹腔动脉选择性插管造影,另一种是通过肝动脉选择性插管造影。前者不但可以显示腹腔动脉的分支和变异情况,而且造影剂经脾静脉回流后可显示脾静脉和门静脉(即间接门静脉造影),使肝实质显影良好,有利于显示肝内占位性病变,了解门静脉有无阻塞、增粗及侧支开放情况等。目前多采用的是选择性肝动脉造影,如需更好地显示肝固有动脉及其分支及肝内小病变,还可做超选择肝动脉造影。

(一)适应证和禁忌证

1. 适应证

(1)肝肿瘤患者行介入治疗时,肝动脉造影有助于肝癌的诊断及治疗,通过肝动脉造影可进一步明确病灶的数目、大小及分布,从而确定能否手术切除或是否采取介入治疗。此外,可显示肿瘤的动脉血供及有无动-静脉瘘及静脉癌栓,这些对治疗是非常重要的。

(2)肝占位性病变的鉴别诊断。

(3)肝癌患者外科根治术后以及直肠癌/结肠癌患者术前或术后预防性介入治疗时。

2. **禁忌证** 除严重造影剂过敏外,通常无绝对禁忌证。有严重肝肾功能衰竭、明显出血倾向、心功能代偿不全等情况时应慎重使用。

(二)术前准备

(1)肝肾功能及血常规、凝血功能等实验室检查。

(2)术前患者应给予支持治疗,以使其尽可能处于较好的状态,如有血糖异常、腹水、少尿等临床表现时,应尽量纠正。

(3)积极与患者及家属沟通,使其了解造影术中及术后的反应,以期在心理上有足够的准备。

(三)造影方法

1. 经皮穿刺插管与 Seldinger 穿刺法

(1)选择穿刺点:目前常用的穿刺点有股动脉及腋动脉,前者最常用。

1)股动脉穿刺点:腹股沟中点下方 1~2 横指股动脉搏动最明显处。穿刺点选择原则:第一次插管者及皮下脂肪少者宜偏下,而皮下脂肪多者或已多次插管者可偏上。选择穿刺点以动脉穿刺内口不高出腹股沟韧带为准,因为常规股动脉压迫止血是以股鞘的后壁(坚硬的耻骨梳及耻骨梳韧带)为压迫支撑点,一旦动脉内口在盆腔,则可能因无良好的支撑而难以很好地止血,从而引起盆腔血肿形成,中、大量腹水患者也可能会有腹水经穿刺道渗出。

2)腋动脉穿刺点:不是常规入路,仅在不能经股动脉插管或需保留导管持续化疗时才选用。左、右侧均可,一般选左侧腋动脉,由此插管易入降主动脉。穿刺时患者仰卧,穿刺侧上肢外展、高举,手枕于头部或前额,穿刺点一般在胸大肌三角沟的下后方。作腋动脉穿刺时,针尖可能会触及臂丛神经分支。局部麻醉后,针尖对准腋尖部腋动脉搏动最明显处穿刺。这种情况下宜用微穿刺系统,以减少并发症。压迫止血应小心,以防出现血肿。

(2)麻醉:确定穿刺点及穿刺途径后,常规消毒、铺巾,用盐酸利多卡因 100 mg(5 mL)与生理盐水 1:1 稀释做局部麻醉。先在皮下做一皮丘(直径约 1 cm),然后沿穿刺道作浸润麻醉。麻醉应深至动脉前壁,以减少动脉痉挛的发生率。

(3)穿刺:用尖头刀片在进针点做一 2~3 mm 的小切口,左手轻压穿刺点,右手持针以与皮肤成30°~50°角度对准股动脉进针,一旦针尖置于动脉上方持针手指有明显膨胀性搏动时,快速刺入动脉。老年人和儿童股动脉易滑动,可用中指和示指将其夹在中间,使其相对固定。进针方法有两种。

1)前后壁穿透法,常用于带芯穿刺针。穿刺针穿透动脉前后壁后,拔出针芯,缓慢退针直到有鲜红血液喷出。

2)前壁穿刺法,常用于无芯穿刺针。通常穿刺针穿入动脉后,可见穿刺针呈点头状搏动。穿透动脉前壁后即可见有鲜红血液喷出。有时见喷血不畅,则有可能部分针尖位于动脉前后壁或侧壁,应缓慢退针至动脉喷血通畅。

(4)进导管:穿刺成功后,右手固定穿刺针,待助手将导丝软头导入穿刺针及动脉,并经透视证实导丝进入腹主动脉后,右手退出穿刺针,助手通过导丝换上所需的扩张管,将动脉内口扩大后再换所需的导管,通常扩张管的口径不应大于导管口径。现在常直接在导引导丝引导下交换入导管鞘,然后将导管鞘中的扩张管退出后直接进导管。上述从穿刺到进导管这一过程就是改良的 Seldinger 穿刺法。

(5)注意事项:①使用导管鞘时,对年纪较大或估计髂动脉明显扭曲者宜通过导丝交换导管,以防进导管时形成动脉夹层。②应在透视下进导丝,以防导丝进入旋髂外动脉或股深动脉(多在使用 J 导丝时发生)。这时可小心将导丝退至股动脉或穿刺针内,旋转导丝或水平改变穿刺针角度后再进导丝。③有时穿刺针喷血良好,但导丝无法进入髂动脉,常见原因是助手进导丝时使穿刺针深度改变,或穿刺针虽在动脉内,但因斜面位置不佳,使导丝顶至动脉壁上,这时只需退出导丝后调整穿刺针深度或角度后重新进导丝即可。④退导丝时要相当小心,谨防导丝被穿刺针切割。此外,在皮下脂肪较厚的患者,穿刺成功后,如压在动脉上的左手放松,有时也可使针的深度改变,为此在导丝进入髂动脉之前,穿刺者压迫的手应维持原状。

2. 选择性动脉造影　通常腹腔内脏动脉均可用 RH 导管、Cobra 导管或盘曲型导管、Yashiro 导管、RLG 导管等。选择导管的形态应根据操作者的个人习惯及动脉走行方向而定,不必拘泥书本介绍某一形态的导管,宜选择 5 F 及 4 F 导管。造影剂的注射速率及量应根据所选择插管的动脉粗细情况而定。由于肝动脉多源于腹腔动脉及肠系膜动脉,胃左动脉常参与肝左叶供血,故现就相关插管技术介绍如下。

(1)选择性腹腔动脉造影

1)导管选择:几乎所有头端弯曲朝下的导管均可使用,但常用 RH 导管、盘曲型导管、Cobra 导管、Yashiro 导管。特殊情况下可用 RLG 导管等。

2）选择性插管：导管于主动脉弓成形后（Co-bra 导管无须成形），顺势回拉，头端朝前（判断方式如下：旋转一下导管，如头端转动方向与旋转方向相同，则头端向前，反之朝后）在 $T_{12} \sim L_1$ 椎体水平上下慢慢探查，钩住血管，手推造影剂证实为腹腔动脉且导管稳定不会脱出，即可造影。

3）造影：造影剂注射速率为 6~8 mL/s，总量为 40~60 mL。摄片程序：开始注射造影剂后 2~3 s，1 张/s，连续 5 张，然后 1 张/2 s，摄片 5 张。如为 DSA，则图像采集时间为 20 s 左右，如需了解门静脉，则摄片或采集时间延长至 30 s 左右。

（2）选择性肝动脉造影

1）导管选择：常用导管同腹腔动脉选择插管。

2）选择性插管：进入腹腔动脉后，根据肝动脉的具体走行方向选择合适的导管，通常 RH 导管、Cobra 导管及盘曲型导管使用时较为简便。RH 导管成袢后，寻找腹腔干开口，逆时针旋拉导管即可进入肝总动脉。Cobra 导管可借助超滑导丝超选择至肝总动脉。Yashiro 导管常常借助肠系膜上动脉或肾动脉成袢。必要时可借助导丝作肝动脉插管，这时导丝要尽量进深，进导管时导丝要固定，不要随导管向深处移动。

3）造影：导管头端宜置于肝固有动脉或肝总动脉，如无特殊情况不应只做左或右肝动脉造影，尤其是首次诊治的患者，以免遗漏病灶。根据肝动脉粗细决定造影剂的注射速率及量，造影剂注射速率为 4~6 mL/s，总量为 30~45 mL。摄片程序与腹腔动脉造影相似。若发现肝脏某区域血管稀少甚至缺乏，则尚需探查其他血管（如肠系膜上动脉、胃左动脉等）以发现其他肝脏供养血管。

（3）选择性胃左动脉造影

1）导管选择：RLG 导管或类似形态导管、盘曲型导管均可。

2）选择性插管：RLG 导管成形选择至腹腔动脉后，缓慢下拉导管，利用导管头端向上的角度较易超选入胃左动脉，手推造影剂证实后即可造影。然后再根据肝动脉的走向，借助导丝即可进导管。事实上，只要注意到胃左动脉的起源，导管在腹腔动脉起始不远处寻找多能找到并成功插管。

3）造影：造影剂注射速率为 2~4 mL/s，总量为 10~20 mL，摄片程序同肝动脉造影。

（4）选择性肠系膜上动脉造影　肠系膜上动脉在 L_1 椎体水平发自腹主动脉前壁，向前下方走行。通常较腹腔动脉开口低 1 cm 左右，但变化幅度较大,可从紧贴腹腔动脉到其下 3~4 cm,偶可见与腹腔动脉共干。其选择性插管造影方法与选择性腹腔动脉造影相似。

3. 压迫止血 所有操作结束后,退出导管、导管鞘,同时以皮肤进针点为起点向上用示指、中指及环指(压迫穿刺点)压迫 10 min,然后绷带加压包扎 24 h。

注意事项:①整个过程中导管及导管鞘必须经常用肝素盐水冲洗。②导管退出时,一定要将导管恢复到进导管时的形状,以防导管在血管内打结。

(四) 术后处理

为避免和尽可能减少并发症和反应,术后正确处理和密切观察患者是必要的。

(1) 穿刺插管处关节禁屈曲、制动 5~8 h,卧床 12 h 以上,如无特殊情况 24 h 后拆除绷带。由于现在多使用 5 F 甚至 4 F 导管,其动脉穿刺口很小,特殊情况下也可在 5~6 h 后起床活动。

(2) 定期测血压、脉搏,观察穿刺处伤口有无出血、血肿,并检查足背动脉搏动及远端肢体肤色、温度及感觉等。

(3) 补液 2~3 d,补液量为 1000~1500 mL/d,以促进造影剂排泄。可预防性使用抗生素,并根据不同情况加入保肝、抑酸、止吐等药物。

(五) 术后并发症及不良反应处理

选择性肝动脉造影并发症少见,主要包括以下几个方面。

1. 血管损伤 最常见的是动脉夹层形成,多因动脉扭曲明显、动脉粥样硬化及操作者技术不熟练所致。表现为进导丝、导管时阻力很大,推注造影剂时造影剂停留在局部不易被冲走。常见的部位是髂动脉及腹主动脉下段,这时形成的动脉夹层是逆血流,多能自行愈合。有时也可见内脏动脉形成夹层,由于这种夹层为顺血流,故可变得更严重并引起动脉闭塞。减少动脉夹层形成的关键是操作要谨慎,切忌用导管硬进,多使用泥鳅导丝。至于动脉切割、血管破裂则很少见。

2. 穿刺部位血肿 常见原因是压迫止血时动脉穿刺口没压住,或动脉内口较导管大,或凝血功能障碍,但皮肤外口小或被压,血液积聚在皮下形成血肿。通常血肿较小,不会引起严重后果。但如血肿较大且处理不当,则可引起压迫症状、假性动脉瘤、动-静脉瘘等。一旦发现有血肿形成,首先消除病因,再将血液从血肿中挤出后加压止血。

3. 造影剂不良反应 目前使用的血管造影剂为非离子型碘造影剂,如碘普罗胺注射液(优维显,Ultravist)、碘海醇注射液(欧乃派克,Omnipaque)、碘帕醇注射液(碘必乐,Iopamidol)等,离子型碘造影剂(如复方泛影葡胺)已不再应用。

非离子型造影剂不良反应发生率为3.13%,严重不良反应发生率为0.04%。造影剂常见不良反应为:轻度表现为恶心、呕吐、热感、皮肤潮红、喷嚏,多无须处理;中度表现为荨麻疹、支气管痉挛、中度血压降低;重度表现为抽搐、严重支气管痉挛、肺水肿、心血管性虚脱、休克等。

正确对待造影剂过敏试验、减少危险因素、术前应用皮质激素及抗组织胺药、尽可能使用非离子型造影剂、减少造影剂用量等措施可减少和减轻造影剂不良反应。大部分造影剂反应属轻度,无须特殊处理,如一旦发生中、重度不良反应,则需要药物治疗或吸氧等干预,立即静脉注射大剂量皮质醇激素如地塞米松20 mg,开通有效静脉输液通道并及时补充血容量。如有支气管痉挛、喉头水肿、休克及肺水肿时,应加用肾上腺素、氨茶碱和异丙嗪;有惊厥加用地西泮。由于重度不良反应的处理常需要专科人员参加,故应立即与有关科室取得联系。

碘过敏反应高危人群注意事项:有明确甲状腺功能亢进表现的患者不能使用碘造影剂;合并肺动脉高压、支气管哮喘、早期心力衰竭等高危人群建议用不良反应小的低渗或等渗造影剂。避免大剂量使用。对分泌儿茶酚胺类肿瘤应适当用药后再行使用造影剂;双胍类药最好在造影剂使用前48 h至用后48 h内停用,肾功能恢复后再用,避免或尽可能减少造影剂诱导性肾病的发生。

4. 血管内导管导丝断裂　由于目前导管的发展趋势是管径细、管壁薄、管腔大,因器械损坏或误操作造成的血管内异物时有发生,如导管导丝断裂等。应用适当的取异物器械,此类异物多能通过经皮穿刺血管取出,常用的取异物器械有取石网篮、套圈、异物钳、"鹅颈"套圈等。先经皮穿刺置入较大的导管鞘,使用取异物器械抓住异物后经导管鞘内拉出。注意点:异物一定要经导管鞘内拉出,以减少血管损伤。

三、CT

(一)检查前准备

肝脏CT检查与腹部其他部位脏器相同:检查前需禁食4 h,扫描前嘱患者分段饮清水800~1000 mL,以充分充盈胃腔。此外,检查前还需充分告知患者准备工作的必要性和重要性,同时,还需去除检查区域的高密度异物。

（二）平扫

平扫可了解肝脏的大小、形态、密度,明确有无病灶,观察病灶的数目、分布范围、大小和形态,及其对周围组织的侵犯等,以期明确诊断,并为增强扫描提供方案。另外,平扫可很好地显示肝内钙化灶,如肝内胆管结石、血吸虫病肝内钙化、肿瘤钙化等。平扫的范围应包括整个肝脏,通常从膈顶部开始扫描。

（三）增强扫描

增强扫描可显示平扫不能发现或可疑的病灶,并根据病灶的强化特征进行鉴别,可清晰显示肝内血管解剖、肝门结构及肝内胆管扩张。一次注入造影剂后,可以获得全肝动脉期、静脉期和平衡期的扫描图像,利用多期扫描可以观察肝脏及肿瘤的血流动态,对肝脏肿瘤的检出、定性诊断及鉴别诊断有很大的帮助。

目前均通过团注造影剂的方法实现,采用高压注射器快速注射碘造影剂,选择增强造影的不同时期(动脉期、门脉期或延迟期)进行扫描,造影剂一般选用 1.5~2.0 mL/kg,注射速率 2~3 mL/s。

延迟时间的合理选择非常关键。当腹主动脉的强化已达到峰值,肝实质的强化尚未开始或很轻微,其 CT 强化值(增强后 CT 值减去增强前 CT 值)≤10 Hu,脾的强化开始,呈不均匀斑点或斑片状,标志着动脉期的开始。当主动脉的强化仍旧保持峰值状态或略有下降,而肝实质的强化>10 Hu 但≤20 Hu 时,意味着动脉期的终止,此时脾脏的强化已经很明显,趋向均匀,这段时间为 20~25 s。动脉期的延迟时间根据造影剂的总量尤其是注射速度的不同而不同。如总量按 1.5 mL/kg 计算,注射速度为 3 mL/s 时,动脉期的延迟时间为 20~25 s;若注射速度为 5 mL/s 时,动脉期的延迟时间为 15 s。

门脉期即肝实质强化的峰值期,其起始时间也和动脉期一样,如造影剂总量按 1.5 mL/kg 计算,注射速度为 3 mL/s 时,门脉期的起始时间为 60 s 左右。由于肝实质强化的峰值期持续时间较长,约 60 s,故有足够的时间完成全肝扫描。多数选择的门脉期扫描的延迟时间为 60~75 s。

另外,许多生理因素和病理因素也可影响肝脏强化的程度和强化峰值出现的时间。生理因素如患者的性别、年龄、体重、心功能等,病理因素如严重的心脏疾患、肾功能不全、肝硬化等。因此在选择合理的扫描时间窗时,应考虑到这些因素,延迟时间可做相应的推迟,一般可推迟 10~15 s。但每个患者的情况不同,因此双期出现的时间和强化峰值存在个体差异,这通常是无法预测的。Smart Prep 智能软件可在注射造影剂后早期阶段内,运用低剂量曝光的系列扫描监视某个靶结构(如肝实质、门静脉、主动脉等)的强化程度,当达到或超过预先设置的阈值时即可开始全肝扫描,这样无须采用固定的延迟时间,避免因扫描时间窗的选择不当而影响增强效果,特别是临床上存在循环障碍和影响肝实质强化的因素时,肝脏强化程度和到达峰值的时间难以预料时,智能监测技术的应用更具意义。

四、MRI

MRI 是肝脏检查的主要影像学手段之一。与 CT 相比,MRI 具有更高的组织间信号对比、显示病灶更加明显、没有放射性等优势;而且可以提供许多反映组织特性的技术,比如弥散成像、脂肪及铁含量的测定等。重 T_2 加权(T_2W)的水成像技术,如磁共振胰胆管成像(magnetic resonance cholangio-pancreatography,MRCP),不需要注射造影剂,即可以无创反映胆道与胰腺管道的解剖。需注射造影剂时,MRI 造影剂的注射剂量远小于 CT 碘造影剂,更容易被患者接受。此外,肝脏特异性造影剂在具有细胞外间隙造影功能的同时,还能够体现肝细胞对于造影剂的摄取功能。MRI 的局限性包括检查费用较高、扫描时间长及对患者的配合要求较高等。患有幽闭恐惧症或者装有 MRI 不兼容体内移植物(如心脏起搏器)的患者常常不能接受 MRI 检查。

肝 MRI 检查时可以选择不同的参数,得到不同加权的图像,从而反映不同的组织特性信息。医生及技师须掌握 MRI 技术原理,并具有优化成像参数的技能,以便根据不同的临床需求选择合适扫描方案,以较简约序列组合满足临床诊断的需求。扫描时尽量减少伪影,并在需要时选择合适的造影剂。进行扫描前应对患者说明磁场的一般知识,强调在整个检查过程中保持身体位置固定的重要性,并嘱咐患者保持浅而有规律的呼吸,尤其是在图像采集过程中避免突然的深呼吸。扫描体位一般为仰卧位,可使用泡沫垫支撑膝关节,这对于固定患者体位和提高患者依从性颇为重要。放置一个腹部垫可有助于减少在 3 T 磁场下的介电效应。

(一)常规肝脏磁共振扫描

1. 检查注意事项　MR 扫描方案应该快速、全面且标准化,以实现图像质量和诊断信息的可重复性和一致性,同时兼顾临床个性化需求。MR 扫描方案应可用于评估肝实质、血管系统和胆道系统。肝脏一般使用体部线圈或者躯干相控阵线圈进行扫描。相控阵线圈可使用并行成像(parallel

imaging)以加快扫描或提高空间分辨率。多通道、多元件相控阵线圈及并行成像技术的应用可以提高信噪比(signal-to-noise ratio,SNR)、加快 k 空间的采集及减少磁敏感伪影。目前并行成像的加速度因子很少大于2,以减少伪影和信号损失。压缩感知(com-pressed sensing,CS)是一种建立在信号包含冗余信息基础上的信号处理技术。磁共振信号在 k 空间中具有稀疏性和可压缩性,因此通过稀疏重建算法可以获得高质量的图像。近年来,压缩感知成像技术在磁共振应用领域内发展快速,成为一个磁共振成像的新加速技术。目前该技术已经陆续出现在各个主要磁共振供应商的产品中。相控阵线圈可以提高信噪比,但同时也会增加皮下脂肪信号强度,从而加重呼吸运动等带来的伪影。使用脂肪抑制序列可以减少这些伪影。

虽然近年来磁共振技术发展快速,但肝脏成像质量仍受到伪影的影响,尤其是运动伪影。扫描前应训练患者,使其在扫描期间保持平静。即便如此,肝脏 MR 扫描仍受到难以避免的生理运动(如呼吸运动及心脏跳动)的影响。另外血流和血管搏动、胃肠蠕动等都可能影响图像采集,导致图像模糊和重叠。减少运动伪影的方法主要包括增加信号采集次数(number of signal averaging,NSA)、应用快速扫描序列及普遍使用脂肪抑制技术等。呼吸门控技术可以降低呼吸运动的影响,但会增加扫描时间,而且不能完全消除呼吸运动带来的伪影。因为只有良好的屏气才能使肝脏完全静止,而呼吸门控中肝脏并没有完全静止。心脏运动主要影响肝左叶,可以通过心电门控技术加以抑制,但同样会延长扫描时间,目前临床上使用较少。

避免血流伪影的主要方法是预饱和带和血流补偿技术。预饱和带应用于靶区上下的血管,对于 T_1 加权梯度回波(gradient echo,GRE)序列尤其重要。血流补偿或梯度动量消除技术(gradient moment nulling techniques)只能校正流速稳定的血流,而且这些技术会导致 TE 的增加,因此主要应用于 T_2 加权序列。抗痉挛药可减少胃肠蠕动引起的运动伪影,但对于肝脏 MR 通常并不需要使用。

2. 腹部自由呼吸技术 在人体自由呼吸的状态下,肝脏随呼吸而移位的情形比较复杂。肝脏不仅有刚性的移位,而且存在更复杂的非刚性移位,同时左侧肝叶也容易受到来自心脏跳动的影响。临床中比较常用的减少肝脏移位的方法就是屏气扫描。但是对于一些高龄患者或难以配合的儿童患者来说,屏气扫描较难实现。肝脏 MR 成像对运动的敏感性主要受到传统磁共振采集方法的影响。传统磁共振采集的时候,k 空间填充的方式是笛卡尔填充,即逐行采集的方式填充。每条平行线在信号的相位上存在差异,即通常所称的"相位编码"。如果在采集过程中组织发生运动,就会产生相位的偏移,扰乱相位编码。这种相位的偏移,在信号上表现为平行移动,即图像上的混叠伪影。即使在采集中采用导航或者呼吸门控的方式,仍有部分患者存在这种呼吸运动所导致的伪影。这种情况可以通过改变 k 空间填充的方式来改进。例如,采用径向的填充方式,沿着旋转辐条采集数据。由于辐条在中心的重叠,如果各个辐条出现"抖动",也不会出现 k 空间覆盖中的间隙。因此使用该方案不会出现混叠伪影。同时,k 空间中心的重叠采样也会有一个运动平均的效果。这种径向采集数据的不连续性可能导致"条纹"状伪影。然而在绝大多数的情况下,条纹对图像质量只有轻微的影响,并且由于其特有的视觉外观,很容易被识别。该采集方法相对于传统的笛卡尔方式更加复杂,需要更复杂的重建算法更高的磁场均匀性,且需要更加精准的时变梯度场。近年来,随着硬件技术的发展以及重建算法的发展,在临床磁共振机器上实现径向采集已经可行。

该技术在临床上最主要的应用就是在腹部实现自由呼吸状态下的数据采集。径向采集的方法可以在持续浅呼吸期间采集数据,因此成为无法维持屏气的患者首选的采集方式。目前径向采集作为运动不敏感 T_1 加权序列方案,已获得广泛应用。各个磁共振厂商在临床上开发出一些自由呼吸的序列,如 3DVANE、StarVIBE、LAVA Flex。

3. 检查序列

(1)定位像:在检查开始时一般先用单次激发快速自旋回波(single shot fast spin echo,SSFSE)扫描冠状面、矢状面和横断面,以提供肝脏和上腹部的初步概览。然后标准肝脏扫描方案的其余序列通常在横断面上扫描,包括 T_1 加权及 T_2 加权序列横断位扫描。需要了解解剖关系时,额外再扫描冠状面或矢状面的细节图像。单次快速自旋回波用于横断面序列定位时,采用长 TE 的强 T_2W 图像(比如 TE 为 180~200 ms)。该序列单个激发脉冲后,紧接一系列 180°重聚焦脉冲,产生回波链(echo trains),一次完成 k 空间的填充,也可以通过采集一半的 k 空间[比如半傅立叶采集的单次激发快速自旋回波(half fourier single shot turbo spin echo,HASTE)序列]来进一步加速。采集每个切面只需要 1 s 或更短,并且整个采集过程中只需要一次或两次屏气。这些序列对磁敏感性差异较不敏感,受到运动伪影的影响比较小。其强 T_2 加权特点可用于区分实体肝肿瘤、囊肿及血管瘤。由于单次激发快速自旋回波使用长回波链,软组织细节可能欠清晰,同时不建议对此序列使用脂肪抑制技术,因为使用脂肪抑制技术会使肝脏边缘欠清楚,并进一步降低已经相对较低的整体信号。

当扫描视野(field of view,FOV)相对于腹部太小时,会导致卷褶伪影。卷褶伪影可能出现在相位编码方向,也可能出现在三维扫描技术层面的切面方向。这些卷褶伪影可以通过增加 FOV、使用预饱和脉冲技术或使用相位过采样来校正,但后一种选择会增加扫描时间。空气或金属磁敏感性引起的磁场不均匀,常常导致局部信号丢失、图像畸变和脂肪抑制不均匀。梯度回波序列对于磁场不均匀特别敏感,缩短 TE 有助于减轻这些伪影。快速自旋回波(fast spin echo,FSE)受到这些伪影的影响相对较轻。

(2) T_1 加权像:T_1 加权序列有助于检出脂肪和其他 T_1 高信号的物质,例如出血、高含量的蛋白质、铜或糖原的沉积等,而液体或纤维化物质在 T_1 加权序列上显示为低信号。现在扫描常规使用 GRE 序列,GRE 序列对磁敏感伪影非常敏感,因此可以帮助检测铁、钙、空气或金属的存在。为了尽可能减少 T_2^* 衰减,TE 选择最短的时间。

双回波成像(图 6-1)可观察同一成像体素中共存的脂肪/水分子抵消效应。为抵消 TE 延长造成的信号强度降低,反相位 TE 应低于同相位 TE。通常场强在 1.5 T 时,反相位 TE 为 2.3 ms,而同相位 TE 为 4.6 ms。3 T 时,反相位 TE 为 1.15 ms,而同相位 TE 为 2.3 ms。由此双回波成像可以观察肝实质或者肝脏病变中的细胞内脂肪。目前改进的 Dixon 技术三维成像序列的使用越来越多。后者通过加减同反相位图像,分别获得脂-水分离的图像,有助于达到更好的图像均一性、脂肪抑制及更薄的切面。

(3) T_2 加权成像:T_2 加权序列横断位扫描临床上常常使用 FSE 序列。TR 一般为 2500 ms,TE 为 60~120 ms(最佳 80~100 ms),产生中等 T_2 加权。这种类型的序列主要检测的信息是液体含量,可以用于区分实性、囊性病灶及水肿等。

由于腹部脂肪存在高信号强度磁化转移效应(magnetization transfer),FSE T_2 加权序列应常规应用脂肪抑制。现有的脂肪抑制方法基于共振频率特征或者脂肪的 T_1 弛豫时间,主要有以下几种方法。

1) 化学位移选择(chemical shift selective,CHESS)抑制是临床上常用的脂肪抑制技术之一,可在磁化准备过程中抑制来自脂肪的信号。除此之外,也可同时在空间和频谱上选择性直接激励水的信号来实现脂肪抑制的效果。当磁场不均匀性较显著时,CHESS 等频率选择方法在选择性激励脂肪中的质子则经常失败。

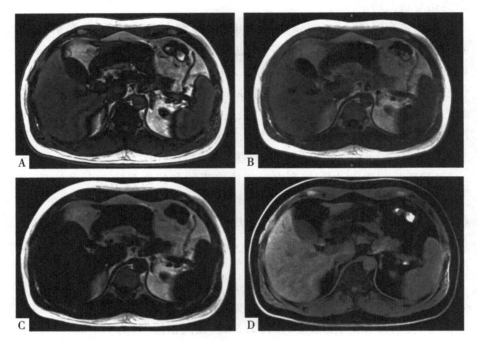

A. Dixon 反相位 T_1W 图像;B. Dixon 同相位 T_1W 图像;C. Dixon 脂肪相[(同相位-反相位)/2];D. Dixon 脂肪相[(同相位+反相位)/2]。

图 6-1 肝脏 Dixon 双回波成像

2）反转恢复法（inversion recovery,IR）的原理依赖于脂肪较短的 T_1 弛豫时间,通过非选择性反转使磁化准备中脂肪的信号等于 0,然后延迟时间与脂肪 T_1 相匹配。短时反转恢复序列（short time inversion recov-ery sequences,STIR）是基于快速自旋回波 T_2 加权序列的一种脂肪抑制序列,可以用于替代化学位移选择性脂肪抑制。当使用适当的反转时间（场强 1.5 T 时约 150 ms）时,其脂肪抑制不依赖脂肪局部的磁场均匀性,特别适合于偏离磁体中央的解剖部位（如肩关节、四肢小关节等）的脂肪抑制。该序列抑制脂肪信号比较彻底,可增加局灶性病变的对比。然而因为受到磁化率的变化和磁场的非均匀性的影响,脂肪中质子的共振频率和 T_1 时间常常并不均一。另外与脂肪 T_1 弛豫时间相近的组织（比如一些血液或钆增强组织）也会被非特异性的抑制,这使得该方法与缩短 T_1 弛豫时间的造影剂不兼容,因此不能用于增强扫描。肝脏 MRI 较少使用该序列。

3）脂肪抑制的其他方法包含频谱预饱和翻转恢复（spectral presaturation

with inversion recovery，SPIR）和频谱选择性反转恢复（spectral attenuated inversion recovery，SPAIR），为化学位移选择与短时反转恢复序列的整合。上述方法都有一些缺点，如扫描时间长、信噪比低、比吸收率（specific absorption rate，SAR）值高等。

（二）磁共振胰胆管成像

磁共振胰胆管成像（magnetic resonance cholangiopancreatography，MRCP）在许多胰胆疾病的非侵入性检查中发挥重要作用。MRCP 最早在 20 世纪 90 年代初期提出，目前其成像的分辨率、信噪比及快速成像方面已有长足发展。MRCP 主要利用重 T_2 效应成像，即腹部静止的充满液体的结构（具有较长的 T_2 弛豫时间）和相邻的软组织（具有更短的 T_2 弛豫时间）之间的 T_2 弛豫时间差异。在重 T_2 加权序列上，软组织由于 T_2 弛豫时间短，表现为低信号，而胆管树和胰管内静止或者缓慢流动的液体在 MRCP 上表现为高信号。

重 T_2 加权序列最初通过稳态自由进动（steady-state free precession，SSFP）梯度回波序列实现，后来长 TE 时间的快速自旋回波序列也被用于 MRCP。衍生于快速自旋回波技术的一些技术，例如 HASTE 序列、快速恢复快速自旋回波（fast relaxation fast spin echo，FRFSE）、快速增强快速获取（rapid imaging with refocused echoes，RARE）技术，均可用于 MRCP。为了减少呼吸运动的影响，可使用屏气或呼吸触发的扫描方式。从成像的方式来讲，可使用二维或三维的成像方式，其中三维成像可以提供更高的图像信噪比。同时各向同性的扫描也允许进行三维多平面重建及最大强度投影重建，从而可在各个不同的方向上进行直观观察。同时上述加速技术、并行采集、压缩感知技术等的应用，可更进一步的缩短 MRCP 成像时间，使得三维成像在临床上更加方便。

（三）弥散加权成像

弥散是水分子随机运动的物理过程，这种运动在组织中一般受到细胞膜的限制。活体组织内的水分子运动包括血管内快速移动的水分子（灌注）及一般细胞内或者细胞间隙中的移位较慢的水分子（弥散），其中后者由布朗运动引起。组织内水分子的弥散一般通过一对外加梯度磁场来测量；这对梯度磁场可让水分子中的质子自旋去相位又复相位。外加梯度磁场下质子自旋沿梯度方向去相位后，由于弥散运动，在第二个梯度场的作用下并没有完全复相位，从而导致测量到的信号强度衰减。水分子弥散越快，信号衰减越大。因此水分子的弥散表现为弥散加权成像（diffusion weighted imaging，DWI）图像上的低信号。Stejskal 和 Tanner 首先描述了用于观察和测量水分子弥散的 MRI 实验。他们通过在 180°重聚脉冲的前后施加梯度磁场脉冲来观察弥散。他们应用的序列实际上是标准的 T_2 加权像序列的一个变形，然而单个弥散加权图像只能测量沿该弥散梯度磁场方向的弥散。肝脏 DWI 成像通常是通过 3 个方向的 3 个弥散梯度磁场（x,y,z）来测量，从而提供平均弥散加权图像。

单次激发自旋回波平面回波成像（echo planar imaging，EPI）结合脂肪抑制是 DW-MRI 最常用的序列。TR 的设置应该大于 2500 ms，至少应该是典型转移病变的 T_1 的 3 倍。为了改善图像质量，通常使用短 TE。为了加快扫描速度，一般使用较小的矩阵（通常为 128×128），因此其图像内在空间分辨率低于其他序列的图像。

通过设置不同的梯度磁场强度可以得到弥散加权轻重程度不同的 DW 图像。梯度磁场强度（或者其持续时间）用 b 值来表示，单位符号为 s/mm^2。扫描开始时可以获得一个 b 值为 0 的序列，也就是不应用梯度磁场，这个图像与 T_2 加权脂肪抑制图像信息相似，不含弥散的信息。然后扫描一个使用低 b 值（$b<100\ s/mm^2$）的 DWI，接着再扫描一个使用高 b 值（例如 $b=800\ s/mm^2$）的 DWI。在临床实践中，由于正常肝实质的 T_2 弛豫时间相对较短（1.5 T 时约 46 ms，3.0 T 时约 24 ms），用于临床成像的 b 值通常不宜高于 $1000\ s/mm^2$，更高 b 值的 DWI 常常信号太低，会接近噪声水平。DWI 可以在屏气时进行，也可以选择在自由呼吸时采集多次信号来减少呼吸运动的影响。自由呼吸 DWI 可以结合呼吸门控。心脏跳动可以导致肝左叶水分子自旋失复相位，从而产生伪影。当屏气时，b 值越高，伪影越多，并导致肝左叶 ADC 测量值过高。通过心电门控可以减少这种伪影。单位时间弥散距离大的水分子质子（例如血流）信号强度在小 b 值（$100\sim150\ s/mm^2$）时就快速衰减。非 0 的低 b 值（$b<100\ s/mm^2$）DWI 图像存在黑血效应，使血管呈现低信号，这样可以提高位于暗血管附近的病变的显著性，有助于病灶检出。相对于 b 值较高的图像，低 b 值图像呈现出更高的信噪比，并且受到伪影的影响较小。而当使用较高的 b 值（例如，$b>500\ s/mm^2$）时，与正常肝脏相比，弥散距离小的水分子质子（如肿瘤细胞内的水分子）的信号衰减相对较少，在弥散受限区域表现为高信号。

大多数 MRI 设备都可以进行 DWI 扫描而不需要专门的硬件。DWI 的采集速度相对较快并且不需要注射造影剂。DWI 越来越多地应用于肝脏，其在肝脏肿瘤诊断中的优势：①有助于提高病变的检出率和诊断效能，如检出亚厘米级别的小肿瘤。②可以预测和监测肿瘤治疗效果。但是 DWI 在区分实性良恶性肝脏病变中的作用有限,通常需要额外的增强 MRI 序列。

常用的拟合 b 值和 DWI 图像信号间关系的数据模型有单指数衰减模型(mono-exponential decay model)和双指数衰减模型(bi-exponential decay model)。ADC 值按照单指数衰减模型拟合两个或者两个以上的 b 值:$ADC = \log_e(S_0/S_1)/(b_1-b_0)$。目前 b 值没有统一的标准,$0 \sim 800 \text{ s/mm}^2$ 或者 $0 \sim 1000 \text{ s/mm}^2$ 的 b 值应用较多,$50 \sim 800 \text{ s/mm}^2$ 的 b 值也有应用,其中 $b = 50 \text{ s/mm}^2$ 时图像的 T_2 加权对病变诊断有一定优势;图像黑血的效果比较明显,血液信号被抑制以后,计算出的 ADC 可能在一定程度上剔除灌注效应的影响。按照单指数衰减模型,ADC 值拟合用的 3 个 b 值包括 0、50 s/mm²、800 s/mm²。表观弥散系数图(apparent diffusion coefficient map,ADC map)显示的是每个像素的 ADC 计算值,可以直观地反映组织弥散特点。ADC 值通常以 $\times 10^{-3} \text{ mm}^2/\text{s}$ 为单位。DWI 图像上水分子弥散越快的区域信号越低,而 ADC 图上水分子弥散越快的区域信号越高。通过在 ADC 图上绘制感兴趣区(region of interest,ROI),可以得出 ROI 中 ADC 的平均值或中位数。ADC 值决定于计算它们的方法和 b 值的选择。如上所述,如果 ADC 像素图由 $b=0$ 和低 b 值计算而得到,这样的 ADC 图融合了灌注和弥散两种效果。而如果 ADC 像素图由两个较高的 b 值计算而得到,其 ADC 图主要表达的是弥散效果。用于 DWI 的最优 b 值仍然存在争议,因此计算 ADC 的方法在不同的研究中有很大的差异。为了有助于比较,可以将用于计算 ADC 的 b 值附在 ADC 旁。例如,若用 50 s/mm²、200 s/mm²、400 s/mm² 的 b 值来计算 ADC,可以将 ADC 表述为"ADC($b=50$、200、400)"。

(四)体素内不相干运动成像

体素内不相干运动(intravoxel incoherent motion,IVIM)成像用双指数衰减模型来反映 b 值和 DWI 图像信号间的关系,其可以反映组织中水分子分别由灌注和弥散引起的移位。IVIM 成像序列一般由一个没有弥散成像梯度磁场的成像($b=0$)及一系列不同强度(或不同持续时间)的弥散成像梯度磁场的成像(比如 $b = 3 \text{ s/mm}^2$、10 s/mm²、25 s/mm²、30 s/mm²、40 s/mm²、45 s/mm²、50 s/mm²、80 s/mm²、200 s/mm²、300 s/mm²、400 s/mm²、500 s/mm²、600 s/mm²、700 s/mm²、800 s/mm²)所组成。按照双指数衰减模型,拟合的公式为:

$$SI(b) = SI_0 \times [(1-PF) \times \exp(-b \times D_{slow}) + PF \times \exp(-b \times D_{fast})]$$

D_{slow} 反映水分子弥散移位的快慢,D_{fast} 反映血液灌注的水分子移位的快慢,PF 反映灌注占的百分比。

IVIM 参数取决于 b 值的个数、分布以及分段拟合时的阈值 b 值。此外，PF、D_{slow}、D_{fast} 对阈值 b 值的依从性在健康肝脏和纤维化肝脏之间存在差异，健康肝脏对阈值 b 值的依从性更高。IVIM 弥散图像序列可以采用全拟合（full fitting）或分段拟合（segmented fitting）来进行拟合。分段拟合分析是目前肝脏 IVIM 弥散分析最常用的方法，$b = 200$ s/mm^2 通常被选为阈值。当 $b \geqslant 200$ s/mm^2 时，灌注对信号衰减的影响可以忽略。假设在阈值 b 以上时，信号与 log(Signal b/signal 0) 的关系为线性，其斜率即为 D。但是肝 IVIM 分析的最佳阈值 b 值仍未确定。最新报道显示与常用的 200 s/mm^2 阈值相比，60 s/mm^2 的 b 值阈值可以增加健康肝脏与纤维化肝脏之间的平均距离。新近报道显示联合运用 D_{slow}、PF 和 D_{fast} 可区分纤维化肝和健康肝，有很高的诊断准确性。另外在 $b = 0$ 时（即没有外加弥散成像梯度磁场时），在平面回波成像（echo planar imaging, EPI）上血管（包括微小血管）为高信号，而有外加弥散成像梯度磁场时，即使 $b = 1$ s/mm^2，图像上血管（包括微小血管）即为低信号。$b = 0$ 的图像与其后 b 不为 0 时的图像，难以按照双指数衰减模型来拟合。因此在计算 IVIM 参数时建议不使用 $b = 0$ 的图像，而从非 0 的最低 b 值图像开始双指数曲线拟合。

b 值和 DWI 图像间的关系也可以由三指数衰减模型来拟合，其公式为：

$$SI(b) = SI_0 \times [F'_{slow} \times \exp(-b \times D'_{slow}) + F'_{fast} \\ \times \exp(-b \times D'_{fast}) + F'_{Vfast} \\ \times \exp(-b \times D'_{Vfast})]$$

三指数衰减模型进一步把血液灌注分为极快的血液灌注（D'_{Vfast}，F'_{Vfast}）、较快的血液灌注（D'_{fast}，F'_{fast}）及弥散部分（D'_{slow}，F'_{slow}）。与双指数衰减模型一样，公式的运算及得到这些参数的方法许多文献已有描述。如果假设 $F'_{Vfast} = 1 - F'_{slow} - F'_{fast}$，则可以简化方程，使其未知参数从 6 个降为 5 个。

从理论上看，IVIM 成像可以同时观察活体组织内的血液灌注、细胞内及细胞外间隙的水分子弥散，这对于了解许多疾病的病理生理过程都有重要意义，比如肿瘤、肝脏纤维化等。为了获得可靠的 IVIM 数据，应用足够的 b 值进行可靠的曲线拟合至关重要。扫描需要受试者较好的呼吸配合。为了克服呼吸导致的位移，单纯屏气 IVIM 成像是一种可能的方式。

弥散成像存在一些局限性。因为弥散成像是基于平面回波成像（EPI）的序列。EPI 的图像质量有限，空间分辨率及信噪比一般欠佳。EPI 序列对磁场的不均匀性非常敏感，由此易产生磁敏感伪影，导致图像质量下降和失真。这些伪影多由空气-组织界面、金属植入物以及快速的梯度磁场切换所导致。肝脏 DWI 中的脂肪抑制也常常不均匀。

(五)肝脏脂肪磁共振测量技术

磁共振波谱成像(MR spectroscopy,MRS)是脂肪定量分析的传统标准。在 3.0 T 磁场下,脂肪(甘油三酯)具有多个频率,其主要频率在距离水峰 420 Hz 处,并且多个不同脂肪峰值的总和构成了脂含量。质子密度脂肪分数(proton density fat fraction,PDFF)为脂肪内的氢质子密度与所有移动氢质子密度之比。MRS 法获取 PDFF 的准确性和重复性良好,其缺点是信号采集非常耗时。

与水比较,人体内的脂肪纵向和横向弛豫时间较快。近年来,超过 3 个回波(通常为 6~12)的多回波化学位移编码(multi-echo chemical shift encoded,MECSE)GRE 序列常用于定量 PDFF。这些序列利用水和脂质子的化学位移,通过校正一些主要混杂因素(T_1 偏离、噪声偏离、T_2^* 衰减效应、脂肪波谱的复杂度以及涡流的影响),利用迭代计算即可以获得相应的水像、脂肪像、同相位像、反相位像,进而得到脂肪分数图。通过不同回波之间的信号衰减,可获得组织的 T_2^* 图像。PDFF 定量的拟合模型应考虑脂肪谱的多个频率。T_2^* 在不同回波之间的衰变可以让 PDFF 定量复杂化,尤其是肝脏有铁过量沉积时。多回波信号拟合模型可量化脂肪并评估 T_2^* 衰减。利用 T_2^* 评估来校正 PDFF 量化中 T_2^* 弛豫影响。此外,由于肝脏 T_2^* 与铁沉积量有关,T_2^* 也可同时应用于肝脏的铁定量。但是铁含量过高时会导致 GRE 序列中的信号极低,因此严重铁过量会干扰肝脏中 PDFF 的量化。

PDFF 采用低翻转角、多回波、多峰模型方法及包括 T_2^* 和涡流补偿,在一次呼吸屏气的时间内提供肝脏内脂肪沉积的准确和可重复的定量评估。量化结果可由伪彩图显示,并同时获得相应的 T_2^*/R_2^*、水、同相位、反相位和脂肪图像。通过脂肪分数伪彩图,可以直观地观察肝脏中的脂肪量,并方便比较不同时间采集的图像。脂肪测量也可以在脂肪分数伪彩图上进行,既可以测量脂肪量,也可以展示肝实质中脂肪的分布情况。

(六)肝脏铁负荷的磁共振测量

肝铁浓度定量(liver iron concentration,LIC)是全身铁储存的最佳衡量标准。铁是顺磁性物质,在组织中通常以铁蛋白和含铁血黄素的形式存在。这些成分的存在会影响组织的 T_2、T_2^* 及 T_1 弛豫时间。因此肝内铁过载会造成 MR 图像信号下降,以受磁敏感性影响较大的梯度回波序列为著。

传统最常用的铁负荷 MR 测量方法是使用 GRE 序列来比较肝脏和非超负荷参考组织(椎旁肌)之间的信号强度。虽然这种比率测量方法会受到肝脏脂肪变和/或脂肪浸润的干扰,但是该方法操作简单,作为临床评估已经足够。弛豫测量方法使用多回波 SE 或 GRE 序列,并设置一系列从短到长的 TE。将肝脏信号强度建模为 TE 的函数,可以计算出 T_2 或 T_2^*(或者 R_2 = $1/T_2$、R_{2*} = $1/T_2^*$)。肝脏 T_2 和 T_2^*(或 R_2、R_{2*})与肝铁含量密切相关,通过验证后可在临床实践中用作肝铁含量测量的替代方法。采用梯度回波获得 T_2^* 的方法应用更加普遍,因为梯度回波序列采集时间短,通常在一个屏气时间内完成采集。梯度回波序列对磁敏感性差异更加敏感,对铁含量的变化也更加敏感,信号的衰减更快,但是在重度铁沉积的患者中该方法难以应用。

R_{2*} 弛豫测量方法通常使用多回波序列,屏气期间进行图像采集。第一个回波应尽可能短(1 ms 或更短),回波间隔(echo spacing)足够短(大约 1 ms 或更短),以确保即便是在铁高负载肝脏中也能检测到衰减信号。通过肝脏活组织铁含量校准的曲线,可从 R_{2*}/T_2^* 测量值估算出肝铁含量(单位为 mgFe/g 或 μmolFe/g)。

需要注意的是,弛豫率取决于磁场强度和成像采集参数。近年来,3.0 T 磁共振在临床上应用变得越来越普遍。在 3.0 T 上铁过载时,信号会衰减得更快,结果与 1.5 T 相比会有很大的差异。因此需要针对不同的场强分别优化扫描参数。由于场强越高,序列对磁敏感性的差异越敏感,因此,从理论上来说,更高的场强对于测量铁含量会更加敏感。然而在重度铁沉积的情况下,由于信号衰减过快,在 3.0 T 及以上的磁共振中,肝铁沉积的测量变得较为困难。就目前来讲,R_2/R_{2*} 弛豫测量技术在采集方案以及后处理方面仍然需要标准化。

(七)肝脏造影剂增强磁共振扫描

1. 细胞外造影剂　在许多肝脏 MRI 检查中对比增强成像是最重要的序列之一。钆螯合剂细胞外造影剂是肝 MR 领域应用历史最长、范围最广的造影剂。造影剂迅速分布于细胞外空间,通过肾小球滤过排出,其体内分布方式类似于 CT 多相动态成像的碘造影剂。与含碘 CT 造影剂相比,钆螯合剂的增强效应更强,因此能更好地勾画出病变内微量的造影剂聚集。用于 MR 造影的细胞外钆造影剂有几种剂型,其药理学和影像学特征基本相同。一般注射造影剂 10~20 mL,剂量 0.1 mmol/kg,理想流速 2 mL/s。钆布醇(Gadobutrol)的浓度是其他 MR 造影剂的 2 倍,所以其注射流速为 1 mL/s 或注射前进行稀释。建议注射造影剂后,在注射管道内继续注射 20 mL 盐水,用以冲洗管道内残留的造影剂。

钆造影剂可以明显缩短 T_1 弛豫时间，并在 T_1 加权序列中表现出高信号。增强扫描一般使用脂肪抑制技术，以更好地显示肝脏病变，并减少腹壁运动伪影的影响。一般在静脉注射造影剂前后，应用三维脂肪抑制 GRE T_1 加权序列进行多次图像采集。一次三维脂肪抑制 GRE T_1 加权序列采集可以在一次屏气内完成。在设备条件容许的情况下，扫描序列的 TR 和 TE 应该尽可能短。短 TR 可以缩短扫描时间和增加 T_1 权重；而短 TE 将磁敏感性伪影最小化。序列的翻转角度通常设置在 10°~15°。

磁共振造影剂含有重金属钆，其需与配体（螯合物）结合。游离的 Gd^{3+} 有剧毒，可以取代人体内很多肽和生物酶上的 Ca^{2+} 离子，从而抑制它们的功能。为了降低它的毒性，一般将游离 Gd^{3+} 与各种配体反应，形成稳定的螯合物，这些螯合物在人体内不易分解，从而降低了毒性。根据结构形态不同，钆造影剂可分为"线性"和"大环状"两类。线性造影剂是最早使用的磁共振造影剂。理论上来说，线性造影剂中的配体是"开环的"，易于解离。在人体内，线性造影剂这种结构容易使螯合物中某个配位点发生分离，进一步导致其他配位点序贯分离，释放出有害的 Gd^{3+}。而"大环状"造影剂避免了这种情况的发生。在"大环状"造影剂中，Gd^{3+} 被"固定"在配体周围，稳定性较高。2014 年有文献报道使用过钆造影剂的患者再次行头部 MRI 检查时，小脑齿状核 T_1 信号升高，原因可能是钆造影剂沉积。2015 年又有报道分析了线性和大环状钆造影剂，发现齿状核高信号与线性造影剂有相关性，而与大环状造影剂无相关性。基于许多科研结果，可以认为由于化学结构的差异，大环状造影剂稳定性优于线性造影剂。

钆造影剂可导致肾功能不全的患者出现肾源性纤维化（nephrogenic systemic fibrosis，NSF）的不良反应最初于 1997 年被发现，直到 2000 年才被首次报道。NSF 是严重肾功能不全患者静脉注射钆造影剂所诱发的一种严重的、多系统受累的疾病，严重时可导致患者死亡。目前，NSF 尚无确切有效的治疗方法。2010 年 9 月，美国食品药品监督管理局（FDA）发布药物安全通告，对于急性肾损伤或慢性严重肾病患者，不得使用 3 种线性钆造影剂：钆喷酸葡胺、钆双胺和钆弗塞胺。欧洲药品管理局（EMA）于 2017 年 7 月 21 日正式禁止了部分线性钆造影剂的使用，即钆喷酸葡胺、钆双胺、钆弗塞胺，同时也限制了钆贝葡胺的使用范围，仅限肝脏使用。而美国食品药品监督管理局认为钆增强 MRI 导致的脑部钆沉积没有危害，钆造影剂安全性需要进一步评估。欧美对于线性造影剂使用存在争议，但大环状造影剂的安全性是公认的,目前也没有证据证明线性造影剂引起的脑部钆沉积对人体有害。我国批准上市的含钆造影剂有钆喷酸葡胺注射液(马根维显)、钆双胺注射液、钆贝葡胺注射液、钆塞酸二钠注射液、钆特酸葡甲胺注射液、钆特醇注射液、钆布醇注射液7种。2017年12月,我国国家食品药品监督管理总局(China Food and Drug Administration,CFDA)也发布通告,建议医务人员应谨慎使用含钆造影剂,在必须使用的情况下应使用最低批准剂量,并在重复给药前仔细进行获益风险的评估。

平扫图像对于评估病变的组织结构特性非常重要,包括有无顺磁性物质的存在等。另外,平扫图像是与增强后图像进行对比的基础图像,同时作为动态成像前的技术质量评估图像。动脉期早期通常在静脉注射造影剂后15 s,动脉期晚期在注射静脉造影剂后30 s,动脉期晚期对病变和血管的评估非常重要。良好的动脉晚期是肝动脉强化和门静脉的早期强化,基本没有肝实质的强化。为了保证扫描时间的精确性,可以使用固定延时或按个体延时,后者包括测试注射造影剂或者使用注射信号跟踪。门静脉期(造影剂注射后60~70 s)对于乏血供病变的检出、定性诊断及观察病变造影剂洗脱非常重要。良好的门脉期表现为整个肝脏血管结构的增强以及肝实质的显著强化。造影剂给药后3 min左右进行静脉晚期或实质期成像,可以更好地显示造影剂洗脱。延迟增强对于评估血管瘤持续增强和肿瘤内成分(如胆管癌内纤维化)很重要。

2. 肝胆特异性造影剂 肝胆特异性造影剂MR增强扫描可显示其被肝细胞摄取和随胆汁排泄的过程,可反映病灶的肝细胞功能及评估胆道,从而克服细胞外造影剂的一些局限性。肝胆特异性MR造影剂注入体内后,其初始分布与细胞外造影剂一样位于细胞外间隙,之后到"肝胆期",造影剂被肝细胞摄取并向胆道排泄,从而特异性增强肝胆系统的显示。肝胆特异性造影剂的肝细胞摄取和向胆道排泄由肝细胞细胞膜转运蛋白主动转运,而这个过程需要肝细胞有正常的功能。有正常肝细胞功能的组织在肝胆期中表现为T_1加权强化,而缺乏摄取肝胆特异性造影剂功能的病变在肝胆期中表现为强化减低或没有强化。

目前市场上有两种基于钆的肝特异性造影剂:钆贝葡胺(GD-BOPTA)和钆塞酸(GD-EOB-DTPA)。钆贝葡胺推荐给药剂量为0.1 mmol/kg,约5%的剂量通过胆道排出。与钆塞酸相比,该制剂血管动态增强更好,肝血管结构增强程度更高;而肝胆期在给药后1~2 h。钆塞酸推荐剂量为0.025 mmol/kg,约50%的剂量通过胆道排出。它吸收迅速,给药后20 min

即可获得肝胆期。在正常功能的肝脏中,10 min 的延迟足够显示肝胆期。与钆贝葡胺相比,钆塞酸血管增强程度较低,持续时间较短。然而由于钆塞酸约 50% 通过胆道途径排泄,因此对肝胆期的显示更好。使用这些造影剂,还可以通过在肝胆期进行 T_1 加权胆道造影来评估胆道结构。

使用这些造影剂需要调整扫描过程。钆贝葡胺需要扫描两次即扫描细胞外间隙期及扫描肝胆期。而对于钆塞酸,同一次检查中可以得到细胞外间隙期与肝胆期。由于钆塞酸首次动态成像与肝胆期之间存在 10~20 min 的间隙,这段间隙可用于扫描不受造影剂影响的序列,如 T_2 加权脂肪抑制序列和 DWI。然而,梯度回波的同相位像/反相位像(in-phase/out-phase)和磁共振胰胆管成像(MRCP)应该在注射造影剂之前进行。在肝胆期,序列的翻转角增加到 30°~35°时,肝脏和胆管树的信号增高,无强化结构的信号降低,有助于低信号病变的显示。

3. 超顺磁性氧化铁纳米颗粒造影剂　超顺磁性氧化铁(super paramagnetic iron oxide, SPIO)纳米颗粒在功能正常的肝脏被 Kupffer 细胞吞噬,因此 T_2 加权图像显示为低信号,而肝脏转移瘤及肝癌缺乏 Kupffer 细胞,在注射 SPIO 以后的 T_2 加权图像上信号不下降。另外,超顺磁性氧化铁纳米颗粒制剂 Ferumoxytol 被批准用于慢性成人肾病性缺铁。Ferumoxytol 胶体颗粒直径为 30 nm,因此静脉注射以后也可以达到 SPIO 的造影功能。

(八)动态对比增强磁共振成像

动态对比增强磁共振成像(dynamic contrast en-hanced-MRI, DCE-MRI)可用于量化肝实质灌注变化情况及评估恶性局灶性肝脏病变中的血管生成状态。DCE-MRI 通过连续快速扫描来追踪造影剂的摄取、排泄,从而评估局部器官灌注情况。DCE-MRI 的优势包括:无电离辐射、可对整个组织器官进行重复动态成像、可在治疗前后重复多次进行检查。血管内皮生长因子(vascular endothelial growth factor, VEGF)是一种诱导肿瘤血管通透性增加、有效促进血管生成的因子。肝细胞肝癌和肝转移病变都在 VEGF 作用下新生成微血管。近年来,血管靶向药物(如抗血管生成剂和血管阻断剂)在临床试验和临床癌症治疗中,得到了很大发展。一般认为血管靶向治疗早期的效果,不应仅仅通过观察肿瘤大小的变化来评价,而应该观察肿瘤的血液灌注情况。DCE-MRI 可以非侵入性定量研究组织血供,在抗血管生成药物和血管阻断剂的临床评价中得到了尝试性应用。

DCE-MRI 需要对优化空间分辨率、器官扫描范围和扫描速度达成一个平衡,因此合理地选择成像参数非常重要。以前大多数 DCE-MRI 检查使用横切面的二维(2D)扫描以保持较高的空间分辨率和时间分辨率。近年来,随着技术进展,3D 梯度回波进行全肝灌注成像已成为可能,这些技术包括如 LAVA、VIBE、THRIVE 等。DCE-MRI 一般采用短 TR 和短 TE 以产生 T_1 加权效果,因为 TR 较短,通常翻转角一般也较小。3D 扫描具有采集整个肝脏数据的优势,这对追踪具有多发肝转移或肝细胞肝癌的患者很有必要。相比于 2D 成像序列,3D 技术消除了射频激励脉冲波形欠完美的缺点,并具有更好的信噪比。但是 3D 扫描会在一定程度上降低时间分辨率。

DCE-MRI 目前多使用可变翻转角的 T_1 加权 3D 扰相梯度回波(spoiled gradient echo)技术。并行成像加速技术通常用于提高成像时间分辨率。为了追踪肝脏感兴趣病变或区域的灌注情况,其时间分辨率应不少于 4 s,层数为 36~50 层。理想状态是主动脉和门静脉应同时出现在扫描切面中。有时需要斜切面成像或者冠状平面成像以确保扫描整体组织结构。注射造影剂之前,至少进行 1~3 次不同翻转角的 3D 采集。完成平扫图像后以恒定速度(3~5 mL/s)静脉注射低分子 Gd 螯合物造影剂(一般 10 mL)并获得 DCE-MRI 的图像。注射造影剂后紧接着注射 20 mL 盐水冲洗静脉注液管道。钆贝葡胺(gadobenate dimeglumine)T_1 弛豫率较高,可以降低剂量使用。注射药物从血管内渗出到血管外细胞外间隙(extravascular extracellular space, EES),从而导致 T_1 加权信号增加。肿瘤组织中血管渗漏能力和血流决定造影剂外渗到 EES 的速率,因此在 DCE-MRI 中检测的信号代表着血管通透性和灌注的总和,故而 DCE-MRI 对血管通透性、细胞外间隙体积和血流量改变都较敏感。

DCE-MRI 图像后处理通过扫描追踪感兴趣区组织的信号强度(signal intensity, SI),获得 SI 对应时间的曲线,然后使用不同的 DCE-MRI 后处理技术来分析数据。数据分析方法分为半定量分析和定量分析。半定量分析基于时间-信号强度曲线来计算参数;定量分析需要使用具有动脉输入功能的双室药代动力学模型。文献显示两种方法计算得到的参数都与肿瘤血管生成相关。

1. 半定量分析方法 通过分析器官或病变范围内信号强度(SI)随时间的变化,可以半定量地计算 DCE-MRI 参数。通过半定量分析,可以方便地得到标准化信号强度-时间曲线的多项参数。

(1)曲线下面积(AUC):表示在一段时间内的增强量(通常从信号强度-时间曲线强化的起始到 60 s 或 90 s)。

(2)最大强化(maximum SI)或增强峰值比[(SI 最大值-SI 基线)/SI 基线]。

(3)流入斜率(wash-in slope):这是量化增强速度的一个指标。计算每单位时间的增强最大变化值,通常在曲线增强20%~80%的范围计量。

(4)平均通过时间(mean transit time,MTT):表示血液灌注组织的平均时间,这个参数受到检查范围内血液量和血流的影响。

半定量 DCE-MRI 技术易于操作、无须药代动力学模型及造影剂浓度的转换,也不需要动脉输入功能。虽然半定量分析广泛使用,但其不能估计组织中造影剂的浓度,这些参数受到扫描设备、造影剂体积和注射速率的影响。扫描的时间分辨率也很容易改变信号强度曲线形状,因此半定量 DCE-MRI 的结果难以在不同研究间比较,也难以了解肿瘤血管生理特性。然而半定量分析方法操作简单,文献中仍然得出了大量有临床意义的重要数据。

2.定量分析方法　DCE-MRI 定量分析技术包含3个步骤。

(1)由于钆造影剂浓度与 T_1 倒数的变化成反比,可以从已得信号强度中计算组织造影剂浓度。

(2)测量肝动脉和门静脉输入函数。

(3)给定量参数设置初始值,并将组织造影剂浓度和肝动脉和门静脉输入函数代入药代动力学模型中,通过迭代计算直到获得最终的定量参数值。

定量分析需要 T_1 mapping,通常通过不同翻转角的序列来完成。通常在造影剂增强之前扫描不同翻转角的序列,获得组织本身固有的 T_1 mapping,然后再注射造影剂获得动态增强的图像。一般先在屏气期间获取图像,然后在自由平静呼吸期间获取图像,获得定量分析所需图像通常总采集时间不低于 5 min。

多年来 Tofts、Brix 以及 Larsson 等采用单动脉输入方法,已经提出了多个药代动力学模型。由于肝细胞肝癌主要从肝动脉供血,其可以应用单输入动力学模型。对于动脉和门静脉双重供血的原发灶和转移灶,双输入单室血流动力学模型更合适。值得注意的是不同于 CT 中碘浓度和 CT 单位(Hu)之间的线性关系,钆浓度与 MRI 信号强度(SI)之间的关系是非线性的,这点使灌注定量复杂化。为了简化灌注定量,一般在肝脏预期浓度范围(0~0.5 mmol/L)和血液预期浓度范围(0~5 mmol/L)内,假设 SI 和钆浓度之间为线性关系。定量分析方法可以得到以下参数。

(1)Ktrans:造影剂从血管内渗透到血管外-细胞外间隙(EES)的过程,主要表示渗透性受限(高流量)情况下的血管通透性,但也表示在限流情况下进入组织的血流量。

(2)Kep(回流速率常数):造影剂从血管外-细胞外间隙(EES)返回到

血管内的过程。

（3）Ve：代表细胞外间隙内造影剂浓度占整个体素的百分比，间接反映细胞密度和组织血管化程度。

获得高质量肝脏 DCE-MRI 图像尚面临许多挑战。一方面是呼吸运动对于肝脏位置的影响，且呼吸门控在 DCE-MRI 中几乎没有多大应用。解决呼吸运动影响的方法如下。

（1）平静浅呼吸状态下进行成像。

（2）在进行定量计算之前，利用图像配准技术对图像进行配准，但是因为肝脏运动的复杂性导致这种配准往往比较困难。各种血流输入模型和药物代谢动力学模型的存在，使肝脏定量 DCE-MRI 变得更加复杂。目前 DCE-MRI 药代动力学模型定量分析的可重复性方面尚有许多问题。因此，DCE-MRI 药代动力学模型定量分析投入广泛的临床应用之前，需要积极解决成像采集和分析技术的标准化问题。

（九）磁共振弹性成像

MR 弹性成像（MR elastography，MRE）可用于评估肝脏组织的硬度，其原理是振动压缩装置先发出剪切波，接着测量剪切波在肝脏组织的传播速度，然后采用具有运动编码梯度的相位对比 MRE 序列检测剪切波，并在组织硬度的定量图（弹性图）上进行显示（以 kPa 测量）。目前已经有几种产生机械波的驱动器可用于 MRE 技术。最广泛使用的一款是位于机房的主动驱动器，该设备产生气压波后，通过塑料管传递到被动驱动器，被动驱动器作用于患者肝脏附近腹壁。用于肝脏成像 MRE 的典型激发频率范围为 40~80 Hz。诱发的振动可处于单一频率（如 60 Hz）或多个频率。市面上可用的 MRE 技术已在主要 MR 制造商之间实现标准化，场强和脉冲序列之间几乎没有差异。

肝硬度与纤维化阶段直接相关，并随着疾病的进展而增加。用肝脏组织活检作为参考标准的分析 MRE 诊断精准性的荟萃分析显示（其中包含 19 项研究，共纳入 1441 例患者）：诊断纤维化分期≥1 的 AUC 为 0.84~0.95，纤维化分期≥2 的 AUC 为 0.88~0.98，纤维化分期≥3 的 AUC 为 0.93~0.98，纤维化 4 期的 AUC 为 0.92~0.99。相比一维超声瞬时弹性成像与超声焦点剪切波弹性成像，MRE 对肝纤维化分期的诊断精确性更高。相比超声弹性成像技术，MRE 不受肥胖或腹水限制，具有分析更大体积肝实质及评估整个肝脏的优势，降低取样误差。但是干扰超声弹性成像技术的一些生物因素，如餐后、肝脏脂肪变性、肝脏组织炎症、胆汁淤积、右心衰竭和肝静脉充血等,也会影响 MRE。肝硬度也随着肝脏炎症而增加。现阶段 MRE 序列对肝脏铁超负荷敏感,这会降低肝实质中的信噪比,并可能导致不可靠的测量或技术故障,这种局限性可部分通过改良自旋回波来克服。

(十)1.5 T 和 3.0 T 磁共振扫描仪应用于肝脏的比较

3.0 T 磁场磁共振扫描仪目前已经在临床上广泛应用。相对于 1.5 T 扫描仪,3.0 T 扫描仪可以增加信噪比,从而提高空间分辨率、能够使用更薄的层面或减少扫描时间。与 1.5 T 相比,大多数组织在 3.0 T 场强时,T_1 弛豫时间一般较长,而 T_2 弛豫时间几乎不受影响。脂肪和水的波谱分离也较大,能达到更好的脂肪抑制效果。MRI 检查动态增强扫描也能从 3.0 T 高场强中获益。由于肝脏组织 T_1 弛豫时间显著增加,但是对于 T_1 钆缩短效应变化极小,从而最后导致肝脏与病灶的对比度增加。

3.0 T 场强的 T_2 序列通常以更短的 TE 来采集,以补偿 3.0 T 时较大的 T_2^* 衰减。3.0 T 场强下的 T_1 弛豫时间越长,T_1 加权序列的 TR 就越长,因此信号采集时间就越长。相对于 1.5 T,患者在 3.0 T 时,T_2 加权 FSE 序列的射频功率沉积较大。3.0 T 扫描仪在伪影控制方面常常更加困难。磁场强度越大,磁敏感伪影越多,金属或气体引起的图像失真及信号丢失也越明显。随着场强的增加,脂肪和水界面发生的化学位移配准误差也随之增大。相对于 1.5 T 磁共振扫描仪,3.0 T 磁共振扫描仪 DWI 使用的 EPI 序列中,由磁敏感性和磁场不均匀性导致的图像畸变更加严重,这导致脂肪抑制不彻底。使用并行成像可以相对减少这些限制。

无论在 1.5 T 还是 3.0 T 磁共振仪上,体线圈均用于射频发射,在无外在物体干扰的情况下,均可以产生均匀一致的射频场分布。但是一旦激发范围内有受试者(患者)进入,射频场均匀性会遭到破坏,会导致成像介质内射频脉冲分布的不均匀,不同的位置所接受到射频脉冲的强度不一致。这种不均匀性可能会造成局部射频能量的沉积,伴随着射频量的提高和 SAR 值的限制,一些快速成像技术也受到限制。随着场强的提升,氢质子共振频率升高,激发所需的射频脉冲的波长更短,其在穿过介质时更容易产生介电伪影,这在一些腹水患者的图像上表现更为明显。多源及并行发射系统使用两个或更多个独立信道,将功率分配到射频发射线圈的端口。这样的系统在严格控制每个通道的时序、相位、功率和幅度以及各种安全适应性的前提下,可以根据个体差异而调节射频场,以得到更均匀的射频场(B_1)、更准确的 SAR 值。例如对于 TSE 序列来讲,多源或并行射频发射技术能够得到均一的反转角,对于图像质量、量化信息的准确性有很大的帮助;对于 SSFP

序列来讲,多源技术能够准确地估算 SAR 值,从而可以缩短 TR,用以减小由于主磁场(B_0)和射频场(B_1)的不均匀性导致的伪影问题等。

第二节 胆石症

一、影像检查技术与优选

在诸多影像学检查中,超声诊断胆囊结石的敏感性、特异性和准确性最高,是首选和最佳的方法。如具备典型的声像图特征即有确诊意义,无须再行其他检查。肥胖的患者扫查不满意或诊断尚有疑问者可行 CT 检查,诊断准确性较高,但价格昂贵。X 射线平片上胆囊结石多数不显影,无诊断价值。静脉和口服胆囊造影剂敏感性较低且检查过程繁复,现基本不用。

二、影像学表现

(一)超声

胆囊结石因大小、形态、数量以及化学成分不同,声像图表现多样,如同时具备胆囊结石的 3 个典型声像图特征:强回声团、伴后方声影、随体位改变可移动,即可确诊。超声表现主要取决于结石的理化结构,主要有下列 3 种。

(1)结石仅在前方表面显示出半弧形狭窄的强回声带,形如指甲盖,后方全部为声影。这种结石属混合性结石,剖面呈内外两层结构,内层化学成分以胆固醇为主,外层为胆色素且 70% 左右有钙化。

(2)结石 1/3~1/2 的部分得到显示,呈现出残月或半月形后移行为声影,这种结石多属胆固醇结石,剖面构造为放射状。部分外层胆色素伴钙化者较少的混合性结石也可表现为残月形结石。

(3)结石的全貌基本显示出来,后方伴声影。这种结石在剖面构造上表现为两层、多层或无结构,化学分类包括胆色素钙结石或由胆色素、碳酸钙、磷酸钙等多种无机物组成的黑色结石等。

几种特殊类型的结石的声像图表现如下。

(1)充满型结石:自声束侧由浅至深分别可见到:高回声的胆囊壁→与胆囊壁走行一致的强回声带,此即充满胆囊腔内的小混合性结石→宽大的声影区,遮掩了胆囊轮廓和胆囊腔。这种颇具特征的声像图称为"WES 征-

囊壁结石声影三合征"。如果结石紧密填充胆囊,则只见由胆囊壁和结石共同构成的一强回声带及其后方声影。需要与瓷器样胆囊鉴别(详见"慢性胆囊炎"一节)。

(2)堆积型结石:众多直径10 mm以下的小结石堆积在胆囊腔内,结石的部分或全部得到显示,或可分辨出单个结石的轮廓,或因结石集合紧密而呈块状,后方均移行为宽声影带。这类结石的化学分类可以是混合性结石、胆色素钙结石和黑色结石等。

(3)泥沙样结石:也称胆泥,是比堆积型结石颗粒更小的结石,宛如大量泥沙堆积在胆囊体底部,内可见斑点状强回声,结石全体多可显示,后方声影不明显甚至缺失。诊断泥沙样结石首先须排除旁瓣现象造成的伪像,可以通过变换扫查部位和切面方向等加以识别。如确有堆积物,除了是真正的细小结石外,还可能是胆汁瘀积(如长期接受静脉营养者)、浓稠的胆汁、胆囊积脓,定期随访观察胆囊内容物的变化也有利于最终的诊断。

(4)壁内结石或附壁结石:结石生长在胆囊壁内或嵌入于黏膜皱襞内,表现为胆囊壁上一个或数个仅几毫米的强回声斑,后方伴随的不是声影而是一逐渐变细的高回声带,又称彗星尾征,这是一种人工伪影现象(多重反射)。结石不随体位的改变而移动,胆囊壁多有增厚。

(二)X射线

胆囊结石仅10%~20%表现为X射线平片所见的阳性结石。典型的胆囊阳性结石表现为右上腹大小不等的类圆形、环形或不规则高密度影。右上腹部其他结构和器官的病变也可以产生各种钙化阴影,必须予以鉴别,其中以肾结石最为多见。胆管结石在平片一般难以显示。

(三)CT

胆结石因成分不同在CT上表现不同,CT值与胆固醇含量呈负相关,与胆红素和钙含量呈正相关。根据CT值,胆结石可分为高密度(CT值>25 Hu)、等密度(CT值0~25 Hu)、低密度(CT值<0)3种类型。胆结石的CT值测定可以大致反映其化学成分,CT值低的结石多为胆固醇类结石,高者多为胆色素类结石。CT值一定程度上可为体外震波碎石、药物溶石等不同治疗方法提供参考依据。目前,双能量CT扫描对结石化学成分的分析很有帮助。高密度胆囊结石平扫容易显示,表现为单发或多发,圆形、多边形、环形或泥沙样高密度影;等、低密度结石在CT图像难以显示。胆管结石以高密度结石多见。肝内胆管结石呈点状、结节状或不规则状,与胆管走行一致,可伴相应胆管扩张。胆总管结石时常引起胆道梗阻,其上方胆管扩张。

胆石症的患者多合并胆囊炎,可伴相应的 CT 表现。

(四) MRI

胆系结石在 T_1WI 和 T_2WI 上通常均表现为信号缺失,呈低或无信号,也可表现为混杂信号,部分胆系结石在 T_1WI 上可表现为明显高信号。目前研究认为,胆系结石的信号改变除与结石中的脂质成分有关,也和结石中的大分子蛋白有密切关系。MRCP 是磁共振水成像技术的一种,由于其无创、无须造影剂、简便快速,在胆道系统的检查中应用很广泛。MRCP 可显示整个胆道树,可为胆系结石的大小、数目、梗阻部位和梗阻点上方的胆管扩张程度提供可靠的诊断依据,辅助临床治疗决策。MRCP 显示的扩张胆总管下端呈倒杯口状充盈缺损,为胆总管结石的典型表现。术前 MRCP 定位对胆管结石的手术治疗有重要意义。

第三节 肝胆损伤

一、肝脏创伤

(一)影像检查技术与优选

随着影像学技术的进步,X 射线片在评估肝脏创伤中的作用已被边缘化,一般较少应用。肝脏 CT 检查是评价肝损伤重要的检查方法,肝损伤患者能否进行非手术治疗,CT 是重要的步骤之一。CT 能准确显示病理解剖结构,确定损伤的严重度,量化腹腔积血。CT 检查是评估血流动力学稳定的腹部创伤患者伤情的"金标准",减少了诊断性腹腔穿刺阳性患者的非治疗性剖腹手术。CT 发现肝脏损伤的敏感度达 90%~100%,其优势在于能够发现相伴随的损伤,最常见的是脾脏及盆腔损伤。对于血流动力学不稳定的腹部创伤患者,CT 随访非常重要。

MRI 在肝损伤的诊断方面不如 CT 敏感,一般也较少应用。MRI 检查可提供肝脏清晰的组织影像,对于发现创伤后期的肝胆并发症有很大帮助,但并不适用于紧急情况。

(二)影像学表现

根据美国创伤外科协会(AAST)制定的外伤程度评分标准将肝损伤分为 6 级,Mirvis 等在 AAST 肝损伤评分标准的基础上制订了 CT 分级标准,共分为5级。Ⅰ级:包膜撕裂,表面撕裂<1 cm深,包膜下血肿直径<1 cm,仅见肝静脉血管周围轨迹。Ⅱ级:肝撕裂1~3 cm深,中心和包膜下血肿的直径为1~3 cm。Ⅲ级:撕裂深度>3 cm深,中心和包膜下血肿的直径>3 cm。Ⅳ级:大的肝实质内和包膜下血肿直径10 cm,肝叶组织破坏或血供阻断。Ⅴ级:两叶组织破坏或血供阻断。分级在判断患者的预后和治疗方案的选择方面有重要的价值。据外科文献报道,有86%的肝外伤病例在手术探查时已停止了出血,而影像学检查能准确判断肝外伤的部位、范围、肝实质损伤和大血管的关系、腹腔积血的量,为外科医师决定手术还是保守治疗提供重要的依据。

1.肝挫伤 肝实质内局部组织充血、水肿及微血管内血液外渗,或因梗死引起肝细胞水肿和坏死。CT表现为界限模糊、形态不规则的斑片状较低密度区。肝挫伤是肝损伤中常见的CT表现,门静脉周围轨迹征也可认为是其表现之一。常与肝撕裂伤、肝内血肿、肝包膜下血肿等其他类型肝脏损伤同时存在。若为肝脏损伤中唯一征象,则可认为是最轻型的肝损伤,一般于2~5 d可以完全吸收。

2.肝撕裂伤 肝撕裂伤是肝实质损伤的最常见类型,可为单一或多发,多发撕裂可认为肝粉碎性破裂。CT表现为不规则线样或分支状低密度影,边缘模糊,也称为"熊爪状"撕裂。肝断裂、碎裂时,肝表面包膜破裂,肝组织明显裂开甚至错位。撕裂分为浅度(撕裂部位距肝脏表面的距离<3 cm)和深度(撕裂部位距肝脏表面的距离>3 cm),深度撕裂可以延伸至门静脉并伴有胆管的损伤。肝门附近的深度撕裂或肝内双重供血血管的完全撕裂可导致肝脏部分血供的中断,增强扫描可见楔形的低密度区延伸至肝脏外周,没有强化。撕裂伤累及S7段后上份即肝裸区时可出现下腔静脉周围的腹膜后血肿和肾上腺血肿。1~2周后复查,撕裂裂隙边缘逐渐清晰,病灶逐渐变小,部分病灶可完全吸收。

CT上了解撕裂的部位、程度以及撕裂和静脉及细胆管的关系非常重要。肝断裂、碎裂时必然会造成肝实质、胆道系统及血管的损伤,故常采用手术治疗。若保守治疗,易引起复发出血、感染、胆汁瘤等并发症,此时利用CT追踪病情变化和并发症的发生非常必要。对于肝脏断裂、碎裂损伤患者,在条件允许下最好行CT增强扫描,如果断裂的肝组织强化好提示血液供应良好,将很快愈合;若无强化则说明该肝组织失去血供,不仅愈合时间长,还有可能发生坏死。增强扫描可清晰地把肝脏受损区域和轮廓显示出来,还可帮助判断肝组织血运情况,对了解其预后有重要意义。若发现造影剂外渗的征象,提示肝脏血管受损且正在急性出血,可能需要紧急介入栓塞治疗。

3. 肝内血肿　肝内血管断裂,血液聚集局部形成类圆形、不规则形的高密度或等密度区,单发或多发。大部分病灶周围绕以低密度环或伴有肝挫裂伤,等密度血肿可在周围低密度病灶的衬托下显示出来(图6-2)。随着时间延长,血红蛋白分解,血肿密度降低,有的吸收消散,有的形成低密度囊腔。

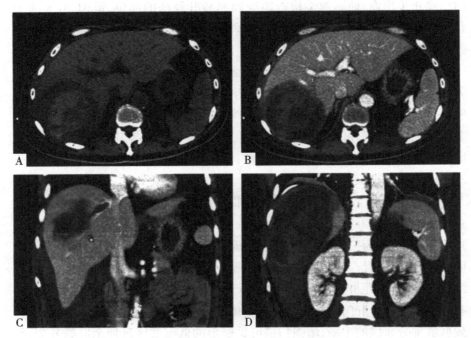

A. CT平扫示肝右叶类圆形高密度血肿灶,边缘见环状低密度带;B. CT增强示病灶未见强化;C. 肝右静脉内低密度充盈缺损影;D. 局部右肝包膜欠连续,肝周见弧形高密度影包绕。

图6-2　肝右叶撕裂伤并肝内急性血肿、肝右静脉血栓、肝周积血

4. 肝包膜下血肿　CT表现为肝周包膜下新月形或双凸形低密度或等密度区,伴有局部肝实质受压变平,部分可表现为葱皮样混杂密度影,增强无强化。肝包膜下血肿密度取决于出血量及出血时间,若血肿新鲜,CT值接近于肝实质,随着时间延长,可转化为低密度或水样密度。如无再出血,则随着时间的延长,血肿的密度逐渐降低,单纯的包膜下血肿在6~8周后可以消失。肝包膜下血肿可作为肝损伤的唯一征象。

5. 门静脉周围轨迹征　文献报道,其出现率达62%,有18%的病例以此为唯一征象。它是肝内三角区小血管破裂出血,沿着围绕肝三联的结缔组

织鞘蔓延所致,也可能是伴行淋巴管受损、受压导致梗阻、扩张、水肿或淋巴液外溢的结果。它是一种隐匿性近肝门处肝损伤的征象,为肝挫裂伤的表现之一 CT 表现为门静脉及其分支周围有管状低密度影,长轴断面上呈树枝状轨道征,横断面上呈环形影,增强扫描后图像显示清晰。

6. 腹腔内积血　肝破裂时腹腔内积血积液发生率高,主要见于肝周间隙、肝肾间隙,文献报道出现率约 61.2%,在无其他腹腔脏器损伤的前提下均见于合并肝被膜损伤的肝破裂。其出血量与肝脏损伤成正比。Federle 等认为腹腔内积血仅存在于一个解剖间隙时,有 100~200 mL,称为少量积血;存在于两个以上解剖间隙,有 250~500 mL,称为中量积血;若盆腔内可见积血,则>500 mL,称为大量积血。Meyer 等认为积血量<250 mL 可保守治疗。目前有报道称血流动力学稳定时,即使有大量腹腔积血也可保守治疗。尽管临床处理有争议,但积血量的判断对临床治疗方法的选择及预后有一定指导意义。

7. 邻近脏器损伤及其他合并伤　包括脾、肾、胰、胃肠道、胸部及颅脑创伤并多发骨折。

8. 肝损伤并发症　肝脏损伤可并发胆瘘、胆管狭窄、肝脓肿、迟发性出血和其他血管性并发症。因常见于肝脏深破裂,故考虑与肝内大血管和胆管损伤有关。随着肝脏创伤采用非手术处理趋势增加,其迟发性并发症越来越多。

活动性出血表现为增强扫描早期肝内局限性高密度区,代表着由于动脉出血导致的造影剂外渗积聚,可随时间延长而范围扩大。CT 可精确判断出血的部位,有助于指导治疗。采用螺旋 CT 扫描和 CTA 重建有时还可发现肝动脉或其分支撕裂所致的假性动脉瘤。

肝外伤时形成的胆汁瘤或胆汁假囊肿,常位于肝包膜下或肝的局部周围。表现为较大的薄壁低密度囊肿,密度均匀,边界清楚。肝实质可受压移位。

MRI 在肝损伤的诊断方面不如 CT 敏感,一般也较少应用。肝内血肿在 MRI 上的表现需结合损伤的时间综合判断。MRCP 对于显示胆道损伤及其引起的胆瘘、胆汁瘤或胆汁假囊肿要优于 CT 检查,呈类圆形长 T_1、长 T_2 囊性信号灶,增强无强化,边界清楚,通常会随时间增大。

二、胆系创伤

(一)影像检查技术与优选

由于胆系创伤原因复杂,损伤类型多种多样,诊断颇为棘手,特别是绝大部分术中不能被及时发现,胆管损伤术后的发现与诊断须依据损伤后的病理生理改变和临床表现结合医学影像学检查。对于胆道损伤的患者,影像学检查起着十分重要的作用,可疑胆道损伤的患者可行经内镜逆行胆胰管成像(ERCP)、磁共振胰胆管成像(MRCP)、经皮肝穿刺胆管造影术(PTC)、T形管胆道造影等检查,以明确诊断。

1. 超声 为无创检查手段,价格低廉。超声可了解肝脏形态,显示胆管结构(可观察到直径 1~2 mm 的肝内胆管),能发现胆管连续性中断、肝胆管扩张的程度范围及腹腔胆汁聚集,可动态观察,病程越长诊断价值越高。同时可以引导穿刺引流,对于胆囊管夹闭不全、迷走胆管损伤引起的轻度胆汁漏可以通过引流而得到治愈。B 超对于体型过度肥胖、胃肠气体干扰较重者,有时效果不满意,同时难以精确显示梗阻或狭窄的长度、胆瘘的部位,因此,B 超对 BDI 的诊断有帮助,但对治疗方式的选择则指导意义不大。

2. CT 多层螺旋 CT 的空间和时间分辨率大大提高,可了解肝脏形态、肝胆管扩张的程度范围,并通过二维及三维重组更直观更清晰显示有中等程度以上扩张的肝内外胆管系统,同时可显示胆管狭窄段或梗阻段,还可以发现腹腔胆汁聚集,定位胆汁聚集部位,价格中等,为无创检查手段。

3. ERCP ERCP 空间分辨率高,能清楚显示胆管系统,对判断胆管完整性、损伤部位及大小都具有独特优势,对决定治疗方案具有指导意义。将造影剂通过 Vater 壶腹逆行注入胆道系统内,可得到一个十分清晰的胆管树图像,可以了解胆道内部结构,缺点是仅能了解梗阻以下的部位,在曾行胃大部切除术胆肠内引流术的患者应用受限。

4. MRI MRI 可以显示胆汁聚积的部位、范围量的多少,鉴别单纯胆瘘和合并出血,不能显示胆瘘的准确部位。MRCP 为无创性检查,安全舒适,操作简单,无射线损害,适用于不能耐受 ERCP 的患者和不能配合检查的儿童,有替代 ERCP 的倾向。MRCP 反映的胆管扩张更真实可信,对于扩张的胆管系统显示良好,能明确显示胆管损伤部位和程度;不受外科手术后解剖结构改变的影响;无胆道感染、急性胰腺炎等并发症。重建后的图像可多角度、多轴位观察,更立体直观地显示狭窄远近端胆管及狭窄的长度和程度,同时可以了解胆管狭窄或闭塞的部位,尤其是异位的肝内胆管,如肝右后叶胆管,阻塞后的该胆管与胆总管不连接,ERCP无法显示。

5. PTC　PTC能清楚显示胆管分支,根据胆道扩张和梗阻末端的影像可判断梗阻的平面和初步确定梗阻的原因,PTC仍是胆道外科的一项重要诊治技术。但因其具有一定的并发症和死亡率,又有多层螺旋CT、MRCP等先进的检查方法,目前临床应用已日益减少。

6. T管造影　利用前次手术留下的T形管或腹壁窦道行胆道造影,能显示胆管病变,可将狭窄胆管及狭窄以上的胆管完全显示,充分了解梗阻以上的胆管情况。

(二)影像学表现

1. 超声　对于外伤患者而言超声并不是首选的检查方法,但超声有助于评估胆囊壁厚度、腔内出血以及胆囊损伤患者的随访观察。超声对明确胆道损伤作用有限,但在肝内或肝周胆汁瘤采取保守治疗者的随访中具有重要的作用。

2. CT　胆囊损伤影像表现常常被邻近其他脏器损伤所掩盖。急性胆囊损伤特征性征象有腔内和壁内血肿。胆囊塌陷(特别是空腹患者),伴胆囊底扭曲,提示胆囊可能穿孔或撕裂。胆囊壁增厚或模糊,高度提示胆囊壁损伤,但其无特异性。胆囊周围积液或弥漫性腹腔内积液常常可见,但并不一定是来源于胆囊,可能是由于邻近实质脏器损伤所致。胆囊腔内出现高密度,形成液-液平面,提示损伤所致出血可能,但是浓缩胆汁、胆固醇或先前行CT检查所注入静脉内造影剂经胆道排泄也可出现类似的表现。完全性胆囊撕脱者较罕见,表现为胆囊腔内或胆道周围出血,胆囊游离,常伴有邻近腹水;对于动脉撕裂患者,增强扫描有时能看到造影剂在胆道周围外溢,从而证实有活动性出血。

对于胆道损伤患者,CT扫描可表现为肝周、肝下局限性积液,腹水,肝内积液形成胆汁瘤,表现为片状、类圆形或不规则形低密度,同时合并肝脏撕裂或脾、十二指肠损伤。王茂强等报道了肝动脉化疗栓塞导致的胆管损伤影像表现,根据胆管缺血损伤程度不同,可将影像学表现分为3种类型。

(1)局限性胆管扩张:位于亚段肝管及其远侧、肿瘤病灶的邻近处,易误诊为新生病灶,其损伤的发生与超选择性亚段栓塞造成较小的胆管缺血和继发狭窄有关。

(2)多灶性胆管扩张:位于肿瘤周围或正常肝叶,见于肝多发性肿瘤TACE术后,缺血损伤累及段或亚段肝管。

(3)巨大分叶状或多房状囊腔:呈肝叶(段)分布,也可呈跨段分布,产生机制有二：较大的胆管因缺血损伤后发生狭窄，远侧肝管继发扩张；局部胆管因严重缺血、坏死、破裂，胆汁在肝组织聚积，形成胆汁瘤。

3. MRI　有关 MRCP 在胆囊钝伤中的应用少有报道，与 CT 一样，可发现胆囊萎陷、管腔内出血或胆囊周围的液体，有报道应用 MRI 增强检查可显示胆囊壁的缺血。MRCP 已广泛应用于医源性胆管系统损伤的评价，能够清晰地显示胆囊的大小形态位置，显示梗阻扩张或狭窄的胆管，以及部位等，还可正确地辨认损伤部位。虽然为手术提供了一定帮助，但在评估胆管损伤长度方面仍有欠缺，另外对于创伤性胆系损伤的评估仅有少量文献报道。近年来肝胆特异性造影剂增强 MRCP 为胆囊及胆管树的显影提供了新的方法，活动性胆瘘表现为造影剂外溢，或造影剂进入周围积液中，增强 MRCP 可显示胆瘘的位置及判断胆管损伤的类型，同时根据梗阻以下水平管腔内造影剂显影与否进一步评估梗阻的程度。对于胆管完全梗阻者，肝特异性造影剂 MRI 增强扫描可显示损伤局部胆管狭窄或截断，近端胆管扩张，远端胆管未见造影剂显影，增强 MRCP 不仅可清楚显示胆管树结构，同时可以评估胆管的排泄功能，是目前评估胆系功能的无创检查方法，然而其在临床中的应用并未完全开发，还需进一步的研究。

4. ERCP　文献报道 ERCP 对阻塞性黄疸定位定性的确诊率达 95%，因此，ERCP 对阻塞性黄疸的定位定性有决定性作用。胆管损伤的类型包括胆管横断、结扎、狭窄及胆瘘，可单独存在，也可几种情况同时存在。胆管横断、结扎在 ERCP 影像上均表现胆管"中断"，但 ERCP 不能显示损伤部位近端的胆管及胆管损伤的范围，此类 BDI 是胆管损伤的严重类型，但临床上较易在早期发现，如术后出现进行性加重的黄疸或严重胆瘘，要考虑胆管结扎或横断，及时 ERCP 检查可为再次手术提供明确的治疗途径，但内镜在胆管结扎或横断上往往无计可施，必须再次手术。胆瘘是胆管损伤的常见类型，多在术后早期发生，胆（肝）总管瘘主要由于胆管侧壁部分损伤灼伤、误切所致，可伴有狭窄。胆瘘在 ERCP 影像上表现为造影剂溢出胆管，一旦明确存在胆瘘，即可行内镜下治疗。

第七章 神经系统疾病影像诊断

第一节 颅脑影像检查技术

一、头颅X射线片

1895年德国物理学家伦琴发现了X射线,此后X射线被用于人体疾病的检查,形成了放射诊断学。随着科学技术水平的不断提高,实现了常规X射线摄影信息数字化。

数字化X射线成像包括计算机X射线成像(computed radiography,CR)和数字X射线成像(digital radio-graphy,DR),同其他数字化成像一样,数字化X射线成像通过灰阶处理和窗显示技术,可调整影像的灰度和对比度,从而使不同密度的组织结构及病灶同时得到最佳显示,但其仍然保持传统X射线图像的放大和失真以及影像重叠的特点。

数字化成像有利于图像信息的保存和传输。图像存档与传输系统(picture archiving and communication system,PACS),是近年来随着数字成像技术、计算机技术和网络技术的进步而迅速发展起来的,旨在全面解决医学图像的获取、显示、存储、传送和管理的综合系统,该系统的应用不但极大地方便了患者的就诊,而且实现了快速远程会诊。

在CT、MRI发展的今天,多数情况下X射线平片检查只能反映颅内病变的间接征象,某些病例尽管临床症状已较明显,但颅骨X射线平片可无异常发现,需进一步行CT和MRI检查,因此,X射线检查在中枢神经系统的价值有限,现在已较少使用。

二、脑血管数字减影血管造影

(一)概述

在脑血管造影的图像中,血管影与骨骼及软组织影重叠,使部分血管图像显示不清,有的学者采用将正片及负片叠合的方法,初步消除了图像中骨骼及软组织影,这是脑血管造影减影图像的雏形。随着X射线机的革新、影像增强及计算机的发展,采用计算机处理数字化的影像信息,形成了数字X射线成像(digital radiography, DR)系统,从而完全消除了骨骼与软组织影,形成了新的现代减影技术,即数字减影血管造影(digital subtraction angiography, DSA)。近年来已经出现快速旋转采集的成像系统,结合工作站可行三维成像、血管内镜成像等,对病灶也可做定量分析。影像增强器亦将逐步由直接DR代替。图像的处理和存储功能大大增强,并与PACS无缝结合。DSA的检查技术主要包括以下两种。

1. 静脉数字减影血管造影 静脉内注射的造影剂到达靶动脉之前要经历约200倍的稀释,动脉碘浓度低。同时因为造影剂流至靶动脉有一定的时间(循环时间),容易形成运动伪影,图像质量较差。而要得到较好的图像,需要注射高剂量的造影剂,另外,显影的动脉血管相互重叠,对小血管显示不满意。对中心静脉法DSA来说,也有一定的损伤性,所以现在较少应用。

2. 动脉数字减影血管造影 动脉数字减影血管造影(intraarterial digital subtraction angiography, IA-DSA)需要选择或超选择插管,随着介入诊断和治疗的广泛开展,应用也越来越广泛。此法使用的造影剂浓度低,造影剂无须长时间的流动与分布,并在注射参数的选择上有许多灵活性。实践证明IA-DSA具有如下优点:①造影剂用量少,浓度低。②稀释的造影剂减少了患者不适,从而减少了移动性伪影。③血管相互重叠少,明显改善了小血管的显示。④灵活性大,便于介入治疗。

(二)数字减影血管造影在神经系统的临床应用

DSA由于没有骨骼与软组织影的重叠,使血管及其病变显示更为清楚。目前,DSA是诊断脑血管病和一些肿瘤性病变的重要检查方法。在大部分脑血管病包括动脉瘤、脑动脉狭窄或闭塞、颅内血管畸形、颈动脉海绵窦瘘等的影像学诊断中被认为是金标准。IA-DSA对动脉的显示已达到或超过常规选择性动脉造影的水平,应用选择性或超选择性插管,对直径200 μm以下的小血管及小病变,IA-DSA也能很好地显示。而观察较大动脉,已可不做选择性插管,所用造影剂浓度低、剂量少,还可实时观察血流的动态图像,作为功能检查手段。此外,DSA 可行数字化信息储存。

静脉数字减影血管造影(intravenous digital subtraction angiography,IV-DSA)经周围静脉注入造影剂,即可获得动脉造影,操作方便,但检查区的大血管同时显影,互相重叠,造影剂用量较多,故临床应用少,不过在动脉插管困难或不适于进行 IA-DSA 时可以采用。

IA-DSA 对显示颈段和颅内动脉均较清楚,可用于诊断颈段动脉狭窄或闭塞、颅内动脉瘤、血管发育异常和动脉闭塞以及颅内肿瘤的供血动脉和肿瘤染色等。

DSA 设备与技术已相当成熟,快速三维旋转实时成像、实时的减影功能,可动态地从不同方位对血管及其病变进行形态和血流动力学的观察。对介入技术,特别是血管内介入技术,DSA 更是不可缺少的。

(三)数字减影血管造影的适应证和禁忌证

1. DSA 适应证

(1)颅内血管性疾病,如动脉粥样硬化、栓塞、狭窄、闭塞性疾病、动脉瘤、动静脉畸形、动静脉瘘等。

(2)颅内占位性病变,如颅内肿瘤、脓肿、囊肿、血肿等。

(3)颅脑损伤所致各种脑外血肿,不过,在 CT 和 MRI 广泛使用的今天,DSA 在这方面的运用已逐渐被取代。

(4)手术后评价脑血管循环状态。

2. DSA 的禁忌证

(1)造影剂过敏或过敏体质者。

(2)严重的心、肝、肾功能不全。

(3)严重的凝血功能障碍,有明显出血倾向。

(4)高热、急性感染及穿刺部位感染。

(5)严重的动脉血管硬化。

(6)甲状腺功能亢进及糖尿病未控制者。

(四)脑血管造影分析要点

(1)影像分析前应了解病史及各项检查结果,全面分析已有影像学资料,如 CT、MRI、B 超和 X 射线平片等。

(2)检查照片质量,明确头部摆位是否正确,要分清正位、侧位、斜位及特殊投影位,各期血管造影片不能混淆。

(3)掌握正常的血管造影解剖及变异。

(4)对异常的血管造影征象要全面观察,对照分析双侧脑血管造影的动脉期、毛细血管期和静脉期表现,如发现病变要确定部位、表现、染色、供血动脉、引流静脉以及相邻部位的占位征象等,并结合临床、实验室检查及其他影像学检查等多项指标进行分析和诊断。

三、颅脑 CT

(一)CT 发展概况

自从 X 射线被发现后,医学上就开始用它来探测人体疾病。1972 年 4 月,Hounsfield 在英国放射学年会上首次公布了这一结果,正式宣告了 CT 的诞生。此后,CT 装置在设计上有了很大发展,临床应用也日趋普遍。CT 设备从诞生开始概括起来,大约每 10 年经历一次变革,从实验室阶段至头部 CT 成像、非螺旋 CT 时代及体部 CT 成像、螺旋时代及血管 CT 成像、多层螺旋 CT 时代及心脏 CT 成像阶段。目前临床上广泛使用的 64 层及以上的多层 CT,也被称为"后 64 排 CT",具有高时间分辨率、高空间分辨率和高 Z 轴覆盖范围,现代 CT 更关注于低辐射剂量成像和功能成像。

(二)颅脑 CT 的扫描方法

1. 常规扫描　CT 的常规扫描又称平扫,是 CT 检查中用得最多的一种方法。常规平扫通常是以部位或器官为检查单位区分的,如头颅平扫是以脑实质为扫描对象并包括颅底。

一般无须禁食,扫描前应除去扫描区内体表金属异物。按检查要求确定扫描范围,头先进入,冠状扫描时仰卧或俯卧位头后仰,特殊情况下可进行侧卧或俯卧位的扫描。确定体表标志,以眶耳线(orbitomeatal line,OML)为基线向上扫描,层厚 5~10 mm。特殊检查,如垂体层厚可达 1~2 mm。

2. 增强扫描　增强扫描就是采用人工的方法将造影剂注入体内并进行 CT 扫描,其作用是增强体内需观察的组织对比度。注射造影剂后血液内碘浓度增高,血管和血供丰富的组织器官或病变组织含碘量升高,而血供少的组织含碘量较低。此外,病变区域血-脑屏障的破坏,造成血管内含碘造影剂外渗,这都使正常组织与病变组织之间由于碘浓度差形成密度差,有利于病变的显示和区别。另外,利用血供的情况还可区别良、恶性肿瘤和较小的病灶。

3. CT 特殊检查

(1)CT 血管成像(CT angiography,CTA)是指经周围静脉团注碘造影剂后,在检查部位靶血管内造影剂充盈的高峰期对其部位进行CT连续多层面的扫描,然后将扫描数据进行三维图像处理,根据不同CT阈值赋予伪彩色从而显示血管立体形态和邻近组织的空间解剖关系,可对血管疾病进行诊断和术前评估。CTA的后处理技术主要有最大密度投影(maximum intensity projection,MIP)、表面遮盖显示法(shaded surface display,SSD)和容积再现(volume rendering,VR),通过图像显示阈值的调整即可得到只有连续清晰的血管影而无周围组织结构影的图像。CTA在神经系统的临床主要应用如下。

1)颅内动脉瘤(aneurysm):多为发生在颅内动脉管壁上的异常膨出,是造成蛛网膜下腔出血的首位病因,在脑血管意外中,仅次于脑血栓和高血压脑出血,位居第三。CTA能够提供更为完整的解剖信息,如动脉瘤的邻近结构及其关系、瘤体与瘤颈的关系、瘤壁的钙化及瘤腔内的血栓等,有利于快速、准确地制订手术计划。

2)脑动静脉畸形(arteriovenous malformation,AVM):CTA能清晰显示AVM的供血动脉、畸形血管团及引流静脉,并能清楚显示其空间关系以及病灶的毗邻结构,为预测动静脉畸形出血的可能性提供重要信息。

3)颈内动脉海绵窦瘘(internal carotid cavernous fistulae,ICCF):CTA能够显示ICCF的大小、形状、范围及引流静脉,可直接显示瘘口部位、大小及数目,并能清楚显示颈内、外动脉及主要分支的走行、管腔大小、管壁厚度、与海绵窦的关系及其他供血动脉,全面了解眼眶、颌面部骨骼和软组织与异常血管的关系。

4)头颈部血管狭窄及闭塞性病变:CTA范围广,能很容易完成头颈部血管联合显示,可同时显示血管及其邻近结构,从而判定它们之间的关系,能判断血管腔内及管壁斑块。

5)脑肿瘤:CTA能够显示肿瘤邻近血管的闭塞、压迫与移位,还可显示肿瘤与血管、颅骨的位置关系。对于血供丰富的肿瘤,用MIP重建,可显示瘤内的小血管和丰富的血供,用VR重建,还可显示瘤周和瘤内粗大血管的位置与通畅情况。

6)静脉窦血栓:选择适当的技术参数,脑CT血管成像通过三维重建后处理可很好地显示脑静脉窦内血栓。

(2)CT动态增强扫描:静脉注射造影剂后在短时间内对感兴趣区进行快速连续扫描,它除了反映造影剂进入病灶内的数量,还反映了造影剂在病灶内的浓聚和消退的过程,可以更深入地反映病灶的病理本质,对鉴别病灶的性质、了解病变的良恶性程度和血供的情况都有很大的帮助。

（3）灌注扫描：不同于 CT 动态增强扫描，是在静脉注射造影剂的同时对感兴趣区层面进行连续多次扫描，从而获得感兴趣区时间-密度曲线（time-density curve，TDC），并利用不同的数学模型计算出各种灌注参数值，包括局部脑血流量（regional cerebral blood flow，rCBF）、局部脑血容量（regional cerebral blood volume，rCBV）、造影剂的平均通过时间（mean transit time，MTT）、造影剂达峰时间（time to peak，TTP）等参数，因此能更有效并量化反映局部组织血流灌注量的改变，对明确病灶的血液供应具有重要意义，目前临床已用于显示早期脑梗死的范围和溶栓治疗效果的评估以及脑瘤的诊断。

（4）CT 能谱成像：CT 能谱成像作为一项新技术，根据 X 射线在物质中的衰减系数转变为相应的图像，除形态展示外尚能够进行特异性的组织鉴别，能够瞬时进行高能量与低能量的数据采集，采用原始数据投影的模式对两组数据进行单能量重建。与常规 CT 相比，CT 能谱成像除可获得常规图像外，最显著的特征就是提供了多种定量分析方法与多参数成像为基础的综合诊断模式，如基物质图像、单能量图像、能谱曲线等，使其在去除硬化伪影、物质分离、降低辐射剂量、优化图像质量及对比噪声比等方面均有重大突破。常规 CT 颅骨内板下方的射线硬化伪影往往会影响颅底及后颅窝病变的诊断，CT 能谱成像的单能量图像具有更好的图像质量、信噪比（signal to noise ratio，SNR）及对比噪声比，并可有效消除硬化伪影，能够较为清晰地显示颅底及鞍上病变。常规 CT 扫描时，动脉瘤栓塞后弹簧圈放射状金属伪影会影响载瘤动脉和动脉瘤的观察及评估，而能谱成像的去除金属伪影技术（metal artifacts reduction system，MARS）可去除血管内支架、弹簧圈等金属硬化伪影对图像的影响，从而更好地进行术后评估与诊断。常规 CTA 难以区分血管内强化及钙化斑，从而影响管腔狭窄的判断，而 CT 能谱血管成像可以利用钙、碘物质分离技术去除骨组织或钙化，对血管壁斑块显示清晰，能够更好地判断管腔狭窄程度。常规 CT 对肿瘤的诊断仅局限于形态学及密度值，CT 能谱成像既有传统 CT 的功能，又能够应用多种参数进行组织成分改变及血供改变的分析，为肿瘤的鉴别诊断、分型、分期及同源性分析提供了更多有效的诊断信息。颅内肿瘤性病变合并急性出血时，在传统 CT 增强检查中，因为高密度出血灶很可能会掩盖强化的肿瘤，导致诊断困难，应用 CT 能谱成像碘基物质密度图像和虚拟平扫图像相结合，能够清晰地显示颅内出血灶和肿瘤性病变。

物质 X 射线衰减很大程度上取决于物质的有效原子序数的大小，CT 能谱成像利用此特性，对有效原子序数进行物质化学组成成分的分析，获得有效原子序数(Z-effective)图，可分辨密度相似、CT 值相近的物质。

4. CT 图像后处理技术　目前用于 CTA 的后处理技术包括以下几种。

(1)最大密度投影(MIP)：是将不在一个平面的结构显示在同一个二维平面上，显示细节较精细，但是立体感差，不能去除血管周围骨骼及钙化等高密度结构的遮盖。

(2)多平面重组(MPR)：包括曲面重组，主要用于观察血管的毗邻关系，其曲面重建可以使迂曲的血管在同一平面上显示。

(3)容积再现(VR)：主要用于三维立体观察血管情况，因不同结构间有一定的透明度，且利用了容积扫描范围内所有的数据，较表面遮盖显示法重组技术图像更精细，又有很强的三维空间感，尤其适合显示重叠的血管、血管与邻近结构的三维关系。

(4)表面遮盖显示法(SSD)：可直接提取血管，作用同容积再现，但三维立体空间效果不如后者，容易丢失部分原始数据，有时出现伪像，易受所选阈值的影响。

四、颅脑 MRI

(一)常用脉冲序列和成像技术

中枢神经系统 MRI 检查常用的脉冲序列是自旋回波(spin echo,SE)，用于获取 T_1 加权像(T_1 weighted imaging,T_1WI)；快速自旋回波(fast spin echo,FSE)脉冲序列，用于获取 T_2 加权像(T_2 weighted imaging,T_2WI)和质子密度加权像(proton density weighted imaging,PDWI)；梯度回波(gradient echo,GRE)脉冲序列，主要用于获取 T_1WI 和 T_2WI，2D 和 3D 磁共振血管成像(magnetic resonance angiography,MRA)等；反转恢复(inversion recovery,IR)脉冲序列，主要用于脂肪抑制；液体衰减反转恢复(fluid attenuated inversion recovery,FLAIR)脉冲序列，是 IR 序列的一种特殊类型，主要用于抑制脑脊液(cerebrospinal fluid,CSF)信号而使含结合水的病变显示得更清楚；平面回波成像(echo planar imaging,EPI)，是一种快速成像技术，主要用于脑的弥散加权成像(diffusion weighted imaging,DWI)和灌注加权成像(perfusion weighted imaging,PWI)，用于研究和诊断早期缺血性脑卒中等。

常规使用 SE 或 FSE 序列获取 T_1WI、T_2WI 和 PDWI。其中 T_1WI 具有较高信噪比，显示解剖结构效果好；T_2WI 则更易于显示长 T_2 的水肿和液体，使病变范围清楚显示;PDWI 可较好地显示血管结构,主要优点是图像质量高,不足为扫描时间比 GRE 序列长。

(二)MRI 基本检查方法

1. 基本检查方法　包括平扫和增强检查。患者仰卧,使用头部线圈。常规取轴位、冠状位、矢状位,层厚 7~10 mm。其中轴位是最基本的方位。常规选用 SE、FSE 序列,根据需要再选用其他序列。鞍区检查,除应行轴位、矢状位常规扫描外,还应作冠状位薄层(3 mm)扫描。

(1)平扫:即血管内不注入造影剂的一般扫描。患者均应先行平扫。平扫可获取 T_1WI、T_2WI、FLIAR 等多参数图像,对发现病变、全面了解病变情况,有很重要的意义。

(2)增强检查:即静脉内注入造影剂后的扫描。目前常用顺磁性造影剂钆喷酸葡胺(Gd-DTPA),用量为 0.1 mmol/kg,检查多发性硬化(multiple sclerosis,MS)、转移瘤时可用至 0.2~0.3 mmol/kg,以便发现更多病灶。垂体微腺瘤增强检查时为便于显示小肿瘤,造影剂剂量应为常规的一半,即 0.05 mmol/kg。增强检查是在平扫发现病变需进一步定性,或虽检查为阴性但不能排除病变时选用的方法,仅获取 T_1WI 或重 T_1WI。Gd-DTPA 较安全,耐受性好,注射前不需做过敏试验,少数患者可出现胃肠道刺激症状和皮肤黏膜反应,多较轻微且持续时间短,一般无须特殊处理。但仍有严重不良反应的个例报道,因此仍需密切观察患者,以便及时采取急救措施。

2. 颅脑 MR 成像技术及其应用

(1)磁共振血管成像:磁共振血管成像(MRA)是一种无须向血管内注入造影剂即可使血管显影的无创性血管成像技术,检查过程简单、安全。MRA 有两种基本方法:时间飞跃法(time of flight,TOF)和相位对比法(phase contrast,PC)。TOF 主要依赖的是流入相关增强;而 PC 主要依赖于沿磁场梯度流动的质子相位的改变产生影像对比。

TOF 和 PC 均可采用 2D 和 3D 采集方式,首先获取一大组薄层面图像,即源图像,再经后处理,将许多薄层面血管影叠加、压缩并用最大密度投影(MIP)法重建出一幅完整的血管影像,获取类似血管造影的效果。MRA 最大的优点是无创,便于在一般患者中进行血管评估,在显示颈内动脉粥样硬化所致的血管狭窄或闭塞方面效果近似于 DSA,可直接显示 Willis 环全貌,MIP 像结合源图像可诊断大于 3 mm 的动脉瘤、颅内动静脉畸形等。Gd-DTPA 增强 MRA 效果更好,但对小血管的显示不如 DSA,也不能进行不同期相(如动脉期、静脉期)血管状态的评估。即使对于较大的血管也受到血流速度、流动状态的影响,有可能产生影像失真。

除上述两种基本方法外,还有通过预饱和技术使图像中流动的血流呈黑色信号,称黑血技术。黑血技术包括双反转恢复快速自旋回波(DIR FSE)序列和三反转恢复快速自旋回波(TIR FSE)序列。DIR FSE 序列是采用两个反转脉冲,在图像采集前先施加一个非层面选择性 180°脉冲,使全身组织磁化发生反转,包括血液;紧接着再施加一个层面选择性 180°脉冲,使成像层面的血液磁化再次反转而回到平衡状态,而层面外的血液例外,经过一定的反转恢复时间(TI),也就是当成像层面外的血液反转到零点时的时间,原来层面内经过两次反转,预脉冲的血液已经流出了层面而不能成像,管腔内呈无信号。使用快速自旋回波(FSE)序列,其结果是流入层面内的血液因无横向磁化而无信号呈黑色,故称为黑血,而血管壁及其他组织有信号,与无信号的血液对比度明显增强。TIR FSE 序列是在 DIR FSE 序列的 FSE 采集前再加一个 IR,其目的是抑制脂肪信号,类似短时反转恢复(STIR)图像。HR-MRI 黑血技术包括 2D 和 3D 成像,2D 成像无法覆盖所有颅内动脉,当需要评估不同段颅内动脉时,需要扫描多个二维层面,每个层面垂直于局部血管方向,而具有各向同性的 3D 扫描序列可广泛地覆盖颅内血管,重建出垂直于局部血管方向的图像。

(2)磁共振波谱:磁共振波谱(magnetic resonance spectroscopy,MRS)是目前唯一无创伤性检测活体组织器官能量代谢、生化改变和特定化合物并可行定量分析的技术。主要用于脑缺血缺氧、脑肿瘤、感染性疾病、脑变性疾病和脱髓鞘疾病的诊断和研究。目前临床上应用广泛的原子核有^{1}H、^{31}P、^{13}C、^{19}F、^{23}Na、^{17}O 等,以前两者最常用。MRS 检测体内含被测原子核的分子基团及其化合物,如^{1}H-MRS 波谱主要为体内含 CH3—、CH2—基团的化合物。

1)检测空间定位技术:空间定位技术是将被检测范围局限在一定容量的感兴趣区(region of interest,ROI 内的技术,定位的正确与否直接关系到测量数据的准确性。

梯度磁场法,技术发展较成熟,目前应用最广,常用的有:①深部分辨表面线圈波谱分析法(depth resolved surface coil spectroscopy,DRESS)选择一个梯度脉冲激发与体表间隔一定距离并平行于表面线圈的单一层面,使 ROI 信号来源于该层面。②单体素选择法包括活体图像选择波谱分析法(image selected in-vivo spectroscopy,ISIS)、激励回波采样法(stimulated echo acquisition mode,STEAM)、点分析波谱法(point resolved spectroscopy,

PRESS)等。如利用脉冲梯度磁场(B1)激发3个垂直平面(x、y、z)的原子核,可达到三维空间定位,定位准确,可直接与 MRI 相对应。③化学位移成像(chemical shift imaging,CSI)可进行二维和三维定位,每次检测多个体素。④波谱成像(spectroscopic imaging,SI)是将特殊的化学位移区域内所得的某种化合物共振信号转换为可视图像的方法。

2)化合物浓度定量测定:包括相对值和绝对值浓度分析。相对值即对波谱中不同化合物信号强度(积分面积)进行比较。该方法简单、易行,可排除 MRI 设备因素的干扰,对分析含量的变化有困难,早期多采用该法。绝对值浓度计算方法有两种。①外标准法:同时扫描已知浓度化合物体模和被检查部位,比较二者化合物的绝对浓度,该方法受设备和生物因素影响较大。②内标准法:利用体内已知浓度的化合物(如水、肌酸)作为参照进行化合物浓度计算,该方法受设备和生物因素影响较小,但要求化合物浓度在生理变化过程中保持恒定且必须已知,目前多采用该法。

脑 ^{1}H-MRS 分析的主要代谢产物如下。①N-乙酰天门冬氨酸(N-acetyl aspartate,NAA)是正常人脑 MRS 中最高峰。NAA 主要存在于神经元及其轴突,其含量多少可反映神经元的功能状态,降低的程度反映了神经元受损的大小。②肌酸(Cr)是脑内能量代谢的标志物,在脑组织中其浓度相对稳定,一般作为脑组织 ^{1}H-MRS 的内参物,常用其他代谢产物与 Cr 的比值反映其他代谢产物的变化。③胆碱(choline,Cho)是细胞膜磷脂代谢的中间产物,其含量变化反映细胞膜代谢变化,在细胞膜降解或合成旺盛时其含量增加。

(3)弥散加权成像和体素内不相干运动、弥散张量成像、扩散峰度成像:弥散加权成像(diffusion weighted imaging,DWI)是建立在人体组织微观流动效应基础之上,利用人体内不同情况下水分子扩散程度的不同所造成的信号改变进行磁共振成像。在 SE 序列的180°脉冲前后对称加入扩散敏感梯度场(又称为扩散梯度脉冲)即可获得 DWI。活体内存在大量水分子的无序运动,这可以通过扩散系数(diffusion coefficient,DC)来反映其运动的情况及是否受限,扩散系数值越大,分子的动量改变越大,所受限制越小。在活体内,DWI 信号除受扩散的影响外,还可能对一些生理活动(如心脏搏动、呼吸、灌注、肢体移动等)敏感,所测得的扩散系数并不仅仅反映水分子的扩散状况。为了避免这一现象,目前使用表观扩散系数(apparent diffusion coefficients,ADC)来描述活体弥散成像中的弥散状况。指数表观扩散系数(exponential apparent diffusion coefficient,eADC)与 ADC 比较可消除 T_2 透射效应,保留 DWI 图像的特点。ADC 值增大,代表水分子弥散增加,而弥散加权图像信号降低;反之亦然。目前 DWI 多用于脑缺血、脑梗死,特别是急性脑梗死的早期诊断,还可用于颅内占位性病变的鉴别诊断。DWI 信号包含了水分子扩散和微循环灌注两种成分,传统的单指数模型通过 ADC 反映组织的扩散活动,但 ADC 受血流灌注的影响,因此并不能真实地反映组织的水分子运动情况。Le Bihan 等在 20 世纪 80 年代首先提出了体素内不相干运动(intravoxel incoherent motion,IVIM)的概念,它包括体素内水分子扩散和微循环灌注,IVIM 双指数模型可以精确描述 DWI 信号衰减与 b 值的关系,分别获取反映组织水分子扩散和微循环灌注的参数。组织内 DWI 局部信号衰减程度与 b 间的关系:$S_b/S_0 = (1-f) \times \mathrm{Exp}(-bD) + f \times \mathrm{Exp}[-b(D+D^*)]$,其中 f 表示灌注分数,其意义是目标区域内局部微循环的灌注效应与总体的扩散效应的容积比率;D^* 为假性扩散系数,亦称为灌注相关扩散,其意义在于目标区域内微循环的灌注所致扩散效应;D 为真性扩散系数,其意义在于目标区域内纯的水分子扩散效应;S 为体素内信号强度。b 值为扩散敏感梯度因子,其单位为 s/mm^2,通过 b 值的变化,水分子在扩散运动时的自由度会相应变化。在自旋平面回波弥散加权序列中,$B = \gamma^2 \cdot G^2 \cdot \delta^2 \cdot (\Delta - \delta/3)$。表达式中 γ 为磁旋比;G 为梯度场强度;δ 为梯度场持续时间;Δ 为两个梯度场间隔时间。B 值代表扩散敏感系数,是一个磁共振施加梯度场强大小的量度值。B 值与 G 值成正比,即 B 值越大,G 值(施加的正反两个梯度的强度)就越大,对弥散探测就越敏感,但图像的信号越低,信噪比越差。反之,B 值越小,G 值越小,对弥散探测就越不敏感,但图像的信号越高,信噪比越好。

弥散张量成像(diffusion tensor imaging,DTI)是 DWI 的发展和深化,是当前唯一一种能有效观察和追踪脑白质纤维束的非侵入性检查方法。主要用于脑部尤其对白质束的观察、追踪,脑发育和脑认知功能的研究,脑疾病的病理变化以及脑部手术的术前计划和术后评估。DTI 通过改变弥散敏感梯度方向测量体素内水分子在各个方向上的弥散程度,在三维空间内定量分析水分子的弥散运动,利用所得多种参数值进行成像。DTI 定量研究常用的评价参数有很多,如:各向同性 ADC(isotropic ADC)、平均扩散率(mean diffusivity,MD)、部分各向异性分数(fractional anisotropy,FA)、相对各向异性(relative anisotropy,RA)值、容积比(volume rate,VR)、径向扩散系数(radial diffusivity,RD)、轴向扩散系数(axial diffusivity,AD)等。但临床最常用的是 FA 值。FA 是水分子各向异性成分占整个弥散张量的比例,范围为 0~1。在脑白质中,其值越接近 1,表明纤维束细胞膜、髓鞘以及轴索完整性良好。如果接近于 0,则表明纤维束被破坏或者发育不成熟,细胞膜、髓鞘以及轴索方向一致性不完整。FA 图的像值取决于 FA 的值,即体素中水分子弥散各向异性的程度,各向异性程度越高,FA 值越大,图像越亮,反之,FA 值越小,图像越暗。DTI 中 FA 值目前在中枢神经系统疾病诊断及疗效评价中,主要运用于脑瘫、阿尔茨海默病、癫痫、肌萎缩侧索硬化、脑卒中等方面的疾病。

扩散峰度成像(diffusion kurtosis imaging,DKI)是在 DWI 的基础上延伸的新兴扩散成像技术,可以量化生物组织内非高斯分布的扩散运动,它能够敏感地反映组织微观结构的复杂程度,也可以反映疾病相应的病理生理改变。DKI 的成像指标与传统的扩散成像完全分离,最常用的有平均峰度(mean kurtosis,MK),表示沿所有扩散方向的扩散峰度平均值,反映水分子扩散受限的程度,是衡量感兴趣区内组织结构复杂程度的指标。径向峰度(radial kurtosis,RK)是 MK 的垂直分量,为非零的扩散受限,其扩散受限主要在径向方向;峰度各向异性(kurtosis anisotropy,KA)指测量组织不均匀度的各向异性分数,在某种程度上类似于 FA,可由峰度的标准偏差给出。近年来,DKI 在神经系统的研究越来越广泛,主要用于脑损伤、脑梗死、脑肿瘤、神经变性疾病、多发性硬化等疾病。虽然 DTI 对白质微观结构的显示十分敏感,然而由于灰质的扩散分布被认为主要是各向同性的,对其不敏感,DKI 则可弥补这个缺陷,尤其是为灰质区域、肿瘤微环境、神经退行性疾病的区域及创伤后组织内异质性的研究提供了更为详尽的微结构的变化信息。

(4)灌注加权成像:灌注加权成像(perfusion weighted imaging,PWI)是用来反映组织微循环的分布及其血流灌注情况、评估局部组织的活力和功能的磁共振检查技术,根据是否注射外源性造影剂将灌注分为以下几点。

1)外源性示踪剂灌注加权成像:根据其对纵向或横向弛豫的影响又分为 T_1 加权动态对比增强磁共振成像(dynamic contrast enhanced MRI,DCE-MRI)和 T_2/T_2^* 加权动态磁敏感对比增强磁共振成像(dynamic susceptibility contrast MRI,DSC-MRI)。

2)内源性示踪剂灌注加权成像:动脉自旋标记(arterial spin labeling,ASL)。

DSC-MRI 又称造影剂追踪技术或造影剂首过灌注加权成像,是临床上最常用的灌注技术,该技术是经静脉推注造影剂,当造影剂首次通过脑组织时,采用快速扫描序列获得一系列动态图像。DSC-MRI 采用快速平面回波成像(EPI),也可使用 2D 和 3D GRE 或 SE-EPI 序列。其原理为当造影剂在短时间内高浓度通过某一区域的毛细血管网时,它基本上可代表血流通过的情况,由于顺磁性造影剂的磁化率效应,它不但大大缩短了 T_1 时间,也缩短了T_2时间,致信号降低,信号降低程度与局部造影剂浓度成正比,根据脑组织信号变化过程可获得时间-信号强度曲线,半定量观察到正常脑实质内的局部脑血流量(rCBF)、局部脑血容量(rCBV)、平均通过时间(MTT)和造影剂达峰时间(TTP),其中CBV是神经肿瘤学最常用的参数,也是评价脑肿瘤最有效的方法。在临床上主要用于脑梗死的预后判断、溶栓治疗计划指导和效果评价,以及脑肿瘤的定性诊断等。

DCE-MRI是在造影剂注入前、中、后采集T_1WI图像,由此产生的时间-信号强度曲线反映了组织灌注、血管通透性和血管外间隙,可从不同角度检测脑微血管,定量评价血-脑屏障和微血管通透性及脑肿瘤的血管。DCE-MRI根据造影剂引起的信号强度变化与时间的关系,绘制时间-信号强度曲线,经工作站处理可得出反映血流动力状态的各种灌注指标,如容量转移常数(volume transfer constant,K_{trans})、速率常数(rate constant,K_{ep})、血管外细胞外间隙容积分数(extravascular extracellular volume fraction,Ve),其中K_{trans}最常用,取决于血流量和通透性,被广泛应用于神经胶质瘤的检测。

ASL成像是利用选择性射频脉冲磁化标记自体动脉血内氢质子作为内源性示踪剂,采用减影方法分析标记前后信号的差别,根据标记方式的不同分为连续动脉自旋标记(continuous arterial spin labeling,CASL)和脉冲动脉自旋标记(pulse arterial spin labeling,PASL)。CASL是对动脉血进行连续标记直到达到组织磁化稳态,射频脉冲时间长,易产生磁化传递效应,大分子血浆的饱和效应使感兴趣组织的自由水信号衰减,从而对灌注造成过高评估。PASL是运用短射频脉冲标记一段动脉血,延迟一段时间后成像,以便被标记的血液分布到感兴趣组织中。虽然CASL的信噪比相对较高、存在循环时间效应,但标记效率较低、功率沉积大,易对灌注评估过高,进行扫描时需要专用线圈,易受设备的限制,因此目前临床多应用PASL。

与DSC-MRI相比,ASL存在一些优势,如ASL以内源性水分子为示踪剂,不需要造影剂,无过敏反应、无辐射、无肾毒性损害,适用于儿童以及肾功能不良者;ASL不存在累积效应,可在短时间内对脑血流量进行反复测量,有利于疾病随访及观察治疗反应;DSC-MRI无法对CBF进行绝对量化,而ASL却可以准确量化CBF。但ASL仍存在诸多不足,包括ASL图像信噪比较低,时间分辨率较差,受检者运动敏感度较高,易受磁化传递效应、运动伪影等因素影响。

ASL不仅可提供脑组织的血流灌注信息,而且可提供血管闭塞的信息,在短暂性脑缺血发作(TIA)、缺血半暗带及脑梗死后再出血的评估中有很好的应用前景，在脑肿瘤中的应用也日益广泛，包括肿瘤血供、胶质瘤的术前分级及肿瘤放化疗后的疗效评估等。更有研究者将 ASL 应用于抑郁症、癫痫、偏头痛等神经系统疾病并取得了很好的效果。

（5）功能性磁共振成像：功能性磁共振成像（functional magnetic resonance imaging，fMRI）在这里是指狭义的脑功能成像，即基于神经元功能活动对局部氧耗量和脑血流影响程度不匹配所导致的局部磁场性质变化的原理。血红蛋白包括氧合血红蛋白和去氧血红蛋白，两种血红蛋白对磁场的影响完全不同。氧合血红蛋白是抗磁性物质，对质子弛豫没有影响。去氧血红蛋白属顺磁性物质，可产生横向磁化弛豫时间（T_2）缩短效应（perferential T_2 proton relaxation effect，PT_2PRE）。因此，当去氧血红蛋白含量增加时，T_2 加权像信号减低。当神经兴奋时，电活动引起脑血流量显著增加，同时氧的消耗量也增加，但增加幅度较低，其综合效应是局部血液氧含量的增加，去氧血红蛋白的含量减低，削弱了 PT_2PRE，T_2 加权像信号增强。总之，神经元兴奋能引起局部 T_2 加权像信号增强，反过来就是 T_2 加权像信号能反映局部神经元的活动。这就是血氧水平依赖（blood oxygenation level dependent，BOLD）效应。早期的 fMRI 是单纯利用神经元活动的血流增强效应，利用注射顺磁造影剂的方法来实现的，后来随着成像技术的发展，才形成了 BOLD。

神经元活动引起局部血流增加是短暂的，普通的 MRI 成像速度慢，难以用来研究神经电活动引起的这种变化，所以需要快速成像技术。快速成像技术主要包括快速小角度激发（fast low angle shot，FLASH）成像和快速平面回波成像（echo planar imaging，EPI）。但 FLASH 成像仍需几秒，虽然可通过减少重复扫描来提高时间分辨率，但会明显降低空间分辨率。EPI 技术是把经典成像中的多次扫描简化成一次扫描，使成像速度明显提高。EPI 技术需要梯度场快速转换，对硬件要求较高，而且梯度场转换产生的噪声也较大。人们对之进行改造，发展出一种新的 EPI 技术——Spirals。与传统 EPI 区别在于其数据采集从数据空间中心开始，然后以旋转方式逐渐向外扩展，但它无法实行傅里叶转换，增加了图像重建的复杂性。

fMRI 在正常人脑功能区（视觉、听觉、嗅觉、运动、感觉及语言等）的基础研究方面均取得一定的进展，在神经外科、神经内科、药理学和精神病学等领域的临床应用也十分广泛。

（6）磁敏感加权成像：磁敏感加权成像（susceptibility-weighted imaging，SWI）是一种新的磁共振成像方法，与通常的质子密度、T_1 或 T_2 加权像不同，它是利用不同组织间的磁敏感性的差异形成图像对比,磁敏感性反映物质在外加磁场作用下的磁化程度,常用磁化率来表示。常见的磁敏感物质如下。

1)顺磁性物质:具有未成对的电子,磁化率为正。血红蛋白的某些降解产物属于超顺磁性物质。

2)抗磁性物质:无未成对电子,其磁化率为负值,人体内绝大多数物质具有这种特性。

3)铁磁性物质:拥有强大的正磁化率,去除外磁场后可被永久磁化。总之,无论是顺磁性还是抗磁性物质,只要能改变局部磁场,导致周围空间磁敏感差异的改变,就能产生信号的去相位,造成 T_2^* 缩短。这样,磁敏感性不同的组织在 SWI 上可以被区别出来。

现有的 MRI 扫描并不能直接得到 SWI 图像,只能获得幅度图(magnitude image)和相位图(phase image)。幅度图包含了组织之间的对比,而相位图提供了一种增强对比的方法,其本身能够为脑灰白质、组织内铁沉积、静脉血管及其他存在局部磁敏感差异的组织提供良好的对比,可获得大量反映组织内磁敏感性物质的数据信息。要获得 SWI 图像需对原始图像进行图像的复数重组,在 K 空间中滤波消除相位图像中的磁场不均一性伪影,相位图经过高通滤波,消除非病变引起的背景 T_2^* 信号丢失,生成新相位图像,即相位蒙片,相位蒙片与强度图像加权即得到 SWI 图像,图像进行最小信号强度投影处理后,可显示连续层面的静脉血管图像。

SWI 能够比常规梯度回波序列更敏感地显示出血,甚至是微小出血,在诊断脑外伤、脑肿瘤、脑血管畸形、脑血管病及某些神经变性病等方面具有较高的价值及应用前景。

(7)酰胺质子转移成像:酰胺质子转移(amide proton transfer,APT)成像是一种从细胞分子水平探测体内蛋白质、多肽浓度及酸碱度的方法,可通过细胞内胞质中游离蛋白质及多肽质子与水中氢质子交换速率的变化,推断内环境酸碱度及蛋白质和多肽的浓度。APT 信号强度主要取决于组织内酰胺质子与自由水质子的交换速率,这种交换速率与蛋白质浓度(即组织内可移动蛋白质和多肽的含量)及 pH 值、温度等因素有关。

APT 成像原理是利用特定频率的脉冲来饱和细胞内游离蛋白质和多肽上的酰胺质子,被饱和的酰胺质子与自由水质子之间存在化学交换,交换过程使水不断被饱和,信号降低,这种水质子的饱和不断累积,进而产生水信号的变化。这种信号的变化依赖于酰胺质子与水质子的交换速率,二者的交换速率依赖于体内蛋白质浓度及酸碱度：在一定条件下，蛋白质浓度越高，APT 信号越高；组织内 pH 值降低，APT 信号降低，可用 APT 值来表示 APT 信号的高低。

APT 定量分析的方法是在距离水峰±3.5 mg/L 处进行磁化传递率非对称性分析（MTR_{asym}）以反映酰胺质子化学交换信息。通过采集不同频率脉冲下水的信号，获得一条曲线，称为 Z 谱，在水共振频率两侧±3.5 mg/L 位置的磁化转移率之差即为 APT 的信号强度，具体计算公式如下：

$$MTR_{asym}(3.5\ mg/L) = S_{sat}(-3.5\ mg/L)/S_0 - S_{sat}(+3.5\ mg/L)/S_0$$

MTR_{asym} 为非对称性磁化转移率，MTR 为磁化转移率，S_{sat} 为施加饱和脉冲后的信号强度，S_0 为未施加饱和脉冲的信号强度。

APT 成像最先用于脑肿瘤，这是考虑到肿瘤发生时，肿瘤组织细胞大量增殖，这将合成更多蛋白质，而 APT 成像作为一种对组织内蛋白质及多肽含量敏感的磁共振成像方法，通过对脑肿瘤内蛋白质含量的差别进行分子水平的成像，对脑肿瘤的分级、肿瘤疗效判定、术后是否复发等的判定具有重要价值。除脑肿瘤外，APT 成像在神经系统其他方面也取得了一定进展，如缺血性脑卒中、脑发育、神经退行性疾病等方面也有不少的研究。

第二节 高血压脑出血

高血压脑出血，是由于高血压病导致脑血管病变而发生的脑内出血。一般发生于 40~70 岁的患者，多发于高血压和动脉硬化。高血压发生时，发育完善的脑动脉壁内膜发生玻璃样变和纤维性坏死，在血流冲击下使脑小动脉形成微动脉瘤或粟粒样动脉瘤，血压骤升时，微小动脉瘤破裂或动脉壁坏死渗血，引起高血压脑出血。高血压脑出血最常发生在基底核的壳，其次是丘脑、脑桥、小脑等。

一、脑出血的分期

（一）超急性期

出血后 6 h 内。

（二）急性期

出血后 7~72 h。

（三）亚急性期

出血后 3 d 至 2 周。

1. 亚急性早期　出血后 3~6 d。
2. 亚急性中期　出血后 7~10 d。
3. 亚急性晚期　出血后 11 d 至 2 周。

（四）慢性期

出血 2 周后。

1. 慢性期早期　出血后 2 周至 30 d。
2. 慢性期晚期　出血后超过 30 d。

二、影像学表现

（一）CT 影像学表现

1. **急性期脑出血 CT 影像学表现**　血肿呈高密度，CT 值可高达 80~90 Hu。这与血凝块继续收缩，血肿内血细胞比容明显增高有关，此期可高达 0.9（正常血细胞比容为 0.4~0.5），使 X 射线吸收系数明显增加。因此急性期脑出血呈典型的高密度血肿在此期内水肿一般不太明显，这与外渗血液对邻近脑组织具有切割作用有关。

2. **亚急性期脑出血 CT 影像学表现**　血肿随红细胞溶解、吸收，随着血红蛋白的分解，密度逐渐减低。这一吸收过程首先从血肿的边缘开始，逐渐向中心发展。血肿的密度以每天 1.4~1.5 Hu 的速度减低，以每天 0.65 mm 的速度缩小，尤以小血肿 CT 值的降低更为明显。一般直径≤2 cm 的血肿，在 14 d 左右或更早就可变成等密度，大的血肿在第 3~5 周变为等密度至低密度。但 CT 扫描所见血肿的吸收和缩小，仅是根据血肿由高密度逐渐变为等密度或低密度来判断的，而实际上此时血凝块的大小变化不大，所以占位效应并没有明显减轻。此期内血肿周围的水肿在早期逐渐达到高峰，范围最大，占位效应较重，以后开始吸收减退并消失，水肿及占位效应逐渐减轻。当血肿呈等密度时，CT 平扫仅能依靠占位表现做出诊断。

3. **慢性期脑出血 CT 影像学表现**　坏死组织被清除，血肿逐渐变成低密度灶，若此期内发生在出血时则表现为低密度区中出现高密度灶，偶可呈密度高低不等的液-液平面。最后血肿演变成囊性或裂隙状、边界清楚的低密度软化灶，约 10% 可见有钙化，病灶周围常有萎缩性改变。约 20% 的小出血灶可逐渐吸收消失，CT 复查可无异常发现。

CT检查快速、方便、准确、安全,一经CT检查确诊,无须再做其他检查,为患者争取时间及时治疗;CT检查直接显示脑内血肿大小、数目及准确部位,并可计算出血肿体积和出血量;CT除了可准确发现血肿的位置、大小及范围,并可观察其动态变化,根据血肿不同时期的大小、形态及密度变化判断血肿分期。为临床治疗提供科学依据,使治疗方案的制订更为合理。

(二)脑出血的MRI影像学表现

脑内血肿出血量常用以下公式计算:

$$前后径(cm) \times 左(cm) \times 上下径(cm) \times \pi/6$$

1. **超急性期脑出血MRI影像学表现** 血肿主要由完整红细胞内的氧合血红蛋白组成,氧合血红蛋白基本上属非顺磁性物质,对磁共振信号无影响,血肿的信号主要取决于质子密度。中高场强机器T_1、T_2加权像血肿均表现为等信号或略高信号,而低场强血肿表现为高信号;本期中后阶段血肿周围出现轻中度脑水肿,表现为环状长T_1、长T_2信号。

2. **急性期脑出血MRI影像学表现** 血肿已凝为血块,红细胞内主要为去氧血红蛋白,后者为顺磁性物质,造成T_2弛豫时间明显缩短,中高场强机器T_1加权像血肿仍呈等信号,低场强机器为高信号,T_2加权像表现为低信号,血肿周围水肿带表现较前明显。

3. **亚急性期脑出血MRI影像学表现**

(1)亚急性早期:一般为出血后3~6 d。该期红细胞的细胞膜仍保持完整,细胞内开始出现正铁血红蛋白,因此该期也被称为正铁血红蛋白细胞内期,细胞内正铁血红蛋白的出现一般从血肿周边向中心逐渐发展。由于细胞内正铁血红蛋白具有较强的顺磁性,使血肿的T_1值缩短,因此在T_1WI上血肿从周边向中央逐渐出现高信号。该期血肿在T_2WI上不表现为高信号,一般仍为低信号。

(2)亚急性中期:一般为出血后7~10 d。该期红细胞的细胞膜开始破裂,正铁血红蛋白溢出到细胞外,因此该期也称为正铁血红蛋白细胞外期。红细胞的破裂一般也是从血肿周边逐渐向中心发展。该期血肿在T_1WI上仍表现为高信号,在T_2WI上表现为从血肿周边向中心逐渐蔓延的高信号。

(3)亚急性晚期:一般为出血后11 d~2周,该期红细胞完全崩解,血肿内主要以正铁血红蛋白为主,但血肿的周边的巨噬细胞吞噬了血红蛋白并形成含铁血黄素。细胞内的含铁血黄素具有明显顺磁性,将造成局部磁场的不均匀。因此该期血肿在T_1WI和T_2WI上均为高信号,但在T_2WI上血肿周边出现低信号环。

(4)慢性期脑出血 MRI 影像表现:一般为出血 2 周乃至数月以后。血肿逐渐吸收或液化,病灶周边的巨噬细胞内有明显的含铁血黄素沉积。因此该期血肿逐渐演变为软化灶,在 T_1WI 上为低信号,在 T_2WI 上为高信号;周围的含铁血黄素在 T_2WI 上表现为低信号环,在 T_1WI 上为等信号或略高信号。

第三节 脑室炎

化脓性脑室炎是脑室炎的一种,其特征为脑室内脓性液体积聚,为化脓性细菌感染所致脑室炎曾称为脑室膜炎、脑室内脓肿和脑室积脓。

化脓性脑室炎的感染源可以通过以下途径进入脑室。

(1)血流感染,远处的化脓性细菌感染,通过血流播散至室管膜下或脉络膜而进入脑室。

(2)直接种植,继发于外伤或外科手术的化脓性细菌感染,如脑室内导管植入时带来的感染。

(3)脑室邻近感染直接扩散,脑室邻近脓肿破入脑室。

(4)脑室外感染的脑脊液回流入脑室,继发于化脓性脑膜炎的化脓性脑室炎很可能是通过此途径而来。

一、影像学表现

(一)CT 表现

化脓性脑室炎常能引起脑积水和脉络膜丛扩大,增强前 CT 扫描,分别显示为脑室扩大和脉络膜丛增大;如有脑室内脓液碎屑沉积,则显示为脑室低下部位,如侧脑室三角区或枕角内,有密度较高的脓液碎屑沉积;增强后 CT 扫描,除显示脑室扩大和有密度较高的脓液碎屑沉积外,还可显示室管膜强化和扩大的脉络膜丛强化(图 7-1)。

CT 对于显示室管膜强化和脓液碎屑沉积等不及 MRI 敏感,当 CT 难以确定诊断时,应立即行 MRI 检查。

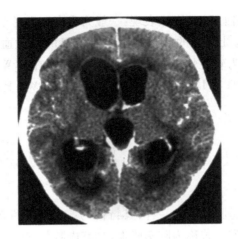

增强后 CT 扫描显示侧脑室和第三脑室扩大、室管膜强化，双侧侧脑室枕角内有密度较高的脓液碎屑沉积。

图 7-1　化脓性脑室炎的 CT 表现

（二）MRI 表现

MRI 表现对化脓性脑室炎的显示和诊断颇有价值。MRI 对显示化脓性脑室炎的脑室扩大和脉络膜丛扩大十分敏感，对显示脑室炎所造成的脑室内信号异常也十分敏感，T_1WI 有时可显示脑室低下部位，如侧脑室三角区或枕角内，有信号强度高于脑脊液和低于脑实质的脓液碎屑沉积；增强 T_1WI 可显示室管膜强化和扩大的脉络膜丛强化；T_2WI 可显示脑室低下部位，有信号强度低于脑脊液和高于脑实质的脓液碎屑沉积；FLAIR 所显示脑室低下部位的脓液碎屑，呈现为信号强度高于脑脊液和脑白质的信号强度；脓液碎屑沉积在 DWI 上显示为高信号，在 ADC 图上显示为低信号（图 7-2）。脑室内积脓周围有包膜形成时，则形成脑室内脓肿，表现为局部脑室内信号强度异常；T_1WI 上，脓肿包膜信号强度高于脑脊液且低于脑实质；T_2WI 上，脓肿包膜呈现为低信号，脓腔内脓液呈现为与脑脊液信号强度相仿的高信号；增强 T_1WI，显示脓肿包膜强化。

MRI 可发现许多脑室炎的并发症，如脑膜炎、脑炎、血管源性或细胞毒性脑水肿、局灶性缺血性损伤（如脑梗死等）、感染性静脉窦血栓形成、硬膜下积液、硬膜下脓肿、硬膜外脓肿和脑脓肿等。如发生这些并发症，MRI 可显示相应的表现。并发脑炎时，增强 T_1WI 常能显示病灶强化；而并发脑水肿时，增强 T_1WI 不能显示病灶强化。

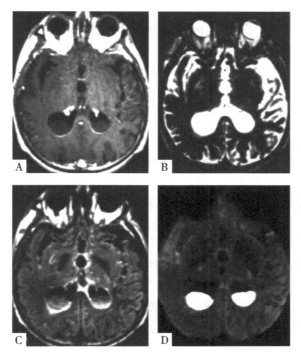

侧脑室和第三脑室扩大。A.增强 T_1WI 显示侧脑室三角区室管膜强化;B. T_2WI 显示侧脑室三角区内的脓液碎屑沉积的信号低于脑脊液;C. FLAIR 序列显示侧脑室三角区内的脓液碎屑沉积的信号强度高于脑脊液;D. DWI 显示侧脑室三角区内的脓液碎屑沉积呈高信号。

图 7-2　化脓性脑室炎的 MRI 表现

二、诊断要点

(1) 多有明确化脓性细菌感染的病史。

(2) 病变发生于脑室内。

(3) CT 平扫:脑室系统扩大,脑脊液密度增高。MR 平扫:脓液 T_1WI 呈低信号,FLAIR、T_2WI 呈高信号,DWI 上脑室呈高信号或高低混杂信号,增强扫描呈脑室壁可见线性强化。

(4) 脑脊液检查:白细胞计数明显增高,可以从脑脊液中检测到相关病原体。

第四节 脉络丛炎

一、概述

脉络丛是许多中枢神经系统感染的重要入口。结核分枝杆菌、隐球菌和诺卡氏杆菌是引起原发性脉络丛炎的主要感染源。其中结核分枝杆菌和隐球菌引起的中枢神经系统感染多表现为脉络丛炎,而诺卡氏杆菌的颅内感染通常表现为脓肿。大多数感染性病原体侵入中枢神经系统是通过血流传播的。而隐球菌感染的发病机制与结核分枝杆菌感染有许多相似之处,感染都是通过吸入获得的,病原体一旦被吸入,就被控制在肺或淋巴结的水平,可以保持休眠状态。导致疾病的微生物只在包囊菌株中增殖,当感染剂量大到使宿主防御系统不堪重负,或者存在使宿主免疫受损的潜在疾病的情况下,病灶可破裂将杆菌排入脑脊液,引起脑膜炎。类似隐球菌病中,真菌可通过血行播散到达脉络丛,定植于脉络丛,然后进入脑脊液,引起脑膜炎、脑炎或室管膜炎。

隐球菌也通过血管周围间隙进入脑实质,在这些空腔内扩张形成本病特有的假性囊性病变。与结核性和隐球菌性颅内感染(通常表现为脑膜炎)不同,诺卡氏杆菌感染最常表现为脑室内脓肿形成。因此,诺卡氏杆菌脉络丛炎更加危险,需要更积极的治疗。原发性脉络丛炎是一种罕见但严重的疾病,早期发现可以在感染进一步扩展到中枢神经系统之前进行干预。神经影像学可观察到不同程度的异常,但是单纯的放射学检查结果并不针对特定的病原体,微生物诊断仍然依赖于临床,包括患者病史、细菌培养或活检;从脑脊液中检测到相关病原体可作为此病的确诊依据。

二、影像学表现

(一)CT 表现

平扫可显示脉络丛呈单侧或双侧突起。脑积水较为常见,病灶周围可见低密度水肿。增强后,脉络丛明显强化,双边室管膜可有强化,病灶邻近的脑实质可呈环形强化。

(二)MR 表现

除了可显示上述特征外,还可以发现脑室内囊性肿块及血管周围间隙扩大。双侧侧脑室脉络膜不对称或双侧突出及脉络丛显著强化是主要特征性影像学表现，但扩大的程度从细微到严重异常不等。虽然 T_1WI 和 T_2WI 上的信号强度是可变的，但增强图像可以通过强化提示脉络丛炎的严重程度。由于炎性室管膜和脉络丛之间的粘连，脑室内形成小的囊腔，炎症反应也容易延伸到脑室壁，邻近的脑实质常出现广泛水肿（图7-3）。

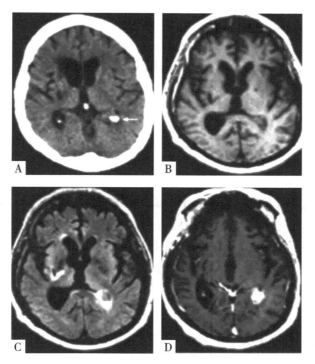

A. CT平扫显示左侧脉络膜丛钙化；B. T_2WI 显示左侧脉络膜丛轻度突起，双侧侧脑室后角内脉络丛不对称；C. FLAIR序列显示明显的脑室周围水肿；D. 增强 T_1WI 显示左侧脉络膜丛明显强化。

图7-3 脉络丛炎

第八章 泌尿外科疾病影像诊断

第一节 泌尿系统影像检查技术

一、泌尿系统 X 射线检查

(一) 泌尿系统平片

泌尿系统平片(kidney ureter bladder, KUB)又称腹部平片,包括肾、输尿管、膀胱区域,是泌尿系统 X 射线检查中的基本方法,也是静脉尿路造影术前必不可少的常规摄片。摄片前应使肠道清洁避免气体及粪块的干扰。

1. **适应证** 泌尿系统结石、钙化等。
2. **禁忌证** 妊娠早期。

(二) 尿路造影

用于观察肾盏、肾盂、输尿管和膀胱的内壁及内腔,分为排泄性和逆行性尿路造影。

1. **排泄性尿路造影** 排泄性尿路造影又称静脉肾盂造影(intravenous pyelography, IVP),含碘水溶性造影剂由静脉注入,经肾小球滤过、肾小管浓缩后,排入肾盏和肾盂内,不但能显示肾盏、肾盂、输尿管和膀胱的内壁及内腔形态,了解尿路的解剖结构、通畅程度,也能大致了解双肾的排泄功能。缺点是显影情况与肾功能相关,且造影剂存在肾毒性,故对肾功能受损者应慎用或禁用。

(1) 适应证:①肾、输尿管疾患,如结核、肿瘤、畸形、积水、结石等疾病,且需了解肾功能的患者。②原因不明的血尿和脓尿。③尿道狭窄不能插入导管或不能做膀胱镜检查者。

(2) 禁忌证:①碘剂过敏者。②妊娠期及产褥期。③碘造影剂高危者慎用。

成人在注射造影剂后,压迫输尿管,以减慢造影剂排入膀胱的速度,在第 7、第 15、第 30 分钟各拍片 1 张。肾盂显影满意后解除压迫,拍摄一张全泌尿系统 X 射线片。斜位摄片有利于观察输尿管走行、腹膜后占位所致的移位,以及膀胱的充盈缺损灶。对于肾积水患者,使用常规方法进行尿路造影不满意,可以延长时间进行摄片。目前,临床应用的 IVP 多被 CT/MRI 增强及 CTU/MRU 取代。

2. 逆行肾盂造影　逆行肾盂造影(retrograde pyelography,RP)是经膀胱镜下将导管逆行插入输尿管并注入含碘造影剂,使肾盏、肾盂、输尿管显影的检查方法。优点是造影剂充盈好,利于对细微结构的观察,可以了解肾功能不良患者的尿路情况。缺点是属于有创性检查,可引起痉挛、肾绞痛、泌尿系统上行感染,对操作人员要求高,并需要膀胱镜等设备。

(1)适应证:①无法进行 IVP 者。②IVP 观察欠满意者。

(2)禁忌证:①急性下尿路感染。②膀胱内大出血。③心脏功能严重不全的患者。④存在前列腺增生等尿道狭窄的因素时插管困难,为相对禁忌证。

3. 排尿期膀胱尿道造影　排尿期膀胱尿道造影先排尽膀胱内尿液,将导管插入膀胱,注射 100~200 mL 造影剂,令患者排尿,于排尿过程中摄仰卧位片,包括双肾、输尿管及膀胱。另一种方法是先作 IVP,然后放松压迫带,令患者憋尿,待膀胱充满后,于排尿过程中摄片。

(1)适应证:①儿童膀胱输尿管反流性肾病。②膀胱疾患,如肿瘤、炎症、结石、外伤、发育畸形和憩室等。③观察盆腔肿瘤、前列腺病变与膀胱的关系。④脐尿管未闭和输尿管口囊肿。

(2)禁忌证:①膀胱及尿道急性炎症。②严重外伤或大出血休克。

(三)肾血管造影

肾血管造影属于有创性检查,主要用于检查肾血管病变;还可进行肾血管病变及肾肿瘤的介入治疗。肾血管造影分为两种:肾动脉造影和肾静脉造影。

1. 肾动脉造影　肾动脉造影方法有两种,即腹主动脉-肾动脉造影和选择性肾动脉造影。两种检查都采用经皮经动脉穿刺插管,即 Seldinger 技术,用动脉穿刺和导丝、导管的换置法进行动脉造影。导管进入股动脉后,逆行向上进入腹主动脉,将导管尖端抵达 T_1、T_2 水平,即腹主动脉分出左右两侧肾动脉以上平面,使用高压注射器注入造影剂 30~40 mL,2 s 内注射完毕,注入 1/3 时即可用 X 射线快速换片照相或用数字减影血管造影(digital

subtraction angiography, DSA)摄片,可显示腹主动脉、肾动脉开口及其主要分支。

肾动脉造影的适应证:①肾血管性高血压。②肾血管性病变。③进一步确定肾肿瘤性质或已确定恶性肿瘤诊断需术前栓塞治疗者。④肾创伤的确诊。⑤肾移植术前后的检查,术前了解供肾者肾动脉情况,肾移植后处理并发症时。⑥原因不明血尿,尿路造影阴性者。

肾动脉造影的禁忌证:①对碘或造影剂过敏。②严重的肝、肾功能损伤。③动脉高度硬化。④血液病,尤其是出血或凝血时间异常。

2. 肾静脉造影　肾静脉造影对诊断肾静脉疾患,如肾静脉内瘤栓形成及肾内外肿块压迫肾静脉等,尤其对诊断肾病综合征的重要并发症——肾静脉血栓有较高的特异性。采用右股静脉 Seldinger 技术,左右肾静脉同时分别插管,注射造影剂后可用普通照相或 DSA。

二、泌尿系统超声检查

超声能直接显示肾实质、肾盂、肾盏等断层结构,具有简便、经济和不受肾功能影响等优点,有助于早期发现肾内肿物并进一步显示病变内部结构(囊性、实性或混合性)。通常作为泌尿系统疾病的首选影像检查技术,可以检出和诊断畸形、结石、肿瘤等大多数肾、输尿管及膀胱病变。超声引导穿刺肾脏肿物可提供组织学和细胞学等病理诊断依据。彩色多普勒对肾动脉、肾静脉栓塞或瘤栓有较大的诊断意义。然而,超声易受肠内气体的干扰,对较小病变的检出以及定性还有一定的限度。

三、泌尿系统 CT 检查

CT 空间分辨率较高,扫描时间快,可以提供肾脏及集合系统的精细解剖信息,在泌尿系统的各种疾病诊断中占有越来越重要的位置。对于结石的检出,CT 比 KUB 更敏感,定位更准确。CT 增强扫描对肿瘤的定位及定性诊断准确性很高,还可以对恶性肿瘤进行分期。CT 尿路造影(CT urography,CTU)可整体观察肾盂、输尿管和膀胱,已经逐渐代替 IVP,应用越来越广泛。CT 血管成像(CT angiography,CTA)可以很好地显示腹主动脉、肾动脉及其主要分支,准确诊断肾动脉狭窄及先天异常。

(一)CT 平扫检查

泌尿系统 CT 平扫检查为 CT 常规检查方法,对于泌尿系统结石、单纯囊肿和多囊肾等疾病,CT 平扫就能明确诊断。

(二)CT 增强检查

泌尿系统 CT 增强检查适应证:①肾及肾区肿块的定位及定性诊断,如肾及肾上腺的囊肿、肿瘤、炎性包块、发育异常等。②IVP、RP 或超声检查后仍不能明确性质的肾及肾上腺病变。③泌尿系统肿瘤鉴别诊断及恶性肿瘤分期。④泌尿系统创伤。⑤血尿待查。

以 64 排螺旋 CT 为例,可将扫描参数设置为:球管电压 120 kV,球管电流 250~300 mA(或自动 mA),FOV 36~40 cm(应该根据患者体型设定 FOV),层厚 5 mm,层距 5 mm,重建≤1.25 mm 图像,pitch=1.0~1.5。使用 18~22 G 套管针于肘前静脉穿刺,使用高压注射器,以 2~3 mL/s 的速率团注非离子型造影剂(300~370 mgI/mL)100 mL(根据患者体重 1.2~1.5 mL/kg)。扫描时相一般为 3~4 期:平扫、皮质期(约 1 min)、实质期(2~3 min)、排泄期(5~10 min)。实质期应进行大范围扫描至腹主动脉分叉处。图像后处理主要为多平面重建(multi-planar reformation,MPR)和最大密度投影(maximum intensity projection,MIP)(应该有小于 1 mm 的重建图像)重组。

(三)CT 血管成像

随着多层螺旋 CT 的发展,CT 血管成像(CT angiography,CTA)作为无创性显示血管病变的方法,已经广泛用于临床,可以检出并评价肾动脉狭窄、肾动脉瘤、肾动脉夹层、多发性结节性动脉炎、多发性大动脉炎、静脉血栓、瘤栓、脾-肾分流等,还可以检出血管的起源或开口的位置变异,结合常规 CT 检查显示血管管腔外与管壁的病变,如肿瘤对血管的侵犯等。对肾血管及相关血管结构的显示能力接近 DSA,同时可以发挥各种重组处理的优势。

1. 扫描范围　平扫包括双侧肾脏,以发现动脉壁的钙化斑、肾结石等改变。CTA 扫描一般应包括双侧肾脏,肾移植术前患者扫描范围至髂总动脉分叉,以免遗漏起源于髂总动脉的副肾动脉,肾移植术后患者扫描范围应包括盆腔以观察移植肾的情况。

2. 扫描参数　目前临床应用广泛的多排螺旋 CT 实现了各向同性,并提高了采集速度,使得 CTA 的图像得到了很大的提高。CTA 扫描应注意准直宽度与螺距的匹配。以 64 排螺旋 CT 为例,可将扫描参数设置为:球管电压 120 kV,球管电流 220 mA,FOV 36 cm(应该根据患者体型设定 FOV),层厚 5 mm,层距 5 mm,重建≤1.25 mm 图像,pitch=1.0~1.5。造影剂剂量及速率:使用 18~22 G 套管针于肘前静脉穿刺,使用高压注射器,以 4~5 mL/s

的速率团注非离子型造影剂(300~370 mgI/mL),按患者体重1.2~1.5 mL/kg计算用量。

3. 扫描时相　CTA检查选择延迟时间的方法有很多,小剂量预实验法、团注自动跟踪法、经验延迟法。小剂量预实验法及团注自动跟踪法较为精确。临床常用经验延迟法,延迟时间可设置为25~30 s。必要时可增加实质期、排泄期扫描,同时评价肾实质及集合系统。

4. 图像后处理　MPR、遮盖表面显示(shade surface display,SSD)、MIP、容积再现(volume rendering,VR)等后处理方法已得到了广泛应用。各向同性MPR图像质量同原始图像相似,直观地从多方位了解血管及周围结构情况,可作为诊断依据。CPR有助于完整地显示迂曲的血管。MIP可以显示血管狭窄、扩张、血管壁钙化等。VR可显示迂曲血管的起源、走行,能检出与扫描层面平行而在轴位CT图像上未清楚显示的血管分支。

(四)CT尿路造影

CT尿路造影(CT urography,CTU)是在增强扫描的排泄期采集图像,并对肾盂肾盏、输尿管、膀胱容积等数据进行三维重组,得到类似IVP检查效果的图像。目前,CTU已逐渐取代IVP检查,但其辐射剂量偏高。有研究提出用分次团注双期扫描方案降低辐射剂量,先进行平扫,之后以2.5 mL/s的速率经静脉注射50 mL非离子型含碘造影剂,延时10~15 min后以2.5 mL/s的速率经静脉注射70 mL非离子型含碘造影剂,延时100 s后行实质-分泌期扫描,这两期扫描范围都为全泌尿系统。该扫描方案可以减少扫描次数以降低总剂量,可用于肿瘤与炎症的检查。

(五)CT膀胱造影

CT膀胱造影(CT cystography)已逐渐替代传统的膀胱造影成为初步诊断膀胱创伤的手段之一,能够准确地对膀胱创伤进行分类,进而及时有效地治疗。

CT膀胱造影的适应证:①外伤中的膀胱损伤。②器械操作后、手术后、放疗后膀胱穿孔或膀胱瘘形成。

CT膀胱造影的扫描方案(单期vs双期):①患者准备,无须口服造影剂。②注射造影剂前期,只有当患者已经使用了口服造影剂时才扫描这一期,以确定盆腔肠管内造影剂。③注射造影剂后期,在重力流作用下通过导尿管,向膀胱灌注10∶1稀释的造影剂溶液至少300 mL,夹闭导尿管,扫描范围从髂骨顶部到小转子,必要时进行腹部扫描。④后处理,进行冠状位、矢状位MPR。

(六)CT 灌注成像

肾脏血管丰富,血流量大,位于后腹膜,位置相对固定,较腹腔内组织器官受呼吸运动影响小,且为对称性实质性脏器,适合进行 CT 灌注成像(CT perfusion,CTP)研究。

患者进行 CTP 前,禁食至少 4 h。扫描前训练患者平静呼吸,扫描时要求患者不要移动,嘱患者平静呼吸,在除外腹主动脉瘤等禁忌证后,通过腹带加压来减低呼吸运动对图像质量及定量测量数值准确性的影响。根据设备不同,所采用的扫描方案不同。以 64 层 MSCT 为例,扫描方案如下:球管电压 120 kV,球管电流 60 mA。扫描模式为轴位扫描,多层同层动态模式。静脉团注造影剂 5 s 后开始采集图像。采集速度 0.5 s/幅,采集间隔 1.5 s,采集次数为 25 次,共持续 50 s。选择肿瘤实性成分为主的层面为感兴趣层面,显示野(display field of view,DFOV)36 cm(应该根据患者体型设定 FOV),层厚 5 mm,共 8 层,层间隔 0.5 mm,Z 轴覆盖范围为 4 cm。扫描过程中不移床。造影剂的注射剂量和速率:使用 18 G 套管针于肘前静脉穿刺,使用高压注射器,以 4 mL/s 的速率团注非离子型造影剂 50 mL。后处理取得感兴趣区的 BF、BV、MTT、PS 值等定量信息。

(七)CT 能谱成像

双能 CT(单源双能 CT、双源双能 CT)得到高低两种能量的 X 射线采样数据,并根据这两种能量数据确定体素在 40~140 keV 能量范围内的衰减系数,获得其他 101 个单能量图像;任何单物质的 X 射线吸收系数可由其他任意两种基物质的 X 射线吸收系数来决定,选择衰减高低不同的物质组成基物质对,可获得基物质图像。并根据已知能量水平的某基物质吸收系数可评价出该基物质的密度及空间分布,从而实现物质组成成分的初步分析及物质分离;如果某元素对 X 射线的吸收系数与某化合物或混合物的吸收衰减系数相同,该元素的原子序数就是某化合物或混合物的有效原子序数。通过计算得出化合物和混合物的有效原子序数,可以用来进行物质检测、鉴别及物质分离等。能谱图像分析工具:最佳单能量图、直方图、散点图、能谱曲线等。

在泌尿系统临床应用的 CT 能谱成像包括:①虚拟平扫可以应用增强后计算机体层成像尿路造影(computed tomography urography,CTU)图像分离高密度的造影剂与结石,减少一期平扫,降低患者的辐射量。②最佳单能量图像使 CTA 双低检查(低造影剂浓度、低辐射剂量)临床可行。③有效原子序数可准确分析泌尿系统结石的成分。④脂基成像可敏感检出肾脏及肾上腺肿瘤中的少量脂肪成分,对不典型乏脂性错构瘤的鉴别有很重要的临床价值。⑤血基和碘基分离能有效地区分常规 CT 不能分辨的肿瘤合并血肿。⑥碘基成像能进行准确碘定量,用于良恶性肿瘤的鉴别、恶性肿瘤的病理分级和分期、肿瘤疗效的精准评估等。⑦能谱曲线为病变成分的分析、肿瘤同源的判定提供了便捷工具。

四、泌尿系统 MRI 检查

在泌尿系统疾病的影像检查中,MRI 因其组织分辨率高和多参数、多序列和多方位成像的优势,能进一步显示病变的特征,成为超声和 CT 检查的有效补充方法,适用于泌尿系统肿瘤及病变的定位、定性诊断、鉴别诊断及对恶性肿瘤的分期诊断;动态增强 MRI 可半定量分析肾脏的排泄功能;MR 尿路成像对尿路梗阻性病变的显示有明显优势;MR 非造影剂增强血管成像可用于显示肾动脉及测量肾动脉血流动力学;MR 功能成像可提供肾脏的水分子扩散及血流灌注等信息。

(一) MRI 常规检查

肾脏的 MRI 常规行 T_1WI、T_2WI 及增强扫描,从不同侧面反映肾脏及其病变的形态和功能信息。

常规 T_1WI、T_2WI 及脂肪抑制序列 T_1WI 和 T_2WI 图像上均可清楚地显示正常肾脏的皮质、髓质界限,以 T_1WI 脂肪抑制图像效果更好。除了显示肾脏病变外,T_1WI 结合 T_2WI 脂肪抑制序列可以很好地显示肾癌的静脉瘤栓和腹膜后淋巴结转移。

MRI 增强检查可显示肾实质病变的血供,通常肾脏为富血供器官,皮质和髓质的血供不同,增强检查可明确病变起源。多数肾脏病变与肾实质血供不同,增强扫描可以更加清楚地显示病灶与肾实质的对比。

肾脏 MRI 常规扫描的推荐方案:T_1WI 和 T_2WI 序列是最主要的序列,必要时可行增强扫描以了解肾实质或肿瘤性病变的血供。以下为 1.5 T MRI 扫描仪上常用的序列,具体参数如下(表 8-1)。

表 8-1　肾脏 1.5 T 磁共振扫描序列及参数

序列名称	方位/类型	TR/ms	TE/ms	层厚/层间距/mm	FOV/mm	矩阵	脂肪抑制	激励次数/次	频率编码
定位象	三平面	5	1.6	8/1.5	480	256×128	—	1	—
Fiesta	冠状位平扫	3.5	min	5/1	380	224×256	是	1	上/下
T_2WI	横轴位平扫	2000~6000	80~120	5/1	380	320×224	是/否	2	左/右
DWI $b=600$	横轴位平扫	5000~7000	58	5/1	380	128×128	—	4	左/右
T_1 FS-PGR	横轴位平扫	150~250	2.1/4.2	5/1	380	256×192	—	1	左/右
Dual Echo Cor fs T_2	冠状位平扫	4000~6000	140	5/1	380	320×224	是	2	左/右
LAVA	横轴位平扫	4.0	1.4	5/2.5	380	256×192	是	1	左/右
LAVA	横轴位三期增强	4.0	1.4	5/2.5	380	256×192	是	1	左/右
LAVA	冠状位增强	4.0	1.4	5/2.5	380	256×192	是	1	左/右

有以下几点需要说明。

1. 扫描范围　当怀疑肾癌时，检查范围宜较大，除了显示肾脏病变外，还应注意对腹膜后淋巴结和肾静脉、下腔静脉瘤栓的显示。

2. 联合应用脂肪抑制与无脂肪抑制图像对组织定性　对肾脏病变进行组织学定性时，应注意将脂肪抑制序列与非脂肪抑制联合应用，以鉴别 T_1WI 高信号的脂肪组织和出血、T_2WI 低信号肿瘤和含蛋白质较多的囊肿等。

(二) 磁共振血管成像

磁共振血管成像（magnetic resonance angiography，MRA）主要用于血管性疾病的诊断，包括注射钆造影剂的对比增强 MR 血管成像（contrast-enhanced MR angiography，CE-MRA）及不需要注射造影剂的非造影剂增强 MRA。

CE-MRA 需要使用钆剂，容易引起肾源性的系统纤维化，使皮肤、肌肉和内脏的功能减弱，甚至致命。且 CE-MRA 不能抑制肾实质信号，明显强化的肾实质往往掩盖肾动脉肾内分支的显示。目前，CE-MRA 临床少用。

非造影剂增强 MRA 具有无创性、无辐射及不需要注射造影剂等诸多优点,已经成为一种新的血管诊断技术。检查方法包括时间飞越法(time of flight,TOF)、相位对比法(phase contrast,PC)及流入翻转恢复(in-flow inversion recovery,IFIR)。由于 TOF 法及 PC 法扫描时间较长,患者难以配合而产生的呼吸运动伪影较大,目前已很少使用。IFIR 是一种基于平衡式稳态自由进动序列(balanced steady-state free precession,balanced-SSFP)的非造影剂增强 MRA 技术,采用呼吸触发技术,能在呼气末至下一次吸气前呼吸运动相对停止期进行信号采集,明显减少了呼吸运动伪影,获得高质量的图像。IFIR 采用有效反转恢复技术和选频翻转脂肪抑制技术,在清晰显示腹主动脉及肾动脉的同时,能够抑制肾实质及下腔静脉、肾静脉等背景信号,使肾动脉肾内分支显示更加清晰。因此,IFIR 可作为临床上怀疑肾动脉狭窄的首选筛查方法,尤其是对过敏性体质、肾功能不全、严重心血管疾病患者。

(三)MR 尿路造影

MR 尿路造影(MR urography,MRU)利用水成像原理,使含有尿液的肾盂、肾盏、输尿管和膀胱呈高信号,周围结构皆为低信号,犹如 IVP 所见。适用于尿路梗阻 IVP 不显影或不能行 IVP 和 CTU 检查者。MRU 有以下几个优点。

(1)此技术是非侵袭性的,不需要插管,无操作者的技巧问题。

(2)安全性高,无放射线,适合孕妇与幼儿检查。

(3)不用造影剂,无造影剂不良反应问题。

(4)泌尿道内的尿液是天然造影剂,即使肾功能明显受损也能良好显影,泌尿系统有感染时也能检查。

(5)可三维重建,在任何平面获得多层投影图像,联合常规的 T_1WI、T_2WI 平扫等可取得可疑部位的大量信息,一次成像常能获得诊断。图像清晰直观,便于读片,易被泌尿外科医师所接受。

(6)根据有无肾周积液等情况可初步判断急慢性梗阻,也可大致了解肾功能。但与 IVP 或 CTU 相比,MRU 对肾的细小解剖结构显影相对较差。

MRU 可应用于泌尿外科中的许多疾病,如泌尿系结石、囊肿、肿瘤、畸形(如双肾盂双输尿管畸形、膀胱输尿管反流、马蹄肾等)、增生、结核、炎症等。正常 MRU 图像上可见肾盏显示为细长的结构,肾盂呈三角形,输尿管往往只能部分显示或呈细长条状,膀胱输尿管交界处则由于膀胱充盈而不易见。由于没有梗阻、扩张与尿液滞留,肾集合系统如肾小盏、穹窿部等细致的解剖结构往往显示不佳。MRU 对显示尿路梗阻、输尿管扩张和肾积水的优点非常突出,尤其在肾功能损害患者,MRU 明显优于 IVP。

MRU 对梗阻定位效果最好,梗阻类型可分两种:腔内梗阻,表现为梗阻部位的完全或部分充盈缺损;腔外梗阻,可看到呈鼠尾状逐渐变细的输尿管。如梗阻部位以下的输尿管也显影,则提示为部分梗阻。因 MRU 不能直接显示梗阻,应在 MRU 发现梗阻后再局部行常规的 T_1WI、T_2WI 平扫以获得定性诊断。

肾盂、输尿管 MRI 扫描推荐方案:肾盂、输尿管的 MRI 扫描分两步,第一步行 MRU 检查发现梗阻部位,第二步行常规 MRI 扫描以确定梗阻原因。1.5 T MRI 扫描仪上具体参数见表8-2。

表8-2 输尿管1.5 T 磁共振扫描序列及参数

序列名称	方位/类型	TR/ms	TE/ms	反转时间/ms	层厚/层间距/mm	FOV/mm	矩阵	脂肪抑制	激励次数/次	频率编码
定位像	三平面	5	1.6	—	8/1.5	480	256×128	—	1	—
Fiesta	冠状位平扫	3.5	min		5/1	380	224×256	是	1	上/下
T_2WI	横轴位平扫	2000~6000	80~120		5/1	380	320×224	是	2	左/右
T_1FSPGR	横轴位平扫	150~250	min		5/1	380	256×192	—	1	左/右
2D MRCP	冠状位平扫	6000	1200		50~60	350	384×224	是	1	上/下
RTr Cor 3D MRCP	冠状位平扫	2000~6000	600~800		(1~2)/0	380	384×224	是	2~4	左/右

上述序列的具体扫描参数,应根据不同扫描设备及患者体型有所调整,在达到检查目的的基础上,得到最佳的信噪比和分辨率。需要注意以下几点。

(1)腹水较明显的患者,厚层 MRU 序列的效果不佳。

(2)肾盂、输尿管的病变,往往与膀胱病变同时发生,所以必要时行膀胱的轴位扫描能提供全面的信息。

(四)肾脏 MRI 功能检查

MRI 不仅对肾脏实质病变和血管病变的显示优势明显,而且随着 MRI 技术的进步,弥散加权成像、灌注加权成像、血氧水平依赖成像及动脉自旋标记技术等多种功能成像对肾脏功能评价的价值越来越重要。

1. 弥散加权成像 肾脏水分子代谢活跃、血流灌注丰富和肾小管及集合管流动性的生理学特点及特殊解剖结构为弥散加权成像(diffusion

weighted imaging, DWI)提供了理论基础。DWI 可以反映组织中水分子的扩散和灌注状态,且可获得定量的 ADC 值。目前,临床肾脏 DWI 多采用的 b 值为 $400 \sim 1000$ s/mm^2,从最初的区分肾实质囊性和实性病变、鉴别肾脏囊肿和脓肿,到鉴别肾脏良恶性肿瘤、判断肾癌亚型及 Fuhrman 分级等,逐渐在临床广泛应用。

由于单一 b 值的 ADC 值不能对组织中的扩散成分与灌注成分进行区分。因此,衍生出体素内不相干运动,通过设置多个 b 值,包括数个小于 200 s/mm^2 的 b 值和数个大于 200 s/mm^2 的 b 值,获取代表微循环灌注及单纯水分子扩散的参数,用于评价糖尿病、肾动脉狭窄和输尿管梗阻等所致慢性肾脏损害以及肾盂肾炎等疾病。

2. 灌注加权成像　灌注加权成像(perfusion weighted imaging, PWI)可以观察肾脏注射造影剂后的信号改变继而评价肾脏功能。肾脏的功能单位包括肾小球和肾小管,肾小球滤过功能和肾小管的重吸收功能是肾脏重要的生理功能。肾小球滤过率(glomerular filtration rate, GFR)是指单位时间内从肾小球滤过的血浆容量(mL/min),是评价肾脏功能的重要指标,临床通常用其作为病情判断、疗效观察及判断肾移植术后有无并发症的客观指标。

Gd-DTPA 螯合物是 MRI 常用的造影剂,是一种中等分子量的造影剂,分布于细胞外,可自由通过毛细血管到达组织间隙,有同时缩短组织 T_1 及 T_2 的作用。Gd-DTPA 在体内的生理特性与 ^{99}Tc-DTPA 类似,只经过肾小球滤过,不被小管分泌或重吸收,因此可以作为测定肾脏 GFR 的外源性示踪剂。每经过一次肾脏,大约有 20% 的 Gd-DTPA 被排出。采用 ^{99}Tc-DTPA 进行的研究表明,造影剂通过肾单元的时间为 $3 \sim 6$ min。Gd-DTPA 是一种顺磁性物质,可以缩短血液和组织的 T_1 弛豫时间,在重 T_1WI 表现为信号增加,采用动态 MRI(T_1WI)扫描可以反映 Gd-DTPA 在肾脏皮质、髓质和集合系统聚集的过程,可用来测定肾小球滤过率。已知 Gd-DTPA 可以增加 R_1 和 R_2 弛豫率,组织的 R_1 值与 Gd-DTPA 浓度之间呈线性关系。因此,通过测量 R_1 来计算 GFR 准确性及重复性较好。然而 MRI 信号强度与组织的 T_1 和 T_2 弛豫均相关,所以信号强度与 Gd-DTPA 浓度之间的关系较为复杂,低浓度时,T_1WI 时间缩短导致信号增加,高浓度时 T_2WI 时间缩短导致信号丢失。

目前研究中所用的序列为快速的重 T_1WI,主要是二维的梯度回波序列,时间分辨率在 $1.6 \sim 4.0$ s,少数研究者采用 3D 梯度回波序列进行采集。造影剂采用了较小的剂量,Taylor 等认为造影剂为 $0.015 \sim 0.025$ mmol/kg 最合适。有些研究者认为使用小剂量造影剂和重 T_1WI 时,肾脏相对信号强度变化率($SI-SI_0$)/SI_0 与 Gd-DTPA 的浓度(SI_0 指增强前的基础信号强度)之间存在线性关系。还有一些学者通过扫描不同浓度造影剂的模型建立校正曲线的方法把 MRI 信号强度转变为 Gd-DTPA 的浓度。总之,许多学者都在采取不同的方法来解决信号强度与造影剂剂量的关系,以期采用 MRI 准确计算肾小球滤过率。

3. **血氧水平依赖** 血氧水平依赖(blood oxygen level dependent,BOLD)是基于血红蛋白氧饱和水平的改变而成像,是目前可以无创评价肾脏血氧水平的唯一方法。该方法是利用去氧血红蛋白作为内源性造影剂,来观察肾内氧含量的变化,可间接反映灌注血管内及其周围组织的氧分压情况。氧合血红蛋白具有抗磁性,而去氧血红蛋白具有顺磁性,血中的去氧血红蛋白增加导致周围局部磁场的不均匀,在血管周边及内部产生磁场,导致质子的自旋去相位。因此,可采用表观横向弛豫率(即 R_{2*})作为评价氧含量指标,随去氧血红蛋白含量增加,R_{2*} 值会逐渐升高。即高的 R_{2*} 值代表组织氧含量较低,而低的 R_{2*} 值则代表组织氧含量较高。可用 R_{2*} 值定量评价慢性肾小球肾炎、糖尿病肾病、高血压性肾病、缺血性肾脏病等原发或继发性肾损害所致的氧合水平,也是一种无创、简单的评估肾脏髓质氧含量、预测急性肾衰的检查手段。

4. **动脉自旋标记技术** 动脉自旋标记(arterial spin labeling,ASL)技术是利用动脉血的水质子作为内源性示踪剂,采用翻转恢复脉冲序列在成像层面的近端标记动脉血中的氢质子,当标记的氢质子流入成像层面后,与没有标记的混合,引起局部组织 T_1 的变化,从而产生血流依赖的对比。将所得图像与没有标记的对照组相减就剩下输送过来的磁化,从而产生了灌注加权图像,通过应用一定的动力学模式血流量可被定量。这种变化反映了组织局部的血流灌注情况。

ASL 无创、简单,且可重复性好,已成为评价肾灌注的理想方法。目前主要应用于急性缺血、各种原因引起的肾衰竭及肾癌血供等方面的研究。

(五)膀胱 MRI 检查方法

超声是膀胱影像学检查中最常用的方法:简便、安全而无痛苦,可重复操作,并对治疗方案及评价预后有意义。但对膀胱癌的局部分期效果不佳。静脉肾盂造影中膀胱成像对较小及后壁、前壁等部位的病变显示较差。MRI 由于软组织分辨率高,也成为膀胱病变的一种可选择的方法,对肿瘤分期的效果优于超声和 CT,但对于小结石的显示不如前两者。

MRI 能从形态学角度了解膀胱内占位病变及其与周围的关系,对于临床分期有所帮助,但是不能完全提供定性的信息。经膀胱镜和活组织检查已经确诊的膀胱癌,由于 MRI 具有非侵入性、能三维重建、显示病变范围等优势,可提供其临床分期的重要信息,有利于治疗方案的选择。

膀胱 MRI 检查技术一般要求患者适当憋尿,以充盈膀胱,更好地显示膀胱壁及其病变。但是由于 MRI 检查时间一般较长,不宜在检查前过度憋尿,以免造成患者在检查过程中的不适感,产生运动伪影。膀胱病变的 MRI 检查序列包括常规扫描、增强扫描和 MRU 等。常规 T_1WI、T_2WI 脂肪抑制可以显示膀胱壁增厚情况,以及膀胱肿瘤对周围组织的侵犯,对膀胱结石也能很好地显示。增强扫描对膀胱肿瘤的分期更准确。MRU 可显示膀胱病变造成的输尿管及肾盂改变。

膀胱 MRI 扫描推荐方案膀胱 MRI 扫描可选用的序列多种多样,平扫 T_2WI 脂肪抑制序列是最主要的序列,脂肪抑制与非脂肪抑制序列要相互参照。以下为 1.5 T MRI 扫描仪上常用的序列,具体参数见表 8-3。

表 8-3 膀胱 1.5 T 磁共振扫描序列及参数

序列名称	方位/类型	TR/ms	TE/ms	反转时间/ms	层厚/层间距/mm	FOV/mm	矩阵	脂肪抑制	激励次数/次	频率编码
定位象	三平面	5	1.6	—	8/1.5	480	256×128	—	1	—
T_2WI	横轴位平扫	4000~6000	80~120	—	5/1	380	320×224	是	4	左/右
T_1WI	横轴位平扫	400~600	10	—	5/1	350	320×224	—	2	左/右
T_2WI	矢状位平扫	3000~5000	80~120	—	5/1	380	320×224	是	4	前/后
T_2WI	冠状位平扫	3000~5000	80~120	—	5/1	380	320×224	是	4	上/下
DWI(b=600)	横轴位平扫	4000~6000	63	—	5/1	380	128×128	—	4	左/右
LAVA	横轴位平扫	4.0	1.4	—	5/0	380	256×192	是	1	左/右
LAVA	横轴位三期增强	4.0	1.4	—	5/0	380	256×192	是	1	左/右
LAVA	冠状位增强	4.0	1.4	—	3/0	380	256×192	是	1	上/下

五、泌尿系统 CT、MRI 增强造影剂应用

(一)水溶性碘造影剂

理想的尿路造影剂应该为在静脉注射后,主要经肾排泄,能清晰显示肾实质和结合系统,低毒或无毒。目前常用的为非离子型:如碘普罗胺注射液(优维显,Ultravist)、碘海醇注射液(欧乃派克,Omnipaque)、碘帕醇注射液(碘必乐,Iopamiro)。

(二)磁共振造影剂

能改变机体组织的理化特性,增强磁性相似的组织之间的 MRI 观测信号的差异,影响 T_1 和 T_2 弛豫时间,有利于得到对比度良好的 MRI 图像。磁共振造影剂分为以下几种。

1. 顺磁性造影剂 如二乙三胺五乙酸钆(Gd-DTPA),缩短质子的 T_1、T_2 值。

2. 超顺磁性和铁磁性粒子类造影剂 如超顺磁性氧化铁(super-paramagnetic iron oxide,SPIO),缩短组织的 T_2 或 T_2^* 值。

第二节 输尿管结石

输尿管结石绝大多数来源于肾脏,包括肾结石或体外震波后结石碎块降落所致。由于尿盐晶体较易随尿液排入膀胱,故原发性输尿管结石极少见。有输尿管狭窄、憩室、异物等诱发因素时,尿液滞留和感染会促使发生输尿管结石。输尿管结石大多为单个,左右侧发病大致相似,双侧输尿管结石占 2% ~ 6%。临床多见于青壮年,20 ~ 40 岁发病率最高,男与女之比为 4.5∶1,结石位于输尿管下段最多,占 50% ~ 60%。输尿管结石之上尿流均能引起梗阻和扩张积水,并危及患肾,严重时可使肾功能逐渐丧失。

一、X 射线片

不透 X 射线的结石于平片上显影,就有关征象或值得注意的问题分述如下。

1. 结石的形状 多呈圆形或卵圆形,边缘较光滑,少数呈桑葚状、三角形或不规则形,不光滑。形状可随病程变化,如初从肾下降时呈圆形,而后

渐变成卵圆形、梭形或不规则形。其边缘由光滑变为毛糙不齐。以异物为核心的结石,其形状与异物有关。结石长轴与输尿管走行一致。

2. 结石大小　一般较小,巨石罕见。

3. 结石数目　常为单侧单发,多发性较少。若为多发常在扩张的输尿管内排列呈串珠状。双侧对称者并非罕见。

4. **结石的移动**　输尿管结石不但可以下降,而且有时向上返至肾盂、肾盏内,后者系因近端输尿管扩张及肾积水,强烈的逆蠕动或体位的改变而致。

5. 结石的位置　输尿管结石的确认应与输尿管走行路径相符,但输尿管的解剖位置并非绝对固定,有一定活动范围,内可与脊椎重叠,外可离开横突。在病理情况下移动范围更大,如巨大肾盂积水时,可将输尿管推过中线。这些输尿管位置的变化必须予以充分考虑。

6. **结石与骨骼的重叠**　输尿管全长的1/3以上与脊椎横突、骶髂关节重叠,发生于该区的结石,尤其小结石易于漏诊。

(1)阴性结石。
(2)结石较小,密度低,尤其与骨骼重叠时。
(3)受肠内气体、粪便的影响。
(4)受输尿管蠕动的影响。
(5)受照片质量的影响。对此,应酌情重拍、短期重复或行 CT 检查。

二、尿路造影

1. 静脉尿路造影

静脉尿路造影的检查的目的如下。
(1)平片疑诊。
(2)了解梗阻及肾功能损害程度。
(3)鉴别诊断。
(4)术前准备。
(5)寻查阴性结石或绞痛的病因等。

造影表现及其意义如下。
(1)显示结石在输尿管内的具体位置,鉴别平片上邻近的管外高密度灶。
(2)碘剂流至结石处,密度加大。
(3)显示结石以上输尿管及肾盂肾盏是否扩张及其程度。
(4)尿路扩张及显影延迟,须延时摄片才能显示结石直接征象。

(5)患侧显示梗阻性肾实质像,亦应延时摄片观察。

(6)患侧输尿管全程显影,提示其末端可能存在结石。

(7)结石嵌顿于输尿管膀胱交界处,继发性输尿管周及膀胱黏膜水肿,造成膀胱腔局限性充盈不良,应注意勿误认为肿瘤。

(8)时见邻近结石上、下输尿管一定范围内无造影剂充盈,可能为局部炎症、痉挛所致。

(9)阴性结石显示为相应形状的充盈缺损。

2. 逆行肾盂造影 平片及静脉造影仍不能确诊结石者可行逆行造影。通过前后位和斜位片观察输尿管腔与高密度灶的解剖关系,达到确诊目的。利用输尿管导管插管受阻及导管顶端与致密灶的关系亦可确诊。阴性结石表现为充盈缺损,下缘多较光滑,其下方输尿管不扩张。

逆行造影的另一价值为查清结石下方的输尿管情况,以发现远端的结石或其他潜在病变。逆行造影中可能带入气泡,勿误认为是结石。

三、CT 及 MRI

CT 对 X 射线片上阳性及阴性结石均可显示,CT 值一般在 100 Hu 以上。结石的形状、大小、数目及定位更为准确,免除了其他结构的重叠影响。CT 图像易于显示输尿管扩张和肾盂、肾盏积水及梗阻性肾实质像,可直接显示结石周围软组织炎症、水肿,更能客观评价肾功能受损情况(图 8-1)。使用螺旋 CT 扫描的优点是不易漏掉小结石。MRI 显示结石不如 CT,一般不用于结石的诊断,但 MR 水成像能够显示结石所致的梗阻性肾、输尿管积水。

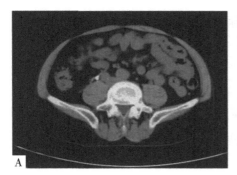
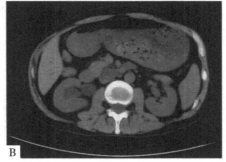

A. 右输尿管中段小圆形结石并局部管壁肿胀;B. 右肾盂及上段输尿管扩张、积水。

图 8-1 右输尿管结石并肾盂、输尿管积水

第三节 膀胱结石

膀胱结石是指在膀胱内形成的结石,分为原发性膀胱结石和继发性膀胱结石。前者是指在膀胱内形成的结石,多由于营养不良引起,多发于儿童。随着我国经济的不断发展,儿童膀胱结石现已呈下降趋势。后者则是指来源于上尿路或继发于下尿路梗阻、感染、膀胱异物或神经源性膀胱等因素而形成的膀胱结石。在经济发达地区,膀胱结石主要发生于老年男性,且多患前列腺增生症或尿道狭窄;而在贫困地区则多见于儿童,女性少见。

一、X 射线片

膀胱结石钙含量多,常通过平片确诊。
(1) 形状多种多样,圆形、卵圆形、不规则形、倒梨形等。
(2) 大小不等,小至数毫米,大至十余厘米,以致充满膀胱。
(3) 数目可单发或多发,前者居多。
(4) 密度由于化学成分不一而密度不均。层状结石有一定独特性,有时于普通曝光条件下密度均匀,而于高千伏照片上显示层状不均。
(5) 边缘多数光整,少数不规则或毛糙状。结石层结构明显。
(6) 移动性可随体位改变而移动。
(7) 憩室内结石可位于膀胱轮廓外,应认真观察膀胱内尿液,并和膀胱周围脂肪层密度对比,予以诊断。
(8) 膀胱壁结石可能为膀胱壁静脉石,甚易误诊,通过膀胱充盈及排尿后摄片观察结石的移位有助诊断。

二、膀胱造影

(1) 证实平片上发现的结石是否在膀胱内。
(2) 发现阴性结石。
(3) 发现膀胱憩室内结石。
(4) 发现结石的并发症。
(5) 鉴别膀胱区钙灶。
阴性结石表现为充盈缺损且随体位而动。排空后即时摄片,结石表面"染色",形成暂时性高密度环。在空气对比下,结石呈软组织密度影。

膀胱憩室内结石,大小多少不一,利用膀胱造影多轴位观察,既可确诊憩室,又能查明结石的存在。有时,较大的结石可阻塞憩室颈部,造影剂不能充填憩室,使诊断困难。

三、CT 及 MRI

为了进一步查明阳性结石或确诊阴性结石,可行 CT 检查,一般无须 MRI 检查。

膀胱结石于 CT 平扫图像上显示为块状高密度灶,CT 值在 100 Hu 以上,具有移动性,诊断确切。CT 对膀胱区可疑致密灶定位准确,易于表明位于膀胱腔内、憩室内、膀胱壁及壁外。CT 易于反映膀胱炎等继发改变及膀胱周围改变(图 8-2)。

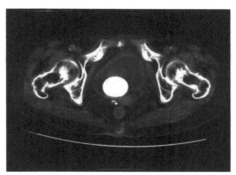

结石位于后方,膀胱壁不均匀性增厚、毛糙。
图 8-2 膀胱结石并膀胱炎

第四节 前列腺增生症

前列腺增生症(hyperplasia of prostate)又称良性前列腺增生(benign prostatic hyperplasia,BPH)或良性前列腺肥大。但从病理学角度上说,细胞增多为增生,细胞增大为肥大。前列腺增生症病理学证实是细胞增多,而不是细胞肥大,因此,正确命名应为良性前列腺增生,简称前列腺增生。前列腺增生症为 50 岁以上男性老年常见疾病。

一、超声表现

正常前列腺经腹前列腺扫描显示为均匀、圆形或椭圆组织,低回声而均匀。经直肠及经尿道超声显示前列腺为一对称、月牙状腺体,后侧方微隆起。超声可见移行带为低回声,边缘带为高回声。前列腺包膜未能直接显示,但包膜周围组织可见一高回声清楚的边缘。

良性前列腺增生:腹部超声以及 TRUS 可估计前列腺的大小,计算式为:容积=高×前后径×宽径×0.5。超声表现有前列腺增大,边界整齐,外腺被压到后方,前列腺内出现大小不等、等回声的增生结节。

二、CT 表现

CT 扫描能清晰地显示前列腺及其周围解剖并可测量前列腺的体积,但不能显示分区解剖,测量方法如下。

(1)测定前列腺的上下径、横径及前后径。

(2)以电子计算机测量前列腺各层面的面积,然后各层相加。CT 扫描有时难以精确地区分前列腺顶部、肛提肌及前列腺和直肠或膀胱壁的界线,因此测量值常较实际值为大。Engelshoven 报道 30 岁及以下正常人前列腺上下径为 3 cm,横径为 3.1 cm,前后径为 2.3 cm,60~70 岁者分别为 5.0 cm、4.8 cm 及 4.3 cm。50 岁以上男性前列腺常有钙化,呈圆形、斑片状或散在小沙砾状,前列腺包膜周围可见静脉丛。精囊的大小变异颇大。

如横断面 CT 扫描示耻骨联合上 2~3 cm 有前列腺阴影,在膀胱后方即认为有增大。

前列腺增生时,前列腺增大,边缘光滑锐利(图 8-3)。

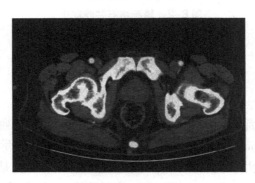

图 8-3　前列腺增生肥大

(男,79 岁,CT 增强扫描示前列腺外形增大,边界光滑,其内增强欠均匀)

前列腺及周围组织显示良好,但未能显出前列腺包膜及分区解剖。前列腺容积和大小需在前列腺轴位 CT 片上测量,但在测量时,难以辨别前列腺尖、肛提肌间及前列腺和直肠远段或膀胱颈之间。因此,常把前列腺周围结构也测量在内,从而过高估计前列腺的大小。前列腺为软组织密度,均匀,前列腺包膜及静脉丛往往不能区别。两侧闭孔内肌可见,肛提肌在前列腺后方。

前列腺增生为圆形、对称和边缘锐利,如为中叶增生,可见突出膀胱三角区压迫膀胱,此时前列腺在耻骨联合上 2~3 cm。

增强扫描可见前列腺增生,有不规则不均匀斑状增强,而增生的前列腺压迫周围带变扁,密度较低为带状。精囊及直肠因前列腺增生而移位。经尿道电切后,CT 可见扩张的尿道,前列腺缩小、不规则。

三、MRI 表现

良性前列腺增生在 T_1 加权像上表现为前列腺体积增大,信号均匀,前列腺轮廓光整,两侧对称,在 T_2 加权像上表现为前列腺各径线增大,周围带变薄,甚至消失,前肌纤维变薄甚至消失。增大的前列腺表现为不规则低信号区至筛孔样低信号灶,此型以间质组织增生为主;高信号结节灶,此型以腺体增生为主;或两者同时存在,为混合型。腺体增生者常有假包膜形成,为包绕中央带的环状低信号,与 Hricak 等所述一致。

参考文献

[1] 吕仁杰. 现代影像诊断实践[M]. 北京：中国纺织出版社，2022.

[2] 郑继慧，王丹，王嵩. 临床常见疾病影像学诊断[M]. 北京：中国纺织出版社，2021.

[3] 霍学军，杨俊彦，付强，等. 医学影像诊断与放射技术[M]. 青岛：中国海洋大学出版社，2021.

[4] 郭广春，朱宏，葛涌钱，等. 现代临床医学影像诊断[M]. 郑州：河南大学出版社，2021.

[5] 于广会，肖成明. 医学影像诊断学[M]. 北京：中国医药科技出版社，2020.

[6] 褚华鲁. 现代常见疾病影像诊断技术[M]. 西安：陕西科学技术出版社，2020.

[7] 王翔，张树桐. 临床影像学诊断指南[M]. 郑州：河南科学技术出版社，2020.

[8] 荆彦平，骆宾. 中枢神经影像诊断学[M]. 郑州：郑州大学出版社，2020.

[9] 李鹏，孙静. 医学影像诊断病例精选与解析[M]. 西安：陕西科学技术出版社，2020.

[10] 侯红军. 现代影像诊断实践[M]. 北京：科学技术文献出版社，2019.

[11] 刘晓云. 医学影像诊断基础与技巧[M]. 北京：中国纺织出版社，2019.

[12] 岳保红，杨亦青. 临床血液学检验技术[M]. 武汉：华中科技大学出版社，2022.

[13] 胡嘉波，朱雪明，许文荣. 临床基础检验学[M]. 北京：科学出版社，2022.

[14] 李继业，鲁锦志，海洋，等. 检验学基础与临床应用[M]. 北京/西安：世界图书出版公司，2022.

[15] 黄华. 新编实用临床检验指南[M]. 汕头：汕头大学出版社，2021.

[16] 韩瑞，张红艳. 临床生物化学检验技术[M]. 武汉：华中科技大学出版社，2021.

[17] 高洪元. 免疫学检验理论与临床研究[M]. 西安:陕西科学技术出版社, 2021.
[18] 王前, 王建中. 临床检验医学[M]. 2版. 北京:人民卫生出版社, 2021.
[19] 马素莲. 临床检验与诊断[M]. 沈阳:沈阳出版社, 2020.
[20] 王静. 临床医学检验概论[M]. 北京:科学技术文献出版社, 2020.